최강 두뇌
사용 설명서

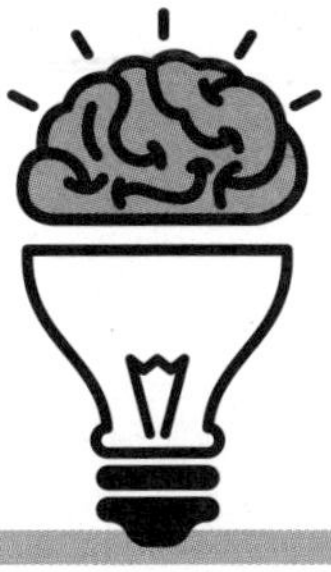

최강 두뇌 사용 설명서

뇌 건강을 위한 과학적이고 실용적인 양생법

왕훙차이(王宏才) · 장하오린(張浩琳) · 탕춘화(唐春花) 공저 | 이은정 옮김

정진 *Life*

| 들어가기 전에 |

누구든 매일 신체의 풍족한 영양 상태를 유지하기 위해 음식이 필요하고, 항상 생기 넘치는 정신 상태를 유지하기 위해 지식이 필요하며, 날마다 영혼을 살찌우기 위해서는 깨달음이 필요하다.

이를 위해 당신은 외모에 광채를 더해줄 만한 좋은 음식을 고르고, 업무에 도움이 되는 지식에 관심을 가지며, 영혼을 위한 여정의 매 순간마다 끊임없이 새로운 깨달음을 추구할 것이다.

이처럼 모든 요구는 인간의 생활과 밀접한 관계가 있다. 그런데 이 모든 것을 도맡아 처리하는 대뇌에 관심을 가지고 주의 깊게 살펴본 적이 있는가?

'성인이 되면 뇌의 형태가 고정된다, 머리가 크면 클수록 지능이 높다, 기억력이 좋지 않은 것은 천성적으로 타고난 것이다, 나이가 들면 뇌기능이 떨어진다, 실천하지 않고 그저 생각만 하면 안 되는 걸까?' 등등 뇌에 관한 일반화된 오해가 매우 많다.

'파킨슨병, 알츠하이머병, 뇌전증, 우울증, 뇌졸중' 등은 전조 증상이 있을까? 이러한 질병의 최신 치료법은 무엇일까?

'무당의 술법術法, 사랑, 분노, 스트레스' 등은 무엇 때문에 생겨날까? 머리를 더 좋게 하는 식품이나 운동이 있을까?

한 번 보면 잊어버리지 않을 만큼 기억력이 좋다는 것의 본질은 무엇일까? 어떻게 하면 시험에서 난관을 이겨내고 좋은 성과를 거둘 수 있을까? 진정한 공부의 신이 되려면 어떻게 해야 할까?

가장 효과적으로 뇌를 사용하는 방법은 무엇일까? 어떻게 해야 가장 똑똑한 뇌를 만들 수 있을까?

이 책은 뇌에 대한 오해와 진실을 낱낱이 파헤치고, 대뇌를 구성하는 기본 물질을 상세히 설명하며, 대뇌 관련 질병의 전조 증상을 알아보고 가장 새롭고 과학적인 치료 방법을 소개한다. 이밖에도 한의학과 양의학에 통합적으로 접근하여 뇌 건강을 위한 경혈, 식품, 음악, 운동, 생활 습관을 살펴보고, 운동 · 식습관 · 사고 훈련을 통해 두뇌를 최대한 활용하는 방법을 공개한다!

모쪼록 이 책이 대뇌에 쉽게 접근하는 계기가 되어 자기 자신을 더욱 잘 이해할 수 있기를 바란다.

아울러 우리 모두 자기 자신을 이해함으로써 더 건강하고, 더 총명하고, 더 지혜로워질 수 있기를 희망한다!

중국 중의과학원교수 겸 주임의사 왕홍차이(王宏才)
베이징대학교 신경생물학박사 장하오린(張浩琳)

| 추천의 글 |

이 책의 원고를 받았을 때 '대뇌가 있는 곳이 바로 세계의 중심이며 생명이 시작되고 끝나는 곳이다'라는 말이 떠올랐다. 뇌는 우리의 생활과 밀접하게 결부되어 있다. 생각하고 배우고 사랑하거나 당신이 사랑하는 사람을 기억하고 주변에서 일어나는 행복을 되새기는 것, 걷거나 높은 산을 오르고 개울물을 건너고 소리 높여 노래를 부르는 것, 이 세상의 다양한 색을 보고 다양한 소리를 듣고 다양한 맛을 느끼는 것, 그리고 손으로 만지며 질감을 느끼고 꽃의 향기를 맡는 것…… 이 모든 활동을 할 수 있는지 아닌지는 뇌가 결정한다. 대뇌가 당신의 유일한 주인이다.

대뇌를 어떻게 대하느냐는 자기 자신을 어떻게 대하느냐와 같다. 한 사람의 인생을 바꾸려면 대뇌부터 바꾸어야 한다. 대뇌의 우열은 후천적 환경과 무관하며 '똑똑한 사람은 선천적으로 타고나는 것이다'라고 생각하는 사람이 많다. 그러나 연구 결과, 대뇌의 변화는 한 사람의 일생에 걸쳐 진행된다는 사실이 증명되었다. 성인이 되더라도, 심지어 노년기에 접어들더라도 대뇌는 인간의 행동 습관에 따라 바뀔 수 있고 다시 새롭게 만들어질 수 있다.

물론 세월의 흐름에 따라 뇌의 구조와 기능이 어느 정도 변하기는 하지만 이러한 변화는 뇌의 활동에 그다지 영향을 미치지 않는다. 천만 권의 책에 담길 만큼의 정보가 저장된 대뇌는 결코 이러한 변화 때문에 지능이 떨어질 리가 없다. 기억력을 결정하는 것은 뇌세포의 수가 아니라 시냅스 연결의 질과 효율이기 때문이다! 그러나 이러한 점은 전적으로 자기 자신에게 달려 있으며, 뇌는 사용하면 할수록 민첩하고 유연해진다! 음식, 운동, 게임, 독서, 사회생활, 업무 등은 기억력을 훈련하는 방법이다. 현대 과학 연구에 따르면, 뇌를 많이 사용할수록 신경세포 간의 연결이 활발해지고 사고의 폭도 넓어진다.

이 책은 한의학적 기반에 양의학적 지식을 더해 우리가 잊고 있는 대뇌에 관해 설명하면서 우리의 뇌를 괴롭히는 질병들을 상세히 분석한다. 특히 저자의 경험을 녹여내 여러 방면의 뇌 건강 상식과 생활 속에서의 양생법을 총괄하였으므로 매우 실용적인 뇌 건강 안내서가 될 것이다. 이 책에는 경혈, 음식, 운동, 음악 등을 활용하여 누구나 손쉽게 따라 할 수 있는 간단하면서 효과적인 방법들이 소개되어 있다. 뇌 건강에 관심 있는 독자라면 그러한 방법들을 통해 가장 핵심적이고 실행 가능한 대뇌 양생법을 배울 수 있을 것이다.

이 책의 저자는 모두가 뛰어난 사고와 풍부한 임상 경험을 갖춘 의학 전문가이다. 특히 나는 장하오린 박사와 수년간 함께 일하며 그녀의 탁월한 재능과 전심전력하는 모습을 곁에서 지켜보았다. 어느 연령대의 독자이든 이 책을 통해 건강하고 과학적이고 실용적인 대뇌 양생법을 이해함으로써 뇌 관련 질병에서 벗어날 수 있기를 바란다. 아울러 여러분의 대뇌와 함께 젊음과 활력을 유지하면서 즐거운 마음으로 건강하게 장수할 수 있기를 바란다!

끝없이 펼쳐진 우주는 신비롭고 기이한 대뇌를 길러냈고, 천억 개에 달하는 대뇌피질의 뉴런은 은하계에 떠 있는 천억 개의 항성과 같다. 오직 신만이 대뇌의 잠재력을 알고 있으며, 자신의 대뇌 능력을 개발할 수 있는 주체는 오직 자기 자신뿐이다.

끝으로 다채롭고 생생한 경험을 공유해 주신 저자 여러분께 감사의 마음을 전한다.

2014년 노벨 생리의학상 수상자 존 오키프의 제자
베이징대학교 신경과학연구소연구원 이밍(伊鳴)

목차

제2장 가장 소홀하기 쉬운 신체 기관, 대뇌

제3장 한눈에 알아보는 뇌 치료법

목차

PART 2 뇌에 대한 이해

제4장 대뇌 공식

제5장 누구의 뇌에 '병'이 생겼을까?

PART 3 뇌 건강을 위한 식이요법

제6장 제대로 알고 먹으면 통제력을 상실한 뇌를 구해낼 수 있다

PART 4 뇌 건강을 위한 훈련

제7장 모든 것은 뇌가 책임지고 결정한다

PART 1

뇌의 역할

나는 대뇌예요.

모든 것은 내가 관리한답니다.

제1장

잘못된 이해가 당신의 뇌를 '죽게' 만들지 않도록 하라

대뇌가 전하는 말

평소에 나에 대해 생각해 본 적이 있나요? 난 매일매일 당신을 바라보며 생각하고 도와주고 지켜주고 있어요. 난 늘 이 자리에서, 호흡이 시작되는 곳에서, 체온을 조절하는 곳에서, 감각을 느끼는 중심에서, 고차원적인 사고를 하는 곳에서, 생명이 시작하고 끝나는 곳에서 당신이 나를 아껴 주기를 기다리고 있어요.

당신이 누구든 어느 곳에서 왔든 무슨 일을 하든, 당신은 숨을 쉬고 사물을 관찰하고 타인의 말을 주의 깊게 듣고 음식을 맛보고 무언가를 느껴야 한다. 어떤 것을 학습한 후에는 그것을 돌이켜 생각해야 하고, 사람들과 소통하면서 사랑하고 사랑받아야 한다.

그런데 이 모든 것은 전부 내가 책임지고 결정을 한다. (그림1–1 참조)

나는 누구일까?

바로 대뇌이다.

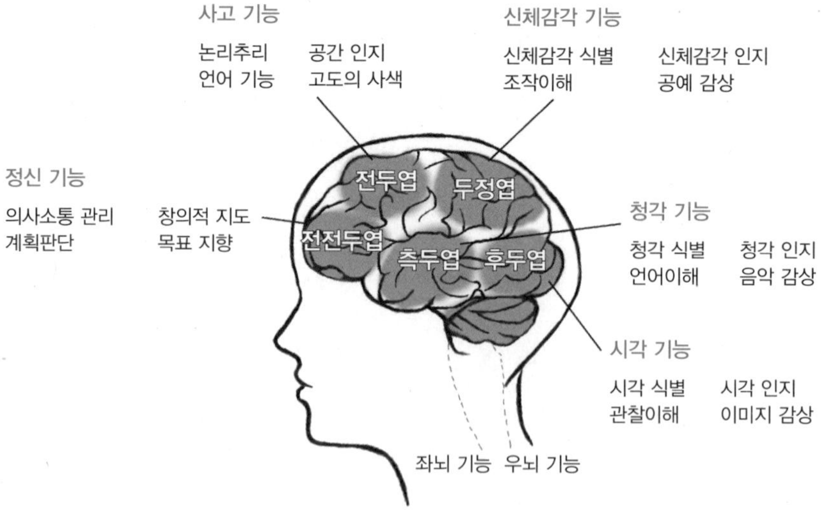

[그림1–1] 인간의 모든 것은 대뇌가 관리한다

나 말고 누가 이런 일을 감당할 수 있을까? 간, 심장, 폐, 비장, 위, 신장이? 아니면 손과 발이?

전부 아니다. 그들은 내 말에 따라 움직일 뿐이다.

난 리더이자 사령관이고, 여러분이 잊고 있는 대통령이자 이 세상에서 가장 훌륭한 작품이며, 당신의 생명에서 가장 중요한 것이다.

이제 나에 대해 오해하고 있는 점을 알려줄 것이며, 나의 가장 진실한 모습과 내가 원하는 것을 알려줄 것이다.

나를 아는 것이 바로 당신 자신을 아는 것이고, 나에게 잘하는 것이 곧 당신의 생명을 소중히 대하는 것이다.

난 당신이 가장 눈여겨보고 보호할만한 것이며, 난 당신에게 가장 크게 보답할 수 있고 가장 환하게 웃는 얼굴을 선사할 수 있다.

과연 나는 누구일까?

난, 대뇌이다.

인간의 뇌는 어디에 쓰이는 것일까?

세상은 지금까지 인식, 번복, 재인식의 과정을 거치며 끊임없이 발전해 왔어요. 나에 대한 사람들의 인식도 그랬죠. 그래서 나를 알려주기 전에 우선 나에 대해 오해하고 있는 점을 해명하려고 해요. 정확하게 아는 것이 첫걸음이에요. 때로는 방향이 노력보다 훨씬 중요한 법이기 때문이죠.

신체 기관에서 가장 중요한 곳은 무엇일까?

한의학에서는 '심장'을 인간의 지배자, 생명의 근본, 정신과 의식과 영혼이 생겨나는 곳이라고 여긴다. 그래서 중국에서는 감각, 기억, 사고, 감정, 의지 등의 문제를 연구하는 과학을 '심리학'이라고 부른다. 심리학은 영어로 'psychology'라고 한다. 그리스어에서 기원한 'psychology'라는 단어는 '영혼에 관한 과학'이라는 뜻이다.

고대 이집트인들은 '심장은 모든 지식의 원천'이라고 여겼고, 카리브인들은 심장과 영혼을 같은 단어로 썼으며, 투가노족은 심장, 영혼, 맥박이라는 단어를 서로 구분하지 않고 썼다. 서양의 문학예술 작품에는 심장으로 사랑의 감정을 나타내는 이야기가 적지 않게 등장한다.

이러한 생각 또는 규정은 세계의 수많은 사람이 함께 저지른 '실수'이며, 이 실수 때문에 사람들은 대뇌를 등한시하게 되었다. (그림1-2 참조)

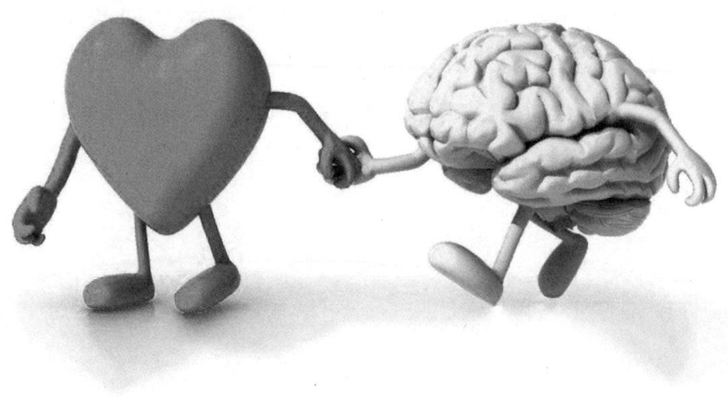

[그림1-2] 이 세상은 인간의 마음 안에 있을까 아니면 뇌 안에 있을까?

과학이 발전하면서 심리학의 연구 대상은 영혼에서 신경 활동으로 바뀌었다. 과학적 심리학은 심리 현상을 묘사하고 심리 활동 중추 신경계를 연구하여 그곳에서 발생하고 발전하는 규율을 밝혀내고 있다. 정신 활동과 마음이 대뇌의 기능이기 때문에 '심리학'을 '뇌리학腦理學'으로 번역해야 한다고 말하는 사람도 있다.

뉴욕대 임상의학과 터넌 교수는 '대뇌는 언제나 잊혀진 외딴곳이었다'라고 말했다. 우리가 대뇌를 잊고 산다면 대뇌는 우리를 잘 잊어버리는 사람으로 만들 것이다.

진화의 역사에서 인류가 직립 보행을 시작한 그 순간부터 대뇌는 '고귀'해졌고, 인간의 속성이 근본적으로 변화함에 따라 영혼, 문화, 정신이 시작되었다. (그림1-3 참조)

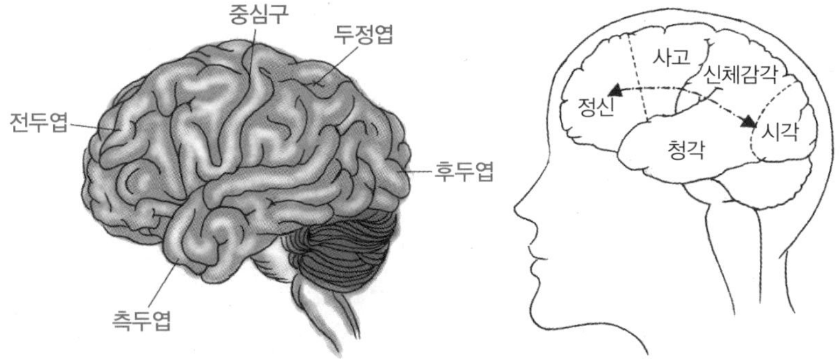

[그림1-3] 전두엽, 두정엽, 측두엽, 후두엽은 이 세계에 대한 대뇌의 모든 인지를 구성하고 있다

심도 있는 과학 연구가 끊임없이 진행됨에 따라 사람들은 비로소 뇌에 대해 비교적 깊이 있게 인식하게 되었다. 인간의 대뇌에는 약 천억 개의 뉴런이 있고, 뉴런 사이의 시냅스 연결 개수는 수조 개 정도에 달한다. 뉴런들은 시냅스를 통해 서로 교류하면서 최종적으로 강한 정보 처리 지능 중추를 형성한다.

기능에 따라 인간의 뇌는 좌뇌와 우뇌로 나뉜다. 좌뇌는 주로 논리, 어휘, 숫자, 순서, 기억 등을 담당하고, 우뇌는 주로 리듬, 상상, 환상, 색채, 차원, 공간 지각, 연상 등을 담당한다.

대뇌에 관한 연구는 많은 성과를 거두었으나 대뇌의 기능과 비교하면 아직도 매우 미미한 수준에 불과하다. 대뇌의 강한 기능을 충분히 활용할 수 있다면 대뇌는 수억 권의 책에 담긴 지식을 저장할 수 있는 슈퍼 도서관이 될 것이다. 이렇게 되면 우리는 박사 학위도 쉽게 받고 다양한 언어도 쉽게 익혀 전 세계 사람들과 수월하게 교류할 수 있을 것이다!

그러나 이 세상에서 놀라운 재능을 발휘할 수 있는 사람은 극소수에 불과하며 이런 사람들은 보통 '천재'라고 불린다. 물리학에 혁신을 일으킨 뉴턴과 아인슈타인, 아름답고 절묘한 작품을 창작한 다빈치, 천상의 멜로디를 작곡한 모차르트와 베토벤 등과 같이 말이다.

이렇게 천재라 불리는 사람들은 어떻게 해서 보통 사람들로서는 따라

하기 힘든 놀라운 능력을 가지게 되었을까? 그들과 보통 사람들의 차이는 대체 어디에 있는 것일까? 부인할 수 없는 사실은 그들이 대뇌 활동의 규칙을 깊이 이해하여 대뇌에 수동적으로 지배당하지 않고 능동적으로 대뇌를 통제했다는 것이다.

대뇌가 있는 곳이 바로 세계의 중심이다. 대뇌는 생명이 시작되는 곳이자 생명이 끝나는 곳으로 한 사람의 생명을 지배하고 있다. 생명의 다채로움은 대뇌에서 결정되며 대뇌가 어떠한가에 따라 인생이 달라진다.

우리는 뇌에 관해 무슨 이야기들을 하고 있을까?

'머리가 크면 똑똑한 게 당연하다', '성인이 되면 뇌가 정형화된다', '인간은 뇌의 10퍼센트밖에 사용하지 못한다', '기억력이 좋지 않은 것은 선천적인 것이다', '지능이 높아질 수가 있을까?', '머리도 운동할 수 있다', '그저 생각만 하면 안 되는 걸까?'…… 요 몇 년 동안 '나'에 대한 근거 없는 소문이 여기저기서 들려오더군요.

그림1-4는 골상학의 뇌 지도이다. 골상학이란 처음으로 널리 알려진 대뇌 이론으로 두개골의 형태에 따라 인간의 지능 형태와 심리적 특질이 결정될 수 있다고 여긴다.

예를 들어 **그림에서 화살표가 가리키는 곳은 연애 영역이다.**

골상학 이론에 따르면 이곳이 볼록할 경우 연애 고수로 간주하고, 움푹 들어가 있으면 평생 외롭고 처량하게 살아갈 수 있다.

아마도 황당무계하기 짝이 없고 반박할 가치도 없는 이론이라고 여겨질 것이다.

그러나 이 정설은 '생각은 어디에 숨어 있을까? 마음속에 있을까 아니면 머릿속에 있을까?'라는 셰익스피어의 질문에 대한 답이 되어 준다.

또한 아리스토텔레스, 레오나르도 다빈치, 데카르트 등이 수년간 의문을 품어 왔던 '대뇌야말로 모든 것의 지배자이다!'라는 말에 대한 대답이

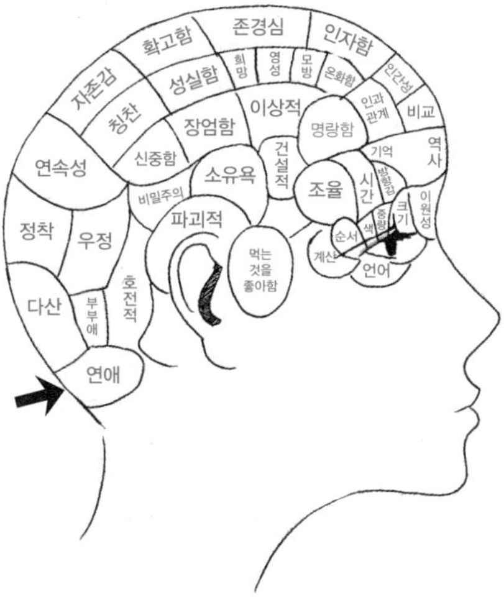

[그림1-4] 골상학의 뇌 지도

되기도 한다.

18세기 말 독일의 프란츠 요제프 갈이 제시한 골상학은 짧은 시간 안에 선풍적인 인기를 끌었다. 당시 거리 곳곳에서는 서로 앞다투어 '머리를 더듬어 보는' 진풍경이 펼쳐지기도 했다! 머리뼈가 튀어나오거나 움푹 들어간 것은 대뇌 형상에 따른 것이며, 머리의 영역별 크기가 해당 뇌 영역의 기능이 강한지 아닌지를 반영한다고 믿었기 때문이다. 사람들은 진심으로 상대방의 대뇌에 숨겨진 진귀한 지능의 보물을 찾아낼 수 있다고 믿었다.

'머리 더듬기' 열풍은 꽤 오랫동안 계속되었다. 이런 일이 다소 '제정신이 아닌 것처럼' 느껴질 수도 있겠지만 당시 골상학과 관련 있는 학회나 대학, 잡지는 유럽과 미국 전역에 널리 퍼졌고 헤겔, 마르크스, 발자크 등의 마음을 사로잡았으며, 심지어 영국의 빅토리아 여왕까지 골상학의 열혈 팬이 되었다! 지금까지도 두개골의 형태에 따라 사람의 성격을 판단하는 사람들이 있다.

골상학에서는 인간의 두개골 구조와 대뇌의 내부 기능이 직접적인 관계가 있다고 여기며, 손으로 두개골을 짚어 보는 방식으로 대뇌의 내부 구조나 심리 기능을 분석한다.

골상학이 적지 않은 유명인사의 마음을 사로잡았지만 정작 골상학에서 제시하는 견해는 대부분 정확하지 않다. 인간의 모든 욕망과 감정, 감각 등 여러 기능은 각기 다른 대뇌 영역에서 담당하는 것이 분명하다. 그러나 이러한 특이한 뇌 기능 영역은 결코 머리뼈의 형태에 따라 구분할 수 없다. 현재 공인된 학설은 미국의 폴 맥린이 제시한 삼위일체 뇌 이론이다. 즉, 인간의 뇌는 진화에 따라 크게 파충류의 뇌, 포유류의 뇌, 인간의 뇌로 나뉜다는 것이다.

대뇌의 가장 깊은 곳에 있는 파충류의 뇌는 인간이 진화 초기부터 가지고 있던 가장 오래되고 원시적인 뇌 기능 영역으로 인간의 본능 중추라고 할 수 있다. 파충류의 뇌에는 대뇌 기저핵과 뇌간이 있고 주로 호흡, 심장 박동 수, 수면, 각성 등 무의식적인 본능 행동을 제어한다. 파충류의 뇌 바로 위에 있는 포유류의 뇌는 대뇌변연계로 포유동물로부터 유전된 부분이며 공포, 분노, 아쉬움, 희열, 슬픔 등의 감정을 통제한다. 가장 바깥쪽에 있는 부분은 지성과 사고를 담당하는 대뇌 신피질로 인간이 호모사피엔스로 진화하는 과정에서 발달했으며 지능, 상상력, 분별력, 계산력이 생겨나는 중요한 곳이다. (그림1-5 참조)

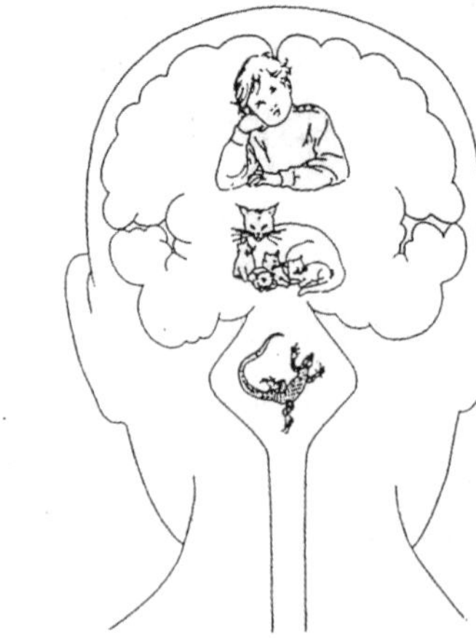

[그림1-5] 삼위일체의 뇌

대뇌 신피질은 기본적으로 후두엽, 두정엽, 측두엽, 전두엽의 순서에 따라 발달한다. 이마 앞부분에 해당하는 전전두엽은 신피질 가운데 가장 늦게 발달한 부분으로 인류의 진화에 따라 유일하게 새로 생겨난 곳이다. 이에 따라 전전두엽은 특수한 구조와 유리한 위치를 차지하게 되었으며 인류의 가장 주요한 특징과 지능을 담당하는 곳이 되었다.

당신은 똑똑한가요? 뇌세포가 할 말이 있답니다

'뇌의 크기'가 인간의 가장 뚜렷한 특징이기는 하지만 그렇다고 머리의 크기가 뛰어난 지능을 좌우하는 결정적인 요소는 아니에요. 머리 크기와 지능이 높은 것은 전혀 관계가 없답니다!

'어머, 저 사람 정말 똑똑하다.'

'당연하지, 머리가 저렇게 큰데 어떻게 똑똑하지 않을 수 있겠어!'

머리가 클수록 정말 똑똑할까? 이러한 논리대로라면 코끼리는 머리가 약 4킬로그램에 달하니(성인의 평균 뇌 무게는 1.2~1.5킬로그램이다) 엄청 똑똑해야 한다. 그런데 과연 그럴까? 고래의 머리는 사람보다 몇 배나 더 큰데 왜 지능은 인간보다 훨씬 못한 걸까? 사실 머리가 작다고 해서 딱히 어리석은 것도 아니고 머리가 크다고 해서 훨씬 똑똑한 것도 아니다.

우선 아래의 표를 살펴보자.

[표1-1] 대뇌의 무게 순위

	성명	국적	신분	대뇌 무게(g)
1	비스마르크	독일	철혈재상	1807
2	나쓰메 소세키	일본	소설가	1425
3	아인슈타인	독일	이론물리학자	1230

아인슈타인의 뇌에 대해 호기심을 가지고 그 같은 천재의 머릿속에 무슨 비밀이 숨겨져 있는지 궁금해하는 사람이 많다. 그래서 '귀중한' 그의 뇌는 지금까지도 완벽하게 보관되어 있고, 그의 뇌 조각들은 잇달아 여러 학자에게 보내져 연구에 쓰이고 있다. 그럼 '머리가 커야만' 아인슈타인처럼 지능이 높아지는 것일까?

아쉽게도 아인슈타인의 뇌가 일반인보다 크다는 사실을 직접 관찰 비교한 연구기관은 아직까지 없다. 표1-1 대뇌의 무게 순위에서 볼 수 있듯이 아인슈타인의 뇌 무게는 성인의 평균 뇌 무게 하한치보다 약간 더 나가는 수준이다.

그런데 점차 심도 있는 과학 연구가 진행되면서 아인슈타인의 뇌에 보통 사람과 다른 점이 있다는 사실이 발견되었다. 보통 사람보다 뇌가 약간 더 크기는 하지만 아인슈타인의 대뇌 왼쪽 두정엽의 신경교세포 수가 보통 사람의 거의 두 배에 달하고 뉴런 사이의 시냅스도 훨씬 촘촘히 연결되었다는 것이다. 아마도 이 때문에 아인슈타인의 사고와 논리 능력이 보통 사람보다 훨씬 뛰어났을 것이다! 그러나 이 모든 것은 뇌의 크기와 무관하다.

최근 연구를 통해서도 **인간의 지능은 뇌의 크기와 필연적 관계가 없으며 신경세포 간의 연결 수량과 유효성과 관계가 있다**는 사실이 입증되었다. 그러나 이러한 사실 역시 확정된 것은 아니다. 세포의 연결성은 '풍부한 외부환경'과 '대뇌의 사용 정도'라는 중요한 요소에 따라 결정되기 때문이다. '풍부한 외부환경'에는 모든 자연환경과 사회환경, 즉 자연적인 조건과 영양물질, 가정, 교육기관, 인간관계 등 모든 사회 시스템이 포함된다.

환경이 대뇌 발육에 가장 뚜렷한 영향을 미치는 시기는 영유아기이다. 신생아의 뇌는 성인의 뇌 무게의 4분의 1밖에 되지 않고 대뇌 발육도 완전하지 않다. 그래서 신생아는 자신의 행동들을 통제하기가 쉽지 않고, 정서도 그다지 안정적이지 않으며 쉽게 흥분하고 정신도 산만하다. 영유아가 성장함에 따라 대뇌는 계속 발달하고 뇌 안의 신경세포 수도 끊임없이 증가한다. 시각, 청각, 후각, 미각 등 외부환경의 모든 자극은 대뇌에 있는 해당 신경세포와의 연결을 촉진한다. 자극 횟수가 많아질수록 뉴런 경로 사이에 정보를 전달하는 속도가 빨라지고, 영유아의 행위 능력과 지능 성장 속도가 빠르면 빠를수록 영리해진다.

전면적인 영양 섭취를 바탕으로 풍부한 환경 자극을 받으면 대뇌의 내적 잠재력을 깨울 수 있게 되어 모든 아이를 천재로 만들 수 있다. 또한 라마르크의 '용불용설' 원리에 따라 뇌를 많이 움직이고 부지런히 사고하면 지능이 퇴화하지 않고 영리함과 총명함을 유지할 수 있다. 어쩌면 이것은 '학식이 넓고 아는 것이 많다'라는 뜻의 '박학다식博學多識'에 숨겨진 이치일지도 모른다. 사회 환경과 개인의 노력은 인간의 총명함에 매우 큰 영향을 미친다. 지능은 머리 크기에 의해 결정되는 것이 절대 아니다.

신경학자 홀먼 크리스틴은 '환경이 바로 진정한 건축가이며, 유전자는 뇌를 만드는 벽돌과 진흙에 불과하다'라고 했다. 이 말은 '몸은 움직이지 않는 것을 두려워하고 뇌는 사용하지 않는 것을 두려워한다. 손은 쓰면 쓸수록 교묘해지고 뇌는 쓰면 쓸수록 총명해진다'라는 중국의 속담과도 일맥상통한다.

작은 뇌에 관한 이야기

뇌의 크기는 지능과 관계없다고 했다. 하지만 머리가 지나치게 작다면 지능에 영향을 미치지 않을까?

답은 '그렇지 않다'이다.

20세기 초 미국에서는 신경과학계의 이목을 집중시킬만한 이야기가 보도되었다. 한 방송국의 경비로 일했던 다니엘 레옹이 어느 날 갑자기 기관지염으로 사망했다. 그의 시신을 부검한 결과 뇌에 관한 놀라운 비밀이 밝혀졌다. 평소 다니엘을 접해 온 사람들은 '지능적이나 신체적인 면에서 그에게 아무런 결함이나 특별한 점이 없다'라고 생각했지만 그의 뇌 무게는 보통 사람의 평균 뇌 무게의 절반 정도밖에 되지 않았던 것이다!

더욱 놀라운 사례가 있다. 영국에서 간호사로 일했던 샤론 파커는 세 아이를 둔 엄마로 평범한 생활을 하고 있었지만 '매우 비정상적'인 뇌를 가지고 있었다.

샤론은 태어났을 때부터 대뇌와 척수를 관통하는 뇌척수액이 정상적으로 배출되지 않아 심한 뇌수종을 앓았다. 결국 의사는 샤론의 뇌에 관을 삽입해 뇌척수액을 뇌 밖으로 배출시켰고 덕분에 그녀는 즐거운 유년시절을 보낼 수 있었다. 제때에 정규 교육을 마치고 성인이 된 샤론은 정기검진을 통해 뇌실이 지나치게 확장되어 대뇌피질의 두께가 겨우 1센티미터밖에 되지 않는다는 사실을 알게 되었다. 그러나 이 문제는 그녀의 삶에 아무런 지장을 주지 않았고, 그녀는 예전과 다름없이 즐거움과 행복을 만끽하면서 정상적으로 생활하고 있다!

'최강 두뇌'는 연습을 통해 탄생된다

'뇌의 능력은 선천적으로 정해진다'라는 말은 비겁한 변명이에요. 뇌의 능력은 여러분 스스로 결정하는 것이랍니다.

'나는 원래 이렇게 태어났어.'

'아이참, 그 애는 선천적으로 나보다 우월하잖아.'

이런 말들은 언제나 현실 도피성 핑계일 뿐이다.

그렇다면 묻겠다.

지능과 품성이 일치하는 쌍둥이를 본 적이 있는가? 이 세상에 대해 알고 있는 것이 어린 시절에 알았던 것과 같은가?

알다시피 일란성 쌍둥이라도 완전히 다른 성인으로 성장할 수 있고, 이 세상을 바라보는 시선은 어른과 아이에 따라 당연히 다를 수밖에 없다.

이제부터 살펴볼 두 개의 이야기는 '뇌의 능력이 선천적으로 정해진다'라는 말이 왜 비겁한 변명인지를 확실히 알려줄 것이다.

1970년대 영국의 신경과학자 블레이크모어는 새끼고양이 두 마리를 대상으로 실험을 했다. 그는 새끼고양이 한 마리는 세로줄이 그려진 방

안에 넣고, 다른 새끼고양이 한 마리는 가로줄이 그려진 방 안에 넣어 길렀다. (그림1-6 참조)

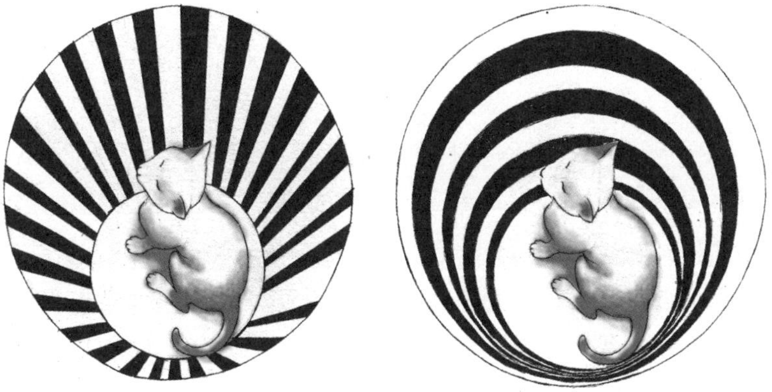

[그림1-6] '세로줄 세계'와 '가로줄 세계'에 있는 고양이

새끼고양이들이 자란 후 블레이크모어는 고양이들을 다시 자연으로 돌려보냈다. 그 결과 '세로줄 세계'에서 자란 고양이는 평평한 선을 알아보지 못해 장애물을 넘기 힘들어했고, '가로줄 세계'에서 자란 고양이는 수직으로 된 선을 알아보지 못해 전신주에 자주 부딪혔다.

이 실험 결과를 본 과학자들은 놀라고 의아해했다. 기존의 이론에 따르면 시각 능력은 선천적인 것으로 개체는 태어남과 동시에 완전한 시력을 갖게 되어 모든 사물을 볼 수 있다고 보았다. 그래서 후천적 환경(특히 영유아기)이 시력 형성에 이렇게 중요한 영향을 미치는지는 아무도 몰랐던 것이다! 새끼고양이가 성장하는 동안 평평한 선을 보지 못했다면 아마 평생 수평 형태의 물체를 식별하지 못할 것이다.

또한 이 실험은 외부환경이 인간의 시력 형성과 발달(특히 영유아기)**에 영향을 미칠 수 있다는 사실을 알려준다!** 이 추론은 이후 과학 연구를 통해 실제로 증명되었다. 영유아기에 나쁜 행동 습관은 아이의 시력에 평생 영향을 미칠 수 있다는 것이다.

1920년 인도 미드나포르의 인근 숲에서는 '신비한 생명체'가 자주 출몰

했는데, 밤만 되면 네 발로 걷는 '사람을 닮은 괴물' 두 마리가 나타나 늑대 세 마리의 뒤를 졸졸 따라다녔다.

이후에 사람들은 늑대소굴에서 '괴물' 두 마리를 발견했는데 알고 보니 알몸의 여자아이들이었다. 그중 큰 아이는 7세 정도, 작은 아이는 2세 정도였는데, 대략 한 살 반 정도의 시기에 늑대에게 물려갔던 것으로 추정되었다.

구조된 두 아이는 보육원에 맡겨졌고 사람들은 큰 아이에게 카말라, 작은 아이에게 아말라라는 이름을 지어 주었다.

발견되었을 당시 카말라와 아말라의 생활 습성은 늑대와 똑같았다. 두 아이들은 말을 할 줄 몰랐고 팔다리로 걸었으며, 불과 물, 빛을 두려워하였다. 또한 채소는 먹지 않고 고기만 먹었다(고기는 날고기나 썩은 고기를 먹었고 손으로 잡지 않고 바닥에 놓은 후 이로 뜯어 먹었다). 낮에는 잠을 자다가 밤이 되면 활동을 시작했고 한밤중이 되면 늑대와 똑같이 목을 내밀고 길게 울부짖었다.

사람들은 온갖 방법을 동원해 늑대무리에서 자란 아이들을 보살폈다. 그러나 보통 사람의 생활로 돌아간 아말라는 일 년을 채 살지 못했다. 반면 카말라는 인간 세계에서 9년을 살며 계속해서 규범화된 교육을 받았다. 그런데도 카말라는 45개의 단어밖에 알지 못했고 몇 마디 말만 간신히 하는 정도였으며, 지능은 서너 살 아이와 비슷한 수준에 불과했다.

역사적으로 이와 유사한 사례는 많다. 유년기에 인간사회에서 멀어져 짐승과 함께 자란 아이들은 나중에 세심한 보살핌과 심혈을 기울인 교육을 받더라도 몇 마디밖에 안 되는 문장을 구사하는 것조차 힘들어했다. 보통 사람들처럼 평범하게 살아가는 것은 더더욱 불가능했다.

이렇게 후천적 환경 결핍이 가져오는 결과는 놀라움을 자아낸다. 정상적인 환경이 없으면 간단한 듣기, 말하기, 읽기, 쓰기 능력이 형성되기 어렵고 밥을 먹는 것조차 불가능하며, 정상적인 인격 형성은 더더군다나 어렵다. 이러한 사실은 '뇌의 능력은 선천적으로 정해진다'라고 진심으로 믿어 온 사람들에게 놀라움을 안겨 주었고, 과학연구자들에게는 새로운 실마리를 제공해 주었다.

연구가 심도 있게 진행될수록 사람들은 환경이 대뇌 발육에서 매우 중요한 역할을 한다는 사실을 확실히 믿게 되었다.

유아기의 가정환경은 유아 성장에 결정적인 역할을 하며, 부모와의 좋은 관계는 유아에게 안정감과 자신감을 심어 주고 대뇌 발육을 촉진할 수 있다. 아동기에 접어들면 최초의 사회화 과정이 시작된다. 주변 사람과 함께 어울리는 과정에서 아이는 외부환경에 따라 타인과 함께 지내고 협력하며 문제를 해결하는 방법을 터득하고 사회 적응력과 사교 능력이 향상된다.

교육도 개인의 지능에 영향을 미치는 중요한 요소이다. 연구에 따르면 좋은 교육 모델, 가정과 부모의 문화 수준, 적극적인 활동 참여, 다양한 교육방식 등은 대뇌 발육을 촉진하고 지능 수준을 향상시키는 데 도움이 된다.

그러나 뇌의 변화는 영유아기에만 누리게 되는 권리가 아니다. 과학자들은 연구를 통해 뇌의 변화가 한 사람의 일생에 거쳐 진행된다는 사실을 증명했다. 성인이 되더라도, 심지어 노년기에 접어들더라도 대뇌는 인간의 행동 습관에 따라 바뀔 수 있고 다시 새롭게 만들어질 수 있다. 단지 인생의 각 시기마다 대뇌의 가소성이 다를 뿐이다. 대뇌의 가소성이란 대뇌가 변화할 수 있는 성질을 뜻하며, 뉴런 사이의 연결이 후천적 학습 훈련, 경험 축적, 습관성 행동 등을 통해 변할 수 있음을 의미한다. 대뇌의 가소성이 가장 큰 시기는 영유아기이며 환경 정보를 '받아들이는 것'이 대뇌 형성의 핵심이다.

풍부한 환경 자극이 결핍되면 대뇌 발육과 지능 성장이 멈춰버릴 수 있다. 늑대무리에서 자란 아이와 정상적인 환경에서 성장한 아이의 지능에 차이가 존재하는 이유도 바로 이 때문이다.

결론적으로 말하면 대뇌 발육의 30퍼센트는 선천적인 것이고 나머지 70퍼센트는 본인에게 달려 있다.

성인의 뇌에서도 새로운 뉴런이 만들어진다

우리가 생활 속에서 하는 모든 행동들도 뇌의 형태를 바꿀 수 있다.

여러 해 동안 신경학자들은 성인이 되면 대뇌가 정형화된다고 여겨왔다. 전구체 세포가 분화되어 새로운 뉴런을 생성하는 뇌신경 발생 과정은 영유아기(대뇌 발육 초기)에만 국한되기 때문이다. 그러나 최근 발표된 연구 성과는 이러한 이론에 의문을 제기하면서 성인의 뇌실 주변의 신경 전구체 세포가 끊임없이 새로운 뉴런을 생성해 낸다는 사실을 증명해냈다. 바꾸어 말하면 **어른이 되어서도 뇌는 여전히 변할 수 있다는 것이다!**

영국의 과학자들은 연구를 통해 런던의 택시 운전사들의 해마가 보통 사람보다 크다는 사실을 발견했다. 더욱 놀라운 사실은 운전사들의 택시 운행 시간이 증가함에 따라 공간 위치 기억을 담당하는 해마도 더 커졌다는 것이다!

나이가 어떻든 계속 단련하기만 하면 대뇌를 변화시킬 수 있다!

2000년 노벨 생리의학상 수상자이자 학습 과정에서의 세포적 기반을 최초로 발견한 과학자 에릭 캔들도 연구를 통해 인간이 무언가를 학습할 때 대뇌 안의 경로에서 변화가 일어난다는 사실을 발견했다. '가장 단순한 정보를 학습하더라도 이 학습 과정에 참여하는 뉴런 구조의 물리적 변화에 영향을 미칠 수 있다.'

이 연구 결과는 21세기에 들어서야 밝혀졌지만 그래도 결코 늦지 않았다. 앞으로 더욱 많은 연구 성과가 도출되기를 기대한다.

성인의 뇌에도 새로운 세포가 생길까?

뇌세포 재생에 관한 놀라운 사실을 하나 알려줄게요. 뇌의 가소성은 당신이 상상하는 것보다 훨씬 더 오래 지속된답니다. 인간의 뇌보다 신비롭고 기이한 신체 기관은 아마 없을 거예요. 우주에 천억 개 정도의 항성이 존재하듯이 나에게도 약 천억 개의 신경세포가 있어요. 그런데도 사람들은 아직 나에 대한 역설적인 인식에서 벗어나지 못하고 있어요.

이미 발육이 완성된 성인의 뇌에서는 새로운 세포가 더 이상 자랄 수 없다는 말이 한동안 유행했었다. 뇌가 서서히 노화되고 손상되어 뇌세포가 죽기 시작하면 절대 되돌릴 수 없으며 해당 뇌 영역의 기능도 영원히 사라진다는 것이다.

그러나 신경과학자들은 '성인이 되면 뇌의 형태가 고정된다'는 이론의 한계를 깨고 반가운 사실을 발견해냈다. **뇌는 일생동안 변화를 멈추지 않으며 신경세포 간의 연결은 철저히 '용불용설'의 원칙에 따라 사용하지 않는 것은 퇴화하고 사용하는 것은 더욱 발달하므로 새로운 연결을 만들어낸다는 것이다. 또한 손상된 영역은 복원될 수 있고 노화된 부분은 다시 젊음의 활기를 얻을 수 있다.**

1865년 한 동물학자가 성인의 뇌에서 새로운 뉴런이 생성될 수 있다는 이론을 제시했으나 당시의 주류 이론과 상반되어 주목을 받지 못했다. 그런데 1990년대 신경학자 프레드 게이지가 그의 동료들과 함께 많은 실험을 통해 뇌의 해마에서 새로운 뉴런이 형성되며 이러한 재생 과정은 노년기까지 지속된다는 사실을 증명했다! 기억과 학습을 담당하는 기능인 해마는 알츠하이머병의 주요 병소이기도 하다.

1998년 스웨덴 예테보리 대학의 게이지 에릭슨 박사팀은 연구를 통해 **인간의 뇌는 뇌세포를 재생할 수 있고 이는 노년이 된 이후에도 계속된다**는 사실을 재차 증명했다. 그들은 사망한 사람의 대뇌 심층부에 있는 해마 영역에 성숙한 새로운 세포가 존재하고 있음을 발견했다. 미국의 과학자들은 이러한 성과를 바탕으로 뇌의 해마 영역에서 매일 대량의 새로운 뇌세포가 출현한다는 사실을 실제로 증명해냈다. 프린스턴대학의 굴드 박사는 '새로운 세포가 재생될 자리를 내어주기 위해 오래된 뇌세포가 죽는 것이 아닐까 하고 추측해 본다'라고 말했다.

최근 몇 년간 뇌세포 재생에 주목한 연구가 갈수록 많아지고 있다. 심지어 일부 과학자들은 성인의 뇌세포에 줄기세포와 같은 자체 재생능력이 있어 어쩌면 미래에는 추출해 낸 성인의 뇌세포를 기반으로 대량의 뇌세포를 배양할 수 있고 뇌 부위의 손상된 세포를 새로운 뇌세포로 바꿀 수 있을지도 모른다고 여긴다.

뇌의 사용 효율을 높이는 것은 노화 방지를 위한 중요한 과정이며, 이렇게 된다면 다양한 정신노동과 육체노동 등도 전부 가능하다!

정신노동이나 육체노동을 적당히 하게 되면 사고와 반응을 예민하게 유지할 수 있고 훨씬 똑똑해진다는 연구 결과가 있다.

이밖에 사교활동이나 문화, 오락, 스포츠 활동에 많이 참여하는 것도 대뇌 뉴런을 자극할 수 있다. 만 권의 책을 읽는 것보다 만 리 길을 가는 것이 낫고, 만 리 길을 가는 것보다 수많은 사람을 만나보는 것이 낫다. 대뇌가 새로운 뇌세포를 만들 수 있다는 사실은 알츠하이머병 치료에 희망의 불씨를 되살렸으며, 오랫동안 꾸준히 학습하고 사고를 단련하면 어느 정도 병세를 완화하고 삶의 질을 개선할 수 있다.

게이지 박사는 다음과 같이 말했다. **"출생 초기부터 이루어지는 대뇌의 발달 과정은 평생 유지될 것이다. 이미 끝났다고 생각했던 이 과정들은 아직 끝나지 않았다. 다만 비교적 천천히 계속되고 있을 뿐이다."**

관찰력 훈련

훈련을 통해 관찰에 통달하기만 하면 누구나 셜록 홈스가 될 수 있는 잠재력을 갖게 된다.

셜록 홈스가 사건을 해결해 나가는 데 없어서는 안 될 능력 가운데 하나인 예리한 관찰력은 결코 선천적으로 타고나는 것이 아니다. 누구나 훈련만 하면 최고 수준의 관찰력을 지닐 수 있다.

스스로 의식적인 훈련을 하다 보면 예전에는 상상도 하지 못했던 관찰력을 얻을 수 있다. 의사, 변호사, 경찰 등의 직업을 통해서도 관찰력을 훈련할 수도 있다.

관찰력을 몸에 익히기 위한 첫 번째 훈련은 생활 속에서 규칙을 찾아내는 것이다.

모든 사람의 행동에는 고정된 습관이 있고 모든 동작이 일어나기 전에는 조짐이 있기 마련이다. 가령 지하철에서 곧 하차할 사람과 하차 준비를 하지 않는 사람의 표정, 동작, 모습은 전혀 다르다. 또한 거짓말을 하면 오른쪽 위를 바라보게 되고 말하는 속도가 빨라지며 목소리도 높아진다. 자연현상에 있어서도 긴장하거나 불안감을 느끼면 얼굴이 붉어지고 땀이 나고 몸이 떨리고 동공이 확대되고 심장이 두근거린다. 잠자리가 낮게 날고 물고기가 수면 위로 올라와 입을 뻐끔거리고 두꺼비가 나오고 닭이 축사로 돌아가지 않으면 곧 비가 내린다.

이러한 것들은 분명하게 드러나고 쉽게 관찰할 수 있는 규칙이다. 이렇게 규칙을 찾아 관찰과 관련된 뉴런 시냅스를 구축하면 가장 지혜롭고 총명한 사람이 될 수 있다.

누가 당신의 '입맛'을 관리하고 있을까?

대부분의 사람은 내가 주로 지능을 책임지고 관리한다고 알고 있어요. 하지만 좀 더 정확히 말하면 나는 당신의 모든 것을 관리하고 있어요. 생각하고 배우고 사랑하고 당신이 사랑하는 사람을 기억하고 주변에서 일어나는 행복을 되새기는 것, 걷고 높은 산을 오르고 개울물을 건너고 소리 높여 노래를 부르는 것, 이 세상의 다양한 색을 보고 다양한 소리를 듣고 다양한 맛을 느끼는 것, 그리고 손으로 만지며 질감을 느끼고 꽃의 향기를 맡는 것, 이 모든 것들을 할 수 있는지 아닌지는 바로 내가 결정한답니다.

먹는 것에 관한 간단한 상식도 알지 못하는 사람이 적지 않다.

배가 고프면 복부도 배고픔을 느낄까? 배가 부르면 위도 배부름을 느낄까?

먹는 것은 인간의 본능이며 누구나 매일 음식을 섭취해야 한다. 특히 배가 고플 때는 더더욱 그렇다. 배가 고픈 느낌은 사실 별로 좋지 않다. 머리가 어지럽고 눈앞이 캄캄하며 팔다리에 힘이 빠지고 속이 불편하다. 배에서 꼬르륵 소리가 날 때도 있다. 그렇다면 배고픔은 어떻게 느끼게

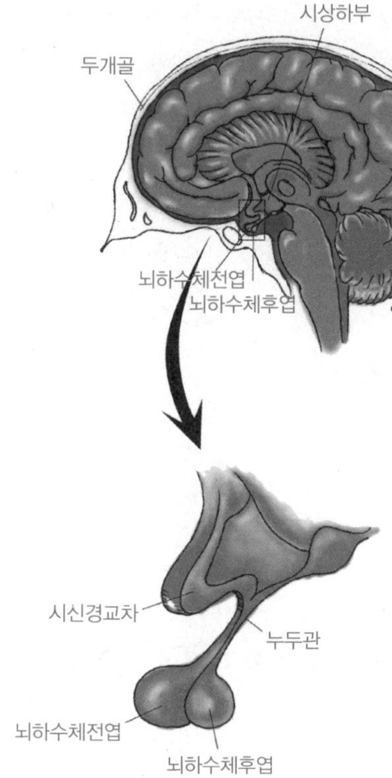

[그림1-7] '섭식 중추'와 '포만 중추'는 전부 대뇌에 있다

되는 것일까? 위절제술을 받은 환자도 계속 배고픔을 느낄까? 이 모든 것은 주로 대뇌에서 관리한다. (그림1-7 참조)

대뇌는 시상하부에 있는 섭식 중추를 통해 '배가 고프다'는 정보를 보낸다. 이때 무언가가 먹고 싶어지는데 이는 위와 복부의 상태와는 전혀 관계가 없다.

이러한 사실을 증명할 수 있는 유명한 동물 실험이 있다. 어느 쥐 한 마리의 섭식 중추에 자극을 주었더니 쥐는 식욕이 왕성해져 뱃속의 상황이 어떻든지 간에 끊임없이 먹이를 먹었다. 아무리 배가 불러도 쥐는 결코 먹는 것을 멈추지 않았다. 섭식 중추에 대한 자극이 끝나자 비로소 쥐는 먹는 것을 중단했다. 그리고 이번에는 이 영역을 훼손하였더니 쥐는 섭식 기능을 잃어 더 이상 먹이를 먹을 수 없게 되었다.

또한 시상하부 종양 환자들에게서 나타난 음식 섭취 거부나 지나친 음식 섭취 현상을 학자들이 관찰한 결과 이러한 현상은 시상하부의 섭식 중추와 포만 중추가 훼손된 것과 관련있는 것으로 나타났다.

시상하부의 섭식 중추와 포만 중추는 체내 혈당 농도 변화에 매우 민감하다. 혈액 내 포도당 함량이 낮아졌다는 정보가 섭식 중추에 전달되면 섭식 중추는 배고픔을 느끼게 하고 음식물 섭취를 유발하며, 혈액 내 포도당 함량이 증가했다는 정보가 포만 중추에 전달되면 포만감을 느끼게 한다. 온도도 시상하부의 '섭식 중추'와 '포만 중추'에 영향을 미친다. 그래서 따뜻한 환경에서 생활하는 사람이 추운 환경에 있는 사람보다 적게 먹고, 겨울보다 여름에 더 적게 먹는 것이다.

실질적으로 체내에 저장할 수 있는 열량은 매우 적은 편인데 열량이 부족하면 시상하부에서 배고픔 신호를 보내 탄수화물, 지방, 단백질 섭취를 유도한다.

마찬가지로 **대뇌는 시상하부의 포만 중추를 통해 '먹는 것을 멈추라'라는 정보를 보내는데** 이를 통해 지나친 음식 섭취로 비만이 되는 것을 막아 준다.

영유아기에는 대뇌가 완전히 발달하지 않고 포만 중추도 민감하지 않기 때문에 부모가 식사량을 적절히 통제하지 않으면 아이가 음식을 과다 섭취하기 쉽다. 이것이 계속 반복되면 포만 중추의 임계치가 상승해 정상 식사량보다 훨씬 많은 음식을 섭취해야만 포만감을 느끼게 된다. 반면에 발육단계에서 음식 섭취를 줄이면 섭식 중추의 임계치가 내려가 식욕이 떨어지는 현상이 나타나거나 거식증에 걸릴 수 있다.

이처럼 시상하부에서 당신의 '입맛'을 관리하기 때문에 편도체 등의 감정 중추가 대뇌 안의 경로를 통해 식욕 중추에 작용하면 입맛에 영향을 미치게 된다.

스트레스를 받거나 기분이 우울하면 음식이 먹고 싶어지거나 폭음 · 폭식을 해 본 경험이 있을 것이다. 반면에 사랑하는 사람과 다투고 나면 아무것도 먹고 싶지 않게 된다.

만일 당신이 사랑하는 사람이 당신과 다투고 난 후에도 잘 먹고 마신다면 그 사람에 대해 진지하게 한번 생각해봐야 한다. 그 또는 그녀가 정말 당신을 사랑하는 것인지.

마찬가지로 정좌靜坐를 하거나 벽곡辟穀을 통해서도 식욕 중추를 관리할 수 있다.

'배고픔'은 뱃속이 아니라 시상하부에서 보내는 정보라는 사실을 명심하도록 하자.

벽곡 수련법

'고기를 섭취하는 사람은 용감하나 사나워지고, 곡식을 섭취하는 사람은 지혜로우나 교묘해지고, 기氣를 섭취하는 사람은 정신이 맑아 장수하고, 아무것도 섭취하지 않는 자는 죽지 않아 신神과 같은 존재가 된다(《대대예기 · 역본명大戴禮記 · 易本命》).'

'벽곡'은 춘추전국시대부터 도교와 유교에서 높은 평가를 받기 시작했다. 벽곡이란 간단히 말해 밥을 먹지 않는 것으로, 곡식이나 잡곡을 먹는 대신 대자연의 기운을 선택적으로 취하는 것을 말한다. 《장자 · 소요유莊子 · 逍遙遊》에 등장하는 '오곡五穀을 먹지 않고 바람이나 이슬을 마신' 신선은 피부가 눈처럼 하얗고 몸은 처녀와 같이 단아하고 아름다웠으며, 구름을 타거나 용을 부리면서 온 세상을 노닐었다고 한다.

긴 세월 동안 사람들은 수양이나 질병 치료를 위해 벽곡을 해왔다. 최근 발표된 과학 연구도 벽곡의 효과를 뒷받침하는 근거가 되고 있다. 2009년 〈사이언스〉에 게재된 기사에 따르면 음식을 절제한 원숭이가 대조군 동물보다 훨씬 오래 살았고 노화와 관련된 병리적 변화도 훨씬 늦게 나타났다. 또한 연구자들은 46명의 과체중 지원자를 모집하여 그들을 대상으로 6개월 동안 음식 절제 실험을 진행했다. 실험에서는 짧은 기간 동안 칼로리 섭취를 제한했는데 그 결과 과체중자들의 혈청 호르몬 수치가 전부 호전된 것으로 나타났다.

이러한 **벽곡을 최종적으로 통솔하는 중추는 시상하부에 있다.** 시상하부의 포만 중추에서 음식을 섭취하지 말라는 명령을 내려야만 한동안 음식에 의지하지 않거나 극히 적은 양의 음식만 섭취하고도 생존할 수 있다.

물론 벽곡은 다소 특별한 양생법이므로 모든 사람에게 적합한 것이 아니며, 효과적으로 벽곡을 수행하려면 과학적인 지도가 반드시 수반되어야 한다. 벽곡이 어떻게 진행되는지는 시상하부가 가장 잘 알고 있다!

'비만'에 관한 근거 없는 속설의 종결자

사람은 왜 살이 찌는 걸까요? 마음이 편해서 몸도 살찌는 걸까요? 무엇을 먹든 다 맛있고 투실투실하게 살이 오르는 것이야말로 건강하다는 뜻일까요? 음식을 절제하면 비만을 막을 수 있을까요? 비만이 된 원인은 대부분 많이 먹은 탓이지만 그렇다고 당신의 위를 탓할 수도 없고 당신의 입을 원망할 수도 없어요. 섭식 중추와 포만 중추를 지니고 있는 나, 대뇌가 바로 비만의 '주범'일지도 모르니까요.

'심광체반心廣體胖'이라는 고사성어는 마음이 여유로운 사람은 좀처럼 '차 마실 생각이 없거나 밥 먹을 생각도 없는' 상황에 놓이지 않기 때문에 몸이 편해져 살이 오르기 훨씬 쉽다는 뜻이다. 그러나 살찐 사람이라고 해서 전부 마음이 편한 것은 아니다. 앞서 언급했듯이 비만을 유발하는 결정적인 요인은 시상하부에 있다.

혹시 맛있는 음식 앞에서 쉽게 무너지지 않는가?

매번 회식이 끝나고 몸매가 환상적인 사람들을 보며 부러움에 몸서리치면서도 걸신들린 듯이 먹어치우는 자신의 입을 틀어막지 못한 것이 한스럽지는 않은가?

필사적으로 음식을 줄이고 과도한 운동을 했는데도 거울에 비친 자신의 모습이 더 뚱뚱해진 것 같은 느낌이 들지는 않는가?

뿌리칠 수 없는 맛있는 음식의 유혹, 떼버릴 수 없는 온몸의 군살, 아, 비만은 말로 설명하기 힘든 고통이다!

타고난 식탐과 하루 종일 가만히 앉아 지내는 생활방식은 현대인에게 끔찍한 결과를 가져왔다.

혹시 알고 있는가? 전 세계 수억 명의 성인이 과체중이고, 매달 십여만 명의 사람이 비만으로 인한 각종 질병으로 사망하고 있다.

표준 체중에서 5킬로그램이 초과될 때마다 관상동맥질환에 걸릴 확률이 14퍼센트 높아지고, 뇌경색에 걸릴 확률은 16퍼센트 높아진다!

현재 세계보건기구(WHO)에서는 비만을 질병으로 인정하고 있으며 '비만이 세계에서 가장 중요한 건강 문제가 될 것'이라고 공표했다. 의학계는 종종 비만과 동반되는 고혈압, 고지혈증, 당뇨병, 관상동맥질환, 뇌졸중을 '죽음의 오중주'라고 일컫는다.

음식에 대한 갈구는 모든 생물의 가장 원시적인 생리적 반응이다. 앞서 말한 대로 식욕을 억제하는 중추는 대뇌에 있다. 시상하부에 있는 섭식 중추와 포만 중추는 인체의 섭식을 통솔하는 지휘관으로 '먹게 하라' 또는 '먹지 못하게 하라'라는 명령을 내려 인간의 섭식 행동을 조절한다.

기분이 저조하거나 울적할 때는 맛있는 음식이 앞에 있어도 식욕이 생기지 않고 밥알 한 톨도 삼키기 어렵다. 이러한 이유는 바로 시상하부의 섭식 중추가 감정에 의해 억제되었기 때문이다.

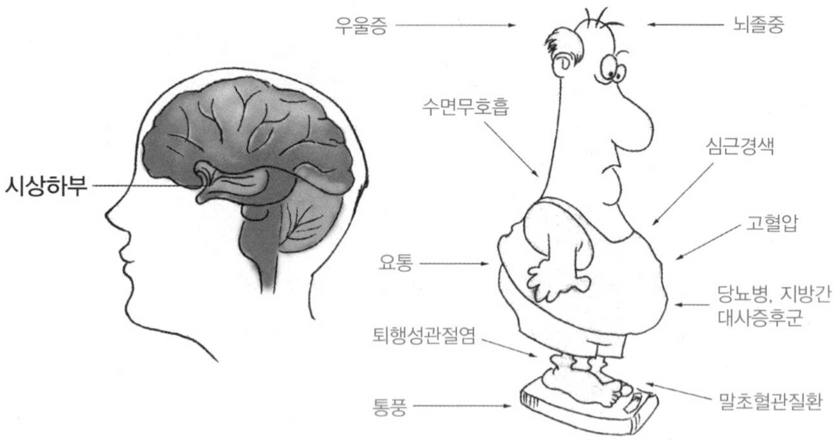

[그림1-8] 시상하부의 섭식 중추가 활성화되고 포만 중추의 기능이 저하되면 다양한 질환이 나타날 수 있다

반대로 기쁜 일이 생기거나 기분이 좋으면 이미 배불리 먹었더라도 뭔가 여운이 남으면서 아쉽다. 왜냐하면 시상하부의 섭식 중추가 활성화되었기 때문이다. (그림1-8 참조)

인체의 '내분비 중추'인 시상하부는 혈액에 함유된 화학물질에 매우 민감하고 각종 섭식 관련 신호를 능숙하게 처리하여 섭식 신호와 포만 신호를 보내는 역할을 하며, 후각, 시각, 사고, 감정 등과 관련하여 중추와 '정보를 교환'하기도 한다. 그래서 푸짐하게 실컷 먹으면 식욕을 만족시킬 뿐만 아니라 긴장된 정서를 완화시키고 먹고 마시는 가운데 쾌감을 느낄 수 있다.

그리고 사람은 누구나 독특한 물질대사 균형체계를 지니고 있는데 이는 유전적 요소, 선천적 발육, 환경적 요인 등과 관계가 있다. 아무리 많이 먹어도 살이 찌지 않는 사람이 있는가 하면 조금만 먹어도 금방 살이 찌는 사람이 있는 이유는 사람마다 물질대사 균형체계가 각기 다르기 때문이다. 그러므로 비만의 주범은 절대 음식이 아니다.

과체중인지 한번 계산해 볼까요?

[표준체중 계산]

- 40세 이하: 표준체중(kg) = 신장(cm)−105
- 41세 이상: 표준체중(kg) = 신장(cm)−100

[체형 판단]

- 체중지수 = 체중(kg) ÷ 신장(m)의 제곱. (표1-2 참조)

[표1-2] 체중지수 참조표

	비만	정상	저체중
성인 남성	26 이상	20~25	20 미만
성인 여성	25 이상	19~24	19 미만

생활조건이 뛰어난 오늘날에는 언제든 맛있는 음식을 즐길 수 있고 식욕을 당기는 새로운 음식들이 우리의 혀끝을 유혹하고 있다. 섭식 중추는 음식물이 보내어 오는 신호를 지나치게 민감하게 포착하여 우리가 음식의 유혹을 거부할 수 없게 만들고, 인체의 에너지 요구량을 지나치게 높게 산출하여 음식을 더욱 많이 섭취하도록 조종한다.

이외에도 호르몬 약물, 외상, 염증, 종양 등과 같은 외부자극이 시상하부를 공격하면 섭식 중추가 지나치게 흥분되어 식욕이 더욱 증진되고 아무리 먹어도 '배가 부르지 않은' 느낌이 들게 되어 비만이 되기 쉽다.

그러니 비만이라면 섭식의 '사령관'인 시상하부에 주목해 보자. '생각으로 시상하부를 제어하면' 당신의 다이어트는 훨씬 수월해질지도 모른다!

입으로 먹고 있는 것일까 아니면 뇌로 먹고 있는 것일까?

'많이 먹이면 먹일수록 좋다'라는 말은 아이에게 밥을 먹일 때 기억해야 할 중요한 사항인 것처럼 여기고 있어요. 그러나 정작 중요한 '매끼 70퍼센트만 배를 채우면 건강하게 오래 산다'라는 말은 소홀히 여기고 있어요. 왜 지나치게 배불리 먹으면 안 될까요? 이것 역시 대뇌와 관련이 있답니다.

'지나치게 많이 먹으면 적취積聚가 생기고, 지나치게 많이 마시면 담痰이 생긴다(당나라 손사막孫思邈).'

종종 엄마들 또는 할아버지들이나 할머니들이 수저를 그릇으로 받치고 아이를 쫓아다니면서 우리 귀염둥이 딱 한 입만 더 먹자고 달래는 모습을 볼 수 있다. 아이는 견디다 못해 대충 한 입 먹고는 다시 놀이에 빠져든다. 그래도 어른들은 계속 밥그릇을 들고 아이를 따라다니면서 달래기에 여념이 없다.

설사 아이가 '못 먹겠어요'라며 계속 소리를 질러대더라도 어른들은 절대 포기하지 않는다. 그들은 시원하게 '꺼억' 하는 아이의 트림 소리를 듣고 난 후에야 비로소 만족해하며 물러선다. 밥을 먹이는 것은 이토록 힘들고 고달픈 일이 되었다.

사실 현대인이 앓고 있는 많은 질병은 음식을 조금 먹어서가 아니라 너무 많이 먹어서 생긴다! 어마어마한 슈퍼우량아, 조기발육, 성조숙증, '3고(고혈당, 고혈압, 고지혈)' 질환, 심뇌혈관질환 등은 대부분 많이 먹기 때문에 생기는 것이다!

'지나치게 배가 부르면' 섭식을 총괄하는 시상하부(그림1-9 참조)의 섭식 중추와 포만 중추가 과도하게 긴장되어 섭식을 조절하는 시상하부의 전반적인 기능에 영향을 미친다. 이렇게 되면 항상 많이 먹어야만 포만감을 느낄 수 있다! '지나치게 배부른' 상태가 자주 반복되면 포만 중추의 임계치가 상승하여 아이는 정상 섭취량보다 훨씬 많은 양의 음식을 섭취해야만 포만감을 느낀다. 이것은 마치 고무줄을 계속 팽팽하게 잡아당기면 탄성이 줄어드는 것과 같다.

'70퍼센트만 배를 채우는 것'은 위의 연동운동을 통해 음식물을 소화흡수시키기에 가장 적합한 상태이기도 하다. 항상 위가 꽉 찰 정도로 음식을 섭취하면 결국 위는 기진맥진하여 탄력을 잃게 되고 위장 질환들이 나타나기 시작한다.

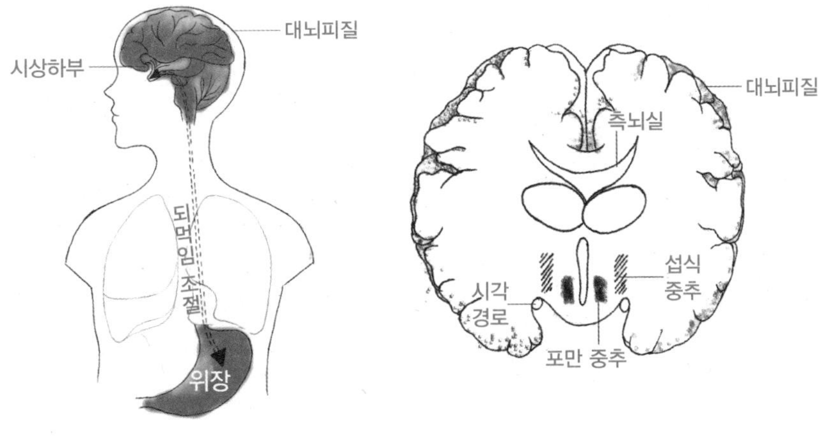

[그림1-9] 시상하부 구조

더욱 치명적인 사실은 유아기는 대뇌 가소성이 가장 민감한 시기이자 인간의 가소성이 가장 높은 시기라는 것이다. 지나친 포만감은 혈액을 위장으로 집중시켜 소화 대사를 돕게 만들기 때문에 대뇌의 산소공급과 혈액공급 부족을 일으켜 대뇌를 몽롱하고 졸리면서 혼미한 상태로 만든다. 그리고 대뇌에 혈액과 산소가 부족한 상태가 계속되면 '어리벙벙하고 둔해진' 느낌이 들게 된다! 이처럼 과도한 영양 섭취는 몸 전체의 효율을 저하시킬 수 있다. 어떤 습관이든 일단 몸에 배면 고치기가 매우 어렵고, '세 살 버릇 여든까지 간다'라는 속담처럼 어릴 때 몸에 밴 습관은 평생 영향을 미칠 수 있다.

어릴 때 좋은 식습관을 길러 주면 아이의 일생에 도움이 될 수 있다. '한 입 덜 먹는 것'이 '한 입 더 먹는 것'보다 훨씬 중요하다는 사실을 명심하도록 하자!

'한 입 덜 먹는' 방법:

1. 꼭꼭 씹어서 천천히 삼키면 포만감이 높아진다.
2. 간식을 줄인다. 놀면서 먹으면 섭취량을 제어하기가 쉽지 않다.
3. 극도로 배가 고파진 상태에서 먹지 않도록 한다. 배고픈 상태에서는 과식하기 쉽다.
4. 잡곡, 채소, 과일 섭취량을 늘린다.
5. 아이가 포만감을 느끼면 식사를 끝낸다.

지나치게 많이 먹으면 체형이 변하고 고지혈, 고혈압, 당뇨병, 심혈관 질환을 유발할 뿐만 아니라 뇌를 손상시키기 쉽다.

일생에서의 많은 아쉬움은 종종 무지로 인한 실수일 때가 있다. 그러니 아이에게 열 숟가락씩 먹이던 밥을 세 숟가락 덜어내고 일곱 숟가락만 먹이는 것이 가장 적당하다.

체한 아이, 어떻게 해야 할까?

날척법捏脊法은 진晉나라 갈홍葛洪의 《주후비급방肘後備急方》에 나오는 소아 보건법의 하나로 소아의 비위 허약으로 인한 감적疳積, 소화불량, 식욕부진, 만성설사, 구토, 변비 증상이나 폐의 기운이 허해 생긴 만성기침, 천식 등의 만성질환 치료에 활용된다. 건강한 아이에게 날척법으로 마사지를 해 주면 아이의 오장육부 기능이 보다 빨리 완전해지고 향상되며, 온몸의 기혈 흐름이 촉진되어 간접적으로 지능을 높이는 효과가 있다. 유독 겁이 많고 툭하면 울고, 손톱을 물어뜯고, 성격이 거칠고 급한 아이에게도 날척법으로 마사지를 해 주면 증상이 뚜렷하게 개선된다.

날척법 마사지 방법은 그림1-10처럼 매우 간단하다. 두 손으로 척추 양옆의 피부를 쥐고 꼬리뼈 부분(장강혈)부터 목덜미 부분(대추혈부터 풍부혈까지)까지 아래에서 위로 올라가면서 주무른다. 아이가 날척법에 적응이 되면 이 과정을 즐기게 되는데 까르르 웃는 것은 아이가 매우 만족해한다는 증거이다.

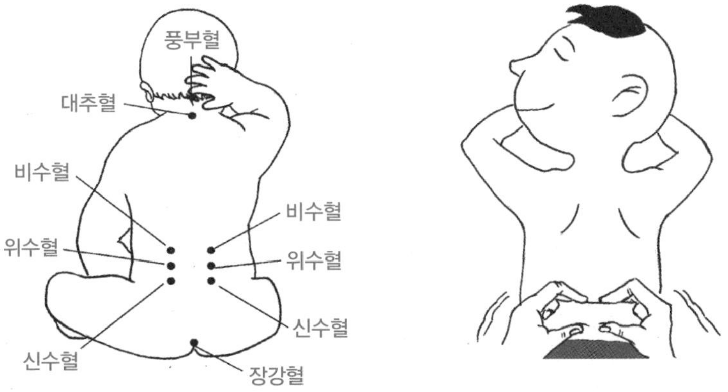

[그림1-10] 날척법으로 마사지하는 경혈 위치

척추는 우리 몸을 지탱하고 있고 척수에서 뻗어 나간 척추신경은 오장육부 활동을 통제한다. 척추를 건강하게 유지하는 것은 질병을 예방하고 치료하는 데 중요한 역할을 한다. 이것은 날척법의 효과를 뒷받침하는 양의학의 이론적 기초가 되기도 한다.

한의학에서는 독맥경督脈經에 속하는 척추가 온몸의 양기를 총괄하며 오장육부의 배수혈이 방광경膀胱經에 위치해 있기 때문에 날척법으로 마사지를 하면 음양이 조화로워지고 기혈의 순환이 활발해진다고 한다. 또한 오장육부의 기능이 원활해지고 경락의 흐름이 소통되며 원기를 북돋아 오장육부를 보양하고 체질을 강화하는 효과를 얻을 수 있다고 여긴다.

중국의 한 연륜 있는 한의사는 위장 질환이 있는 8세 미만의 아이를 오로지 날척법으로만 치료했는데 효과가 매우 탁월했다. 이것저것 다른 것에 의지하기보다 스스로 방법을 찾아 해결하는 것이 낫다. 아이가 체했을 때는 어떻게 해야 할까? 일단 날척법으로 마사지해 보자!

사람과 사람 사이에도 냄새가 있을까?

사람들을 만나면 어떤 사람은 저절로 가까이 다가가고 싶어지지만 자기도 모르게 항상 피하고 싶은 사람도 있어요. 아마 다들 이런 경험이 있겠죠?

'냄새는 시각이나 소리보다 확실하게 사람의 심금을 울린다(영국의 소설가, 러디어드 키플링).'

사람과 사람 사이에도 냄새가 있을까?

답은 '그렇다'이다.

《좌전 · 양공팔년左傳 · 襄公八年》에서는 '초목에 비유하자면 진군晉君은 노군魯君에게 있어 꽃과 과실과 같으며 노군은 그곳에서 뿜어져 나오는 향기와 같다'라고 했다. 한나라의 채옹은 《현문선생이휴비玄文先生李休碑》에서 '가족이나 서로 어울려 무리를 이루는 사람끼리는 냄새가 서로 비슷하다'라고 했다. 죽이 잘 맞는다는 뜻의 중국의 고사성어 '취미상투臭味相投'는 아마도 여기에서 유래했을 것이다. 흥미롭게도 옛사람들은 유독 '냄새'라는 글자로 사람과 사람 간의 친밀함을 묘사했다.

현대 과학자들도 사람마다 지닌 고유의 체취에 주목하면서 사람과 사람 간의 친밀함을 나타내는 호르몬을 '페로몬'이라고 일컫기 시작했다.

기숙사 생활을 해본 여성이라면 자신의 생리 주기가 다른 친구들과 비슷해진 경험이 있을 것이다. 이 현상은 30여 년 전 마사 맥클린톡 박사가 발표한 것으로, 그녀는 오랫동안 함께 생활한 여성들의 생리 주기가 서서히 일치해 간다는 사실을 발견했다.

1998년 시카고대학교 연구팀은 냄새에 관한 실험을 했다. 그들은 전달자 그룹 여성의 겨드랑이 사이에 8시간 동안 쿠션을 끼워둔 후 그 쿠션으로 수신자 그룹 여성의 코를 닦았는데, 그 결과 수신자 그룹 여성의 생리 주기가 전달자 그룹 여성의 냄새의 영향을 받아 길어지거나 줄어든 것으로 나타났다.

남녀 사이의 애정, 예를 들어 첫눈에 반하는 사랑은 시각적인 효과가 크게 작용한 것이라고 여기는 사람이 많지만 《성과 후각》의 저자인 앨런 허시 박사는 "실은 '첫눈에 반한다'라기보다는 '첫 냄새에 반한다'라는 말이 더 적절하다"라고 했다. 즉, 냄새에 끌려 남녀가 첫눈에 반하게 되고 이성을 보자마자 가슴에서 뜨거운 사랑의 욕망이 타오른다는 것이다.

연구에 따르면 사람마다 각각 특별한 냄새를 지니고 있는데 이러한 냄새는 환경과 장소에 따라 변한다. 서로 사랑하는 남녀는 이러한 특별한 냄새에 매우 민감하고 이러한 냄새는 상대에 대한 무한한 애정을 불러일으킨다. 그들은 뒤섞인 냄새 속에서도 상대가 지닌 특별한 냄새를 빠르게 분별해 낸다. 다른 사람들은 냄새를 못 맡거나 '나쁜 냄새'로 느끼게 될지라도 말이다.

냄새가 서로 잘 맞는다는 것은 남녀간 사랑의 일부이기도 하며 강렬한 욕망을 불러일으킬 만한 요소가 된다. 우리는 보통 그윽하거나 가볍거나 진하거나 강렬한 향수로 몸에서 나는 냄새를 감추려고 하는데, 사실 체취의 일부 성분은 후각적으로 성적 흥분을 느끼게 한다. 유럽과 미국의 남성과 여성은 사람의 몸에서 나는 냄새와 비슷하면서도 향이 훨씬 짙은 사향을 즐겨 사용하는데 그들은 이러한 냄새 속에 성욕을 크게 높여줄 만한 성적 요소가 가득하다고 여긴다.

나폴레옹은 그야말로 용감한 냄새 개척자이자 실천자이다! 전쟁을 마치고 고국으로 향하던 그는 연인 조세핀에게 2주 동안 씻지 말고 기다리라는 내용의 편지를 보냈다. 그렇게 하면 조세핀을 만났을 때 그녀 고유의 체취를 맡을 수 있었기 때문이다.

오스트리아 빈의 볼츠만 인류학 대학은 106명의 남성을 대상으로 실시한 '맡아보는 사랑'이라는 실험을 통해 실험 참가자들에게 여러 명의 여성 페로몬을 맡게 했는데 그 결과는 매우 놀라웠다. 실험 참가자들이 첫 번째 냄새에 반한 것이다! 그들은 실험 과정에서 어떤 냄새를 좋아하게 되었다면 그러한 냄새를 지닌 여성과 쉽게 사랑에 빠졌다.

그렇다면 여성도 냄새를 통해 사랑하는 사람을 찾을까? 2005년 5월 〈미국국립과학원(NAS)〉 회보에는 스웨덴 카롤린스카 의과대학의 과학자들이 발표한 논문이 게재되었다. 논문에 따르면 자연적인 상태에서 남성의 부신피질에서는 안드로겐 성분이 함유된 호르몬인 안드로스텐다이온이 분비되는데, 이 호르몬이 남성의 땀을 통해 외부로 발산되면 여성의 후각신경을 통해 시상하부(사랑의 감정을 조절하는 부위)로 들어간다고 한다.

이뿐만 아니라 여성은 보통 어떠한 냄새를 풍기는 남성에게 비교적 호감을 느끼는 편이다. 1995년 스위스 베른대학의 연구팀은 여러 명의 여학생에게 땀에 흠뻑 젖은 어떤 남성의 셔츠에서 나는 냄새를 맡게 한 후 끌리는 매력과 쾌감에 따라 점수를 매기도록 했다. 조사 결과 냄새는 실험 참가자들이 이성을 선택하는 데 영향을 미쳤고 매혹적인 냄새일수록 쉽게 환심을 산다는 사실이 밝혀졌다.

사랑하는 데에도 작은 기술이 있다. 혹시 누군가를 사랑하는지 사랑하지 않는지 확실히 알고 싶다면 그 또는 그녀의 옷에서 나는 냄새나 땀 냄새를 한번 맡아 보라. 본인의 마음이 어떤지 좀 더 명확하게 알게 될 것이다. 자, 그 또는 그녀의 냄새에서 어떤 느낌이 드는가?

대뇌가 냄새를 만났을 때

'지란芝蘭이 있는 방에 들어가 오래 있으면 그 향기를 맡지 못하고, 생선 가게에 들어가 오래 있으면 그 냄새를 맡지 못한다'라는 옛말이 있다. 혹자는 이를 후각적 피로라 일컫는다. 하지만 이러한 피로는 코와 아무런 관계가 없으며 대뇌와 밀접한 관계가 있다. 냄새 정보가 대뇌에 전달되고 해당 뉴런이 이러한 냄새에 익숙해지면 뉴런이 동일한 자극에 반응하여 냄새 신호를 점차 차단해 냄새나 향기를 맡지 못하게 된다.

냄새는 인간의 생리작용과 심리작용에 매우 큰 영향을 미치며, 냄새에 따라 각기 다른 반응을 보일 수 있다.

우리에게 영향을 미치는 생활 속에서의 냄새는 어디에나 있다. 코로 냄새를 맡게 되면 대뇌는 냄새의 자극에 따라 다양하게 반응한다. 예를 들어, 뇌가 피로할 때 레몬이나 박하 냄새를 맡으면 대뇌가 흥분하고 바로 각성하여 어떠한 일에 보다 집중할 수 있게 되고, 양파나 후추 냄새를 맡으면 대뇌가 반응을 일으켜 눈물을 흘리거나 재채기를 하게 된다. 심리적으로 스트레스를 받으면 수축기 혈압이 높아지는데 육두구유나 등화유 향을 적당히 맡으면 혈압이 뚜렷하게 낮아진다.

연구에 따르면 냄새는 인체의 뇌파에도 영향을 미친다. 라벤더나 샌들우드 향을 맡으면 대뇌의 알파파 활동성이 뚜렷하게 증가한다. 알파파가 활성화되면 머리가 맑고 깨끗해지며 몸과 마음이 편안해지고 대뇌 활동이 활발해지면서 사고가 민첩해진다. 이밖에 유칼립투스 향은 혈액순환을 촉진하고 대뇌피질의 활력을 강화시킨다.

이제 피곤할 때면 대뇌를 자극하여 정신이 들면서 머리를 맑아지게 하는 냄새들을 한번 맡아 보는 것이 어떨까?

뇌는 통증을 느끼지 못한다

난, 아픈 것을 몰라요. 왜냐하면 나에겐 통증을 느끼는 뉴런이 없기 때문이에요.

'머리가 아프면 머리만 치료하고 다리가 아프면 다리만 치료한다.'라는 말은 한의학적 관점에서 보면 잘못된 말이다. 이렇게 아픈 부위만 치료하면 병의 근원을 찾을 수 없기 때문이다. 현실적으로 보면 두통이라고 해서 꼭 머리가 아픈 것만은 아니다. 감기일 수도 있고 간화肝火가 지나치게 왕성해졌을 수도 있다.

신체의 모든 통각과 통증에 대한 반응 중추는 대뇌에 있다. 통증 자체는 다차원적인 체험으로, 여기에는 아픔을 느끼는 감각과 감정이 포함된다. 신경계에도 평행하면서 독립적이지 않은 통증 정보 처리 경로가 존재하는데 각각 아픔을 느끼는 감각과 감정에 관한 정보를 전달하는 역할을 한다. 그리고 대뇌의 체성감각 영역(S1, S2)은 주로 자극 위치, 강도, 성질을 구별하는 등 통각 영역의 정보를 담당한다. 시상 중심핵군과 수질판내핵군, 전방대상피질(ACC), 섬엽(Insula)은 주로 아픔을 느끼는 감정 반응과 통증에 관한 주의 등 통증 감정 영역의 정보를 담당한다.

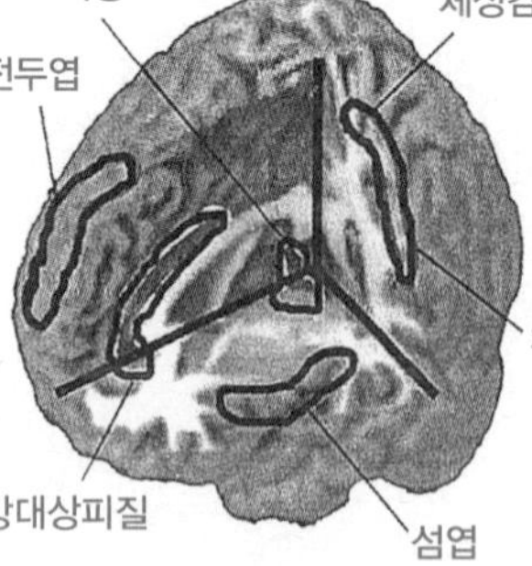

[그림1-11] 통증과 관련 있는 뇌 영역

이밖에 영상의학 기술이 발전함에 따라 전전두엽, 편도체, 해마 등 뇌 안의 다른 피질들과 하부피질 영역도 통각 정보 처리에 참여한다는 사실이 밝혀졌다. (그림1-11 참조)

통증이 대뇌의 통각 중추에 전달되면 통증을 주관하는 중추 신경은 신속하게 통증의 형태, 성질, 위치, 정도를 판단하고, 쿡쿡 쑤시는 통증인지, 타는 듯한 통증인지, 압박하면 아픈 통증인지 통증의 유형을 명확하게 구별한다. 그런 다음 심장이 빨리 뛰고, 혈압이 오르고, 놀라서 소리치고, 통증에서 벗어나려는 몸짓 등 다양한 반응을 신체에 즉각 명령한다. 가령 어딘가에 발을 찧게 되면 대뇌의 통각 영역에서 곧바로 통증 반응이 나타나고 당신에게 발을 잡으면서 크게 소리치라고 지휘한다.

대뇌는 통증에 대한 감각을 구별하고 반응하는 중추이지만 대뇌 자체는 통증을 느끼지 않는다. 일반적으로 통각 수용체는 유리신경종말이라고 알려져 있다. 지나치게 강한 자극으로 조직에 상처를 주면 통증을 유발할 수 있다. 그러나 대뇌에는 통증을 느끼는 뉴런이 없다. 그래서 대뇌는 통증을 기억할 수는 있지만, 대뇌 자체는 통증을 느끼지 못한다. 우리가 흔히 말하는 '두통'은 사실 뇌의 통증이 아니라 머리 부위의 피부, 근육, 골격 등에 나타나는 통증이다.

뇌 외과 의사들은 **대뇌에 통증을 느끼는 뉴런이 없다**는 사실에 놀라고 기쁘기 그지없었다. 뇌 외과 수술 중 두개골 절제술은 통증이 가장 큰 문제여서 매번 전신 마취를 했는데 이제 국소 마취만으로 수술이 가능했기 때문이다. 이후부터 환자들은 수술 중 의식을 잃지 않을 수 있었고 의사들은 환자 대뇌의 해당 부위를 자극하면서 환자와 소통함으로써 불필요한 뇌 영역 절제를 피할 수 있었다.

이것은 의사와 환자 모두에게 매우 중요한 성과이다. 수술 중에 의사가 실수로 아주 작은 크기의 정상 조직만 절제하더라도 환자에게는 돌이킬 수 없는 재앙이 될 수 있기 때문이다.

와일더 펜필드가 이 성과를 마무리했다. 그는 뇌전증 환자에게 뇌 외과 수술을 할 때 불필요한 병소를 절제하지 않기 위해 수술 전에 전극으로 뇌전증 병소 주변 부위를 자극하면서 환자에게 느낌이 어떤지 물었다.

재미있는 사실은 펜필드가 중심구 바로 뒤쪽에 있는 긴 뇌 영역을 자극하자 환자의 다른 신체 부위에서 강렬한 반응이 나타났다는 것이다. 그가 뇌 영역의 다른 부위를 자극하자 환자의 손이 마비되었고 아래쪽의 다른 부위를 자극하자 환자가 눈에 자극을 느꼈다. 펜필드는 이러한 현상에 근거하여 신체감각과 대뇌피질의 관계를 나타내는 그림을 그렸다. 그가 그린 그림에는 위에서부터 순서대로 생식기, 다리, 엉덩이, 몸통, 목, 머리가 그려져 있다.

펜필드의 그림을 보면 부피가 큰 신체 부위일수록 뇌 영역을 많이 차지하는 것이 아니라 손가락이나 입술처럼 감각이 예민한 곳일수록 뇌 영역을 많이 차지한다는 사실을 알 수 있다. 입술이 차지하는 거대한 감각 영역을 보면 키스 후에 여운이 오래 남는 이유를 저절로 알게 된다. 반면에 넓은 등 부위는 뇌 영역을 얼마 차지하지 않는다. 그러니 그 또는 그녀를 사랑한다면 절대 그 또는 그녀의 등에는 입을 맞추지 않길 바란다! 만일 그렇게 한다면 많은 공을 들이고도 성과는 적다는 말의 의미를 절실히 느끼게 될 것이다!

대뇌에는 통증을 느끼는 뉴런이 없다. 그러므로 갑작스러운 두통이 꼭 뇌와 관련 있다고 할 수는 없다!

아는 것이 병이다

'아프지 않을 뿐이지 한 번 아프면 사람들을 놀라게 한다'라는 말은 뇌 관련 질환의 '꼬리표'가 되었다.

대뇌에는 통증을 느끼는 뉴런이 없기 때문에 갑자기 중병에 걸리거나 뇌가 마비된 후에야 뇌 건강을 중시하는 경우가 많다! 그래서 사람들은 돌발적으로 나타나는 뇌 질환에 두려움을 느끼기 시작했고 정상적인 작은 움직임에도 놀라 질병을 의심하게 되었다.

무지와 소홀함이 오히려 마음을 편하게 할 때도 있다. 허혈성 뇌혈관질환이나 뇌위축증과 같이 정상적인 노인성 병변이 일어나는 것은 마치 피부에 주름이 생기는 것처럼 매우 자연스러운 과정이다. 그러나 대부분의

'노인'들은 무조건 본인의 나이와 '심한 돌발성 질환'을 연결 지어 생각한다. 어쩌다 감기에 걸리더라도 두렵고 불안해 하루도 살 수 없을 것만 같고 MRI 검사 결과를 받아봐야만 그제야 안심을 하는 노인이 허다하다. 보통 대뇌 중추에 장애가 생기면 신경계에 전체적으로 반응이 나타난다. 그렇다면 대뇌 질환은 어떻게 판별할 수 있을까? 이어지는 내용에서 자세히 설명하기로 한다.

운동을 하면 몸만 튼튼해지는 것이 아니다

운동을 하면 몸이 튼튼해진다는 것은 누구나 아는 사실이죠. 그런데 운동을 하면 뇌도 건강해진다는 것도 알고 있나요?

보통 '운동'과 '뇌 건강'은 전혀 관계가 없는 말이라고 생각할 것이다. 그러나 연구에 따르면 운동의 장점은 신체 각 부분에서 나타나며 운동을 하면 몸이 튼튼해질 뿐 아니라 뇌도 건강해질 수 있다!

과학자들이 다년간의 연구를 통해 얻은 성과를 살펴보면 '운동'이라는 신기한 묘약의 효력을 이해하게 될 것이다.

누구나 운동을 하면 가슴이 빨리 뛰고 땀이 흐르며 피부가 발개진다. 운동이 몸 전체 조직의 혈류량을 증가시키고 더 많은 혈액을 대뇌로 흘러가게 하여 대뇌에 풍부한 포도당(대뇌의 유일한 에너지원)을 공급하기 때문이다. 의학영상학 연구에 따르면 운동은 대뇌의 혈액량을 증가시키고 기억력을 향상시키는 효과가 있다.

운동은 대뇌를 쉬게 하는 방식이기도 하다. 운동을 통해 운동 중추가 흥분되면 사고 중추가 효과적이고 빠르게 억제되어 휴식을 취할 수 있다. 과학 연구자들은 일찍이 실험을 통해 실험 참가자들에게 2시간 동안 계속 머리를 쓰며 사고하게 한 후 잠시 사고를 멈추고 휴식을 취하게 했는데, 20분 이상 휴식을 취해야 대뇌의 피로가 사라지는 것으로 나타났다. 반면 머리를 쓰고 난 후 휴식시간에 운동을 했더니 운동 10분 만에 대뇌의 피로가 사라졌다. 이처럼 운동은 대뇌의 긴장 상태를 완화시키고 대뇌의 지나친 피로를 막아주며 대뇌의 사고기능을 합리적으로 활용하고 업무나 학습 효율을 향상시키는 데 도움이 된다.

운동은 대뇌에서 엔케팔린 등의 물질이 분비되도록 촉진하는 효과도 있다. 뇌세포에 독특한 작용을 하는 엔케팔린은 억제 상태인 뇌세포를 활성화시키고 사고능력과 지능을 촉진하고 개선하며, 손상된 뇌를 효과적으로 회복시키는 역할을 한다. 또한 운동은 최고의 대뇌 안정제로 나쁜 정서를 개선시키고 신경과민, 불면, 초조함, 우울 등의 증상을 효과적으로 예방 치료할 수 있다. 신경쇠약이나 나쁜 정서는 사고를 둔하게 하고 주의력을 떨어뜨리며 반응을 느리게 만들기 쉽다. 그래서 전문가들은 운동을 하면 정신이 더욱 건강해지고 머리도 훨씬 영리해진다고 말한다.

이밖에 운동은 심장 기능에도 좋은 영향을 미친다. 운동을 하면 체내의 혈액순환이 빨라져 대뇌에 더욱 충분한 영양분을 공급할 수 있다. 또한 체내에 흡착된 유해산소를 제거하고 **자양분 운반과 독소 배출을 촉진할 수도 있다.**

이처럼 운동을 하면 할수록 몸은 민첩해지고 깨끗해진다.

그보다 더 기분 좋은 사실은 운동을 하면 대뇌에서 가장 강력한 성장인자인 뇌유래신경영양인자(BDNF)가 분비된다는 연구 결과가 발표되었다는 것이다. 뇌유래신경영양인자가 분비되면 단백질 생성을 촉진하도록 자극하고 뉴런 간의 연결을 강화하여 대뇌 발육을 촉진하거나 노화 속도를 늦출 수 있다. 고통과 공포를 조절하는 뇌유래신경영양인자는 대뇌에서 고통과 공포에 관한 기억을 덮어버리는데 이 과정에서 점차 안정감을 느낄 수 있도록 한다. 운동을 자주 하는 사람은 혈액 내 뇌유래신경영양인자 농도가 매우 높고, 운동이 부족한 사람은 뇌유래신경영양인자 농도가 상대적으로 낮은 편이다. 운동을 통해 뇌유래신경영양인자 함량을 증가시키는 것은 인지와 정서 건강을 개선하는 데 매우 큰 도움이 된다.

한편 **매주 2회 유산소운동만 해도 알츠하이머병에 걸릴 위험이 60퍼센트나 감소한다는 사실이 연구를 통해 증명되었다.** 전문가들은 생활방식이

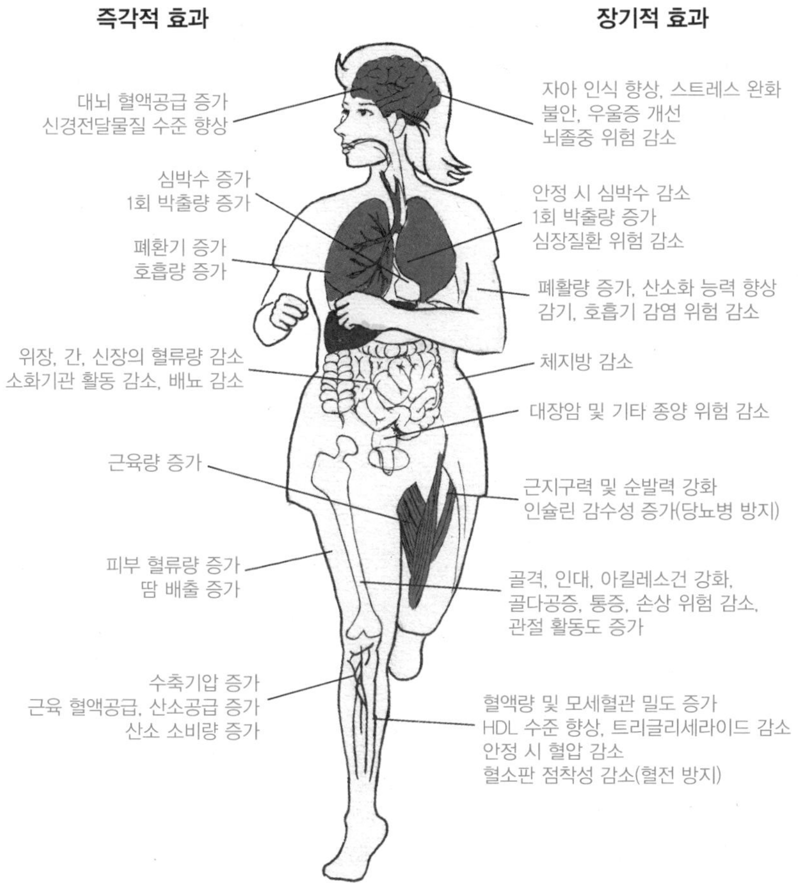

[그림1-12] 운동이 신체에 미치는 효과

게으르거나 운동량이 매우 적거나 운동을 아예 하지 않는 사람은 뉴런 기능이 퇴화하기 시작하고 이로 인해 대뇌 움직임이 원활하지 못하게 되어 알츠하이머병에 걸릴 확률이 높아질 수 있다고 지적한다. (그림1-12 참조)

이와 동시에 **운동은 인지능력을 향상시키는 데 가장 효과적인 방법이기도 하다.**

과학자들은 아동을 대상으로 운동에 관한 실험을 했는데 실험에 참여한 아이들을 운동 그룹과 비운동 그룹으로 나누었다. 운동 그룹 아이들은 매일 아침 20~30분 동안 유산소운동을 하고 매주 2~3회씩 오후에

20~30분 동안 근력운동을 했다. 6개월 후 운동 그룹 아이들은 대부분 비운동 그룹보다 훨씬 건강했고 지능 향상도 훨씬 빨랐다!

최근 몇 년간 보잉사는 체력 단련 항목을 사내 리더십 교육 프로그램에 포함시키기 시작했다. 과거 보잉사의 비상대응팀은 야근하기 일쑤였지만 이제 직원들은 모든 업무를 퇴근 전까지 마무리해야 한다. 그러자 직원들은 체력을 단련하고 수면을 보충할 시간이 생겼고 업무 효율은 오히려 향상되었다.

명심하자, 생명은 운동에 달려 있다.

97세 타오 포촌 린치 할머니

기네스북에 오른 최고령 요가 강사인 97세 타오 포촌 린치는 꾸준한 운동과 긍정적인 마음가짐이 장수의 비결이라고 했다. (그림1-13 참조)

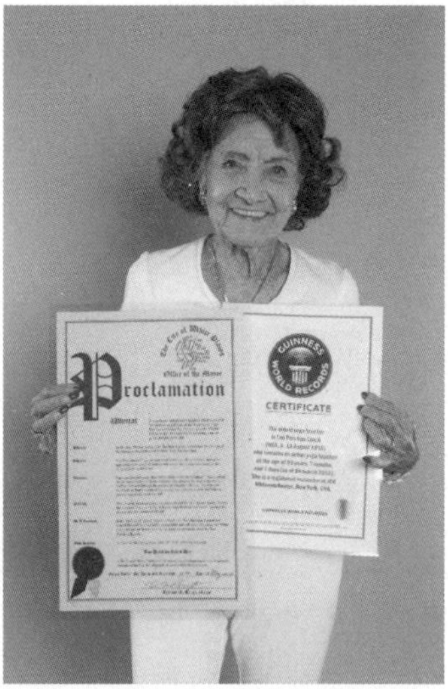

[그림1-13] 기네스북 인증서를 들고 있는 타오 포촌 린치

곧 백 세를 바라보는 타오 포촌 린치 할머니는 아직까지 손발의 움직임이 유연하고 요가 강사로 꾸준히 일하면서 매일 사람들에게 요가의 오묘함을 깨닫는 법을 가르치고 있다.

세상을 호령한 사람들은 특히 더 그러하다. 홍콩의 최대 부호 리카싱은 매일 아침 여섯 시에 일어나 한 시간 반 동안 운동하는 것으로 하루를 시작했고 이를 평생 게을리하지 않았다. 러시아의 푸틴 대통령은 매일 아침 30분 동안 운동한 후 20분간 수영을 하고 가급적이면 저녁에도 시간을 내어 30분 정도 체력을 단련한다. 마오쩌둥이 운동을 좋아했다는 것은 이미 널리 알려진 사실이다.

매주 2~3회 정도 30분씩 구기 종목, 수영, 파워워킹, 요가, 조깅 등 유산소운동을 하면 '생명은 운동에 달려 있다'라는 말의 참된 의미를 몸소 깨닫게 될 것이다.

자, 이제 중국 완커그룹의 회장 왕스가 왜 등산 애호가인지 알겠는가?

건망증이 생기면 어떻게 해야 할까?

세월의 흐름에 따라 뇌의 구조와 기능도 어느 정도 변하지만 사실 이러한 변화는 정신활동에 별로 영향을 미치지 않아요. 기억력을 결정하는 것은 뇌세포의 수가 아니라 시냅스 연결의 질과 효율이기 때문이에요! 이건 당신 스스로 충분히 알 수 있어요. 머리는 쓰면 쓸수록 좋아진답니다!

사람은 나이가 들면 기억이 흐릿해진다. 특히 이름이나 번호 등 사소한 것들을 기억하지 못하고 '장삼이사張三李四'를 '이사장삼'이라고 하는 등 단어가 잘 떠오르지 않아 단어를 엉뚱하게 섞어 쓰기 쉽다. 그런데 아이러니하게도 최근 일어난 일은 기억하지 못하면서 젊은 시절의 자질구레한 일들은 선명하게 기억에 남아 있다.

이러한 상황을 겪게 되면 '에이 참, 나도 늙었군'이라는 생각이 들면서 본인의 기억력에 대한 자신감이 떨어질 수도 있다.

개별적인 차이가 있다 하더라도 대부분 50세가 넘으면 이러한 경향이 뚜렷하게 나타난다. 왜 중노년이 되면 기억력이 감퇴하거나 잘 잊어버리는 걸까?

뇌 부위 질환에 속하는 심한 기억력 감퇴나 건망증은 여성보다 남성의 발병률이 훨씬 높고 주로 기능적 요인과 기질적 요인에서 비롯된다. 기능적 요인으로 인한 건망증은 대뇌피질의 기억 기능에 문제가 생겨 기억력이 나빠지는 것이고, 기질적 요인으로 인한 건망증은 대뇌피질에 병변이 나타나 기억력 감퇴나 기억력 상실을 유발하는 것이다. 예를 들어 뇌종양이 생기거나 외상성 뇌손상을 입게 되면 건망증 증세가 나타난다.

그렇다면 건망증이 생겼을 때 증세를 호전시킬 만한 방법은 없을까?

이 문제는 '하드웨어'와 '소프트웨어'적인 측면에서 살펴보아야 한다. 인간의 뇌에는 약 천억 개의 뉴런이 있고 이 뉴런 사이에는 수조 개 정도에 달하는 시냅스 연결이 그물 같은 구조를 이루고 있다. 이렇게 그물처럼 얽혀 있어야만 기억이 난다. 대뇌에 있는 뉴런이 손상되어 감소하면 기억력이 저하되거나 건망증이 나타날 수 있다. 가령 뇌동맥경화증을 앓고 있는 환자들은 건망증이 나타나기 쉽다. 장기간 뇌에 혈액공급이 부족하면 대뇌피질의 뉴런이 산소 부족으로 손상되기 때문이다.

PET(양전자 단층촬영)-CT 연구 결과 전전두엽 피질 회백질 영역의 혈류량은 약 50세부터 감소하기 시작한다는 사실이 밝혀졌다. 전전두엽(그림 1-14 참조)에서 인류의 가장 주요한 특징을 주관하는 지적 능력 중추에 혈액공급량이 부족해지면 기억을 담당하는 지적 능력 중추의 기능이 저하되기 시작한다. 이것이 바로 '나이가 들면 기억력이 떨어지는' 상태로 만드는 주범 가운데 하나이다.

한편 나이를 먹으면 세포의 에너지 생성 속도가 다소 느려지고 나이가 듦에 따라 피질의 뇌세포 수도 점차 줄어든다는 연구 결과가 보고된 바 있다. 이러한 변화는 많든 적든 간에 사물에 대한 기억에 영향을 미칠 수 있다.

불가피하게도 나이가 들수록 생활 속에서 자질구레한 일은 점점 많아지고, 집중해서 기억할 시간은 점점 줄어든다. 이렇듯 기억과 관련 있는 뉴런의 시냅스가 오랫동안 활성화되지 못하면 뉴런의 민감도도 서서히

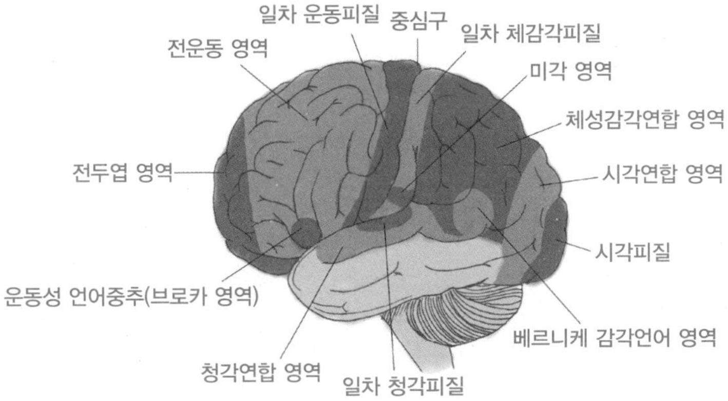

[그림1-14] 대뇌 전두엽 구조

떨어질 것이다.

그래서 노년에 접어들면 전전두엽의 집중력이 저하되고 영양공급이 부족해져 기억하려는 것이 즉각 해당 뇌 영역에 입력되지 못한다. 이뿐만 아니라 기억과 관련 있는 뉴런 시냅스의 민감도가 낮아진 탓에 기억 회로를 형성하기도 어려워진다. 아무것도 기억하지 못한다면 지난 일을 온전히 회상하는 것은 아예 불가능하다.

이것이 바로 실질적인 건망증이다.

뇌의 노화에 혹시 실망하고 있을지도 모르겠다. 정보기술 학계의 상식에 비춰 보면 하드웨어의 손상은 돌이킬 수 없더라도 소프트웨어가 막강하면 새로운 희망이 생길 가능성이 크지 않던가!

천만 권의 책에 담길 만큼의 정보가 저장된 대뇌가 결코 노화 때문에 지능이 현저히 떨어지거나 알츠하이머병으로 발전할 리가 없다. 기억력을 결정하는 것은 뇌세포의 수가 아니라 시냅스 연결의 질과 효율이기 때문이다! 그러나 이러한 점은 전적으로 자기 자신에게 달려 있으며 뇌는 사용할수록 민첩하고 유연해진다! 음식, 운동, 게임, 독서, 사회생활, 업무 등은 기억력을 훈련하는 방법이 될 수 있다. 현대 과학 연구에 따르면 뇌를 많이 사용할수록 신경세포 간의 연결이 활발해진다. 중국의 과학 분야 종사자들이 진한秦漢 이후부터 신중국 성립 이후까지의 과학자,

문학가, 예술가, 사상가 등 3,088명의 수명을 통계 낸 결과 이들의 평균 수명은 65.58세로 동시대의 보통 사람들보다 높은 것으로 나타났다.

나이가 듦에 따라 우리가 진정으로 관심을 기울여야 할 것은 뇌의 무게나 부피가 아니라 뉴런이 얼마나 남아 있느냐이다. 필요하다면 뇌 기능을 보호하거나 강화할 방법들을 찾기 위해 노력해야 한다.

하나의 문제는 그에 상응하는 하나의 방법으로 해결되기 마련이다. 뇌의 신비하고 오묘한 기능을 어떻게 보호할 것인지는 잠시 후에 흥미진진한 이야기를 통해 살펴보기로 하겠다.

건망증 개선에 좋은 음식

최근 어류, 특히 심해어가 신경을 이완시키고 스트레스를 줄여주며 고통을 완화시키고 지능을 향상시키는 효과가 있다는 사실을 증명한 연구가 점차 많아지고 있다. 심해어가 뇌파의 알파파, 즉 잠재의식, 영감, 상상, 창작, 장기 기억력의 리듬을 움직이게 한다는 사실을 증명한 연구 결과도 있다.

프랑스 국립 뇌노화예방연구소는 심해어유가 사람의 정서를 안정시키고 주의력 집중에 도움이 되며 일정 기간 복용하면 효과적으로 기억력을 개선할 수 있다는 사실을 증명했다. 그들은 기억력 감퇴 증세가 나타난 지원자를 대상으로 심해어유를 복용한 그룹과 복용하지 않은 그룹으로 나누어 심해어유가 인체에 어떠한 영향을 미치는지 관찰했다. 60일 동안 실험을 진행한 결과 심해어유를 복용한 그룹은 그렇지 않은 대조 그룹보다 정신, 심리 상태, 기억력이 훨씬 좋은 것으로 나타났다.

심해어유 외에 달걀, 콩류 등 아세틸콜린 함량이 풍부한 식품도 기억력 강화에 도움이 된다. 잘 잊어버리고 피곤함이 느껴지면 기억력 증진 효과가 있는 식품을 많이 섭취해 보자!

기억에 관한 이야기

건망증과 기억상실증은 정도만 다를 뿐 결국 기억하지 못하는 건 똑같다고 알고 있을 거예요. 하지만 이건 당신이 생각하는 것처럼 그렇게 단순한 문제가 아니랍니다.

건망증은 여러 가지 원인으로 인해 종종 나타나는 기억력 감퇴 증상이다. 보통 짧은 기간 안에 일어났던 일을 순간적으로 기억하지 못하지만 귀띔해 주면 금세 떠올리고, 기억과 관련 있는 뇌 영역에 기질적 또는 기능적 병변은 일어나지 않는 증상이다.

그러나 기억상실증은 다르다.

갑작스럽게 어떤 기억을 잃어버리는 증상인 **기억상실증**은 보통 단기 기억상실과 장기 기억상실로 나뉜다. **기질적 뇌 손상과 기억 기능 상실로 인해 변연계 해마, 편도체 또는 전전두엽과 같은 기억 관련 뇌 영역**(그림 1-15 참조)**에 병변이 나타나면 기억상실증을 유발한다.**

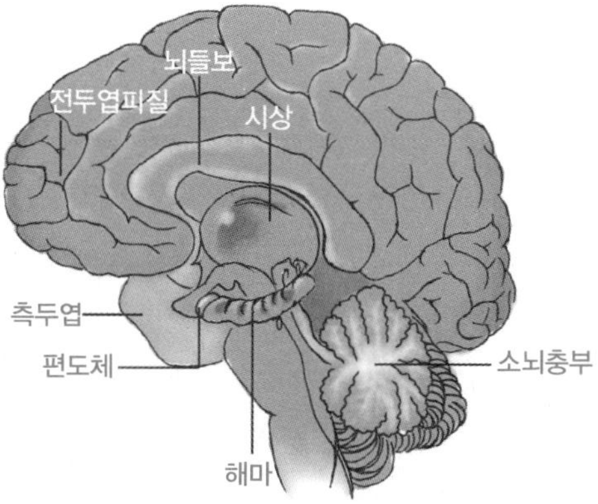

[그림1-15] 대뇌 해마 영역

〈첫 키스만 50번째〉, 〈기억을 잃은 나의 여자친구〉, 〈Why Me, Sweetie?!〉 등 기억상실과 슬프도록 아름다운 사랑을 주제로 한 영화나 드라마에서 볼 수 있듯이 '기억상실증'은 감독과 작가가 선호하는 소재이다. 기억상실은 많은 작품의 감미롭고 구성진 줄거리 속에서 미화되었지만 사실 그렇게 신비하면서 아름다운 것이 아니다.

기억상실증에 걸린 헨리 몰래슨의 이야기를 살펴보자.

몇 해 전 헨리 몰래슨이라는 미국의 한 청년은 중증 뇌 손상을 입어 뇌전증에 걸리게 되었다. 나이가 들수록 뇌전증 증상은 점점 심해졌고 결국에는 일주일에 한 번씩 심한 발작을 일으키고 몇 차례에 걸쳐 일시적 의식불명에 빠지는 상태가 되었다.

그가 서른이 될 무렵 기본적인 생리 기능은 여전히 조절 불능 상태였다. 이에 절망한 가족들은 신경외과 의사 윌리엄 스코빌을 찾아가 도움을 청했다. 스코빌은 몰래슨의 내측 전두엽 표면을 절개하는 수술을 했다. 이 실험적인 수술은 몰래슨의 뇌전증 치료에 매우 큰 도움이 되었으나 그는 기억상실이라는 참담한 결과를 맞이하게 되었다.

수술이 끝난 날부터 그는 단기기억을 장기기억으로 전환하는 능력을 완전히 상실했다. 그는 누군가를 만나고 나서 한두 시간 후에 다시 그 사람과 마주치더라도 그들이 서로 만난 적이 있다는 사실을 전혀 기억하지 못했다! 평소에 스쳐 지나가는 사람들은 그에게 영원히 낯선 사람일 뿐이었다.

그러나 다른 면에서 볼 때 몰래슨은 보통 사람들과 그리 다르지 않았다. 신문도 읽을 수 있었고 사람들과 이야기를 나눌 수도 있었다. 하지만 이미 읽은 신문을 기억하지 못했고 사람들과 무슨 이야기를 했는지도 기억하지 못했다. 심지어 나중에 가서는 거울 속에 비친 자신의 모습도 못 알아보게 되었다.

'기억상실'은 그의 삶을 철저히 하나의 단면으로 만들어 놓았다!

기억상실이 전혀 회복 불가능한 것은 아니다. 일부 뇌 영역 손상이나 병변으로 인한 기억상실은 시간이 흐르고 증상이 호전되면 기억을 다시 찾게 된다는 사실이 과학적으로도 증명된 바 있다.

잭이 바로 이러한 사실을 뒷받침하는 좋은 예이다. 실력이 뛰어난 레이더 기술자였던 잭은 뜻밖의 사고로 삶이 송두리째 바뀌어버렸다. 기다란

막대기가 그의 코를 관통해 뇌 깊숙이 박혀버린 사고였다. 이 사고는 시상이라고 불리는 뉴런을 파괴시켰고 이로 인해 잭은 사고 이전의 기억을 전부 잃게 되었다. 그는 자신이 어디에서 태어났는지 알지 못했고 부모의 이름도 기억하지 못했다.

그러나 의사들은 시간이 흐를수록 잭이 점차 회복되면서 잃어버린 기억을 되찾아간다는 사실에 몹시 놀랐다! 마지막에 가서 잭은 거의 모든 일을 기억해냈다.

기억이란 이처럼 표현할 수 없을 정도로 오묘하고 복잡하며 변수로 가득하다.

과학자들은 헨리 몰래슨과 잭 등과 같은 환자의 뇌 증상을 근거로 단기기억을 장기기억으로 전환하는 핵심 뇌 영역인 해마, 기억의 기록과 회복에 작용하는 뇌 영역인 시상 등 기억과 관련 있는 뇌 영역을 찾기 시작했다.

그러나 기억상실은 건망증보다 훨씬 복잡한 문제이다. 앞으로 기억상실의 수수께끼를 풀어낼 만한 연구 결과가 더 많이 도출되길 기대한다.

기억력 향상에 도움이 되는 식습관

기억력이 손상되는 원인 중 하나는 바로 신경전달계 이상이에요.

어떤 의미에서 보면 기억력 감퇴와 영양부족은 상당한 관계가 있다고 할 수 있다.

'기억력 감퇴'는 초로기 치매의 초기증상이다. 집중력이 떨어지고 기억력이 갈수록 나빠진다면 보통 뇌가 쇠약해지기 시작했다는 신호이다. 이러한 증상은 종종 신경전달계 이상으로 인해 발생한다. 유럽에서는 매년 백만여 명에 달하는 사람이 기억력 감퇴 진단을 받고 그중 40만 명 정도가 치매로 판정받는다. 중국에서도 알츠하이머병 환자 수가 매년 증가하고 있다.

대부분 '나이'가 기억력 감퇴의 주범이라고 생각하지만 아세틸콜린이라는 신경전달물질이 기억력 형성과 유지 과정에서 핵심적인 역할을 한다고 지적한 연구 결과가 많다. '콜린'에서 '콜린아세틸기 전달효소'를 통해 합성되는 신경전달물질인 아세틸콜린은 기억력에 매우 중요한 역할을 한다. 아세틸콜린 함량 감소와 기억력 감퇴는 정비례한다. 알츠하이머병 환자의 아세틸콜린 함량은 정상인의 70~80퍼센트밖에 되지 않는다.

아세틸콜린 수치 저하, 비타민B군 섭취 부족, 부적절한 지방산 섭취, 체내의 유리기 발생이 바로 기억력 감퇴와 뇌 노화를 일으키는 원인이다. 여기서 유리기란 신체의 산화 반응에서 생성된 유해 화합물로 산화성이 강해 체내 조직과 세포를 손상시키고 만성질환을 유발하며 노화 과정을 촉진한다.

기억력 감퇴의 가장 좋은 치료법은 예방이며 그중 가장 간단한 예방법이 바로 음식을 먹는 것이다.

우리가 매일 섭취하는 식품은 기억력에 영향을 미칠 수 있다. 기억력 저하를 해결하는 근본적인 방법은 뇌의 아세틸콜린 함량을 유지하거나 증가시키는 것이다.

미국의 의사 오트만은 노년층이 콜린 함량이 풍부한 식품을 섭취하면 기억력 감퇴를 효과적으로 방지할 수 있다는 사실을 발견했다.

영국과 캐나다의 과학자들도 콜린이 함유된 식품을 충분히 섭취하기만 하면 60세 이상 노년층에게서 나타나는 기억력 감퇴 증상을 예방할 수 있다는 연구 결과를 잇달아 발표했다.

달걀(특히 달걀노른자), 콩류, 로열젤리, 생선 등의 식품에는 아세틸콜린의 생성을 돕는 콜린 성분이 다량 함유되어 있다.

아세틸콜린을 충분히 섭취하는 것 외에 '슈퍼 항산화물질'인 글루타티온과 '기억 분자'인 S-아데노실메티오닌을 생성하는 비타민B군을 섭취하면 신경계 활성을 유지하고 기억력을 향상시키는 데 도움이 된다. 그러므로 비타민B군을 자주 섭취하여 뉴런의 노화를 막고 기억력을 향상시켜야 한다.

비타민B군은 현미나 통밀과 같은 오곡과 잡곡, 청경채나 바나나와 같은 채소와 과일, 콩류, 해바라기씨와 같은 씨앗류 식품에 포함되어 있다. 육류, 생선, 달걀류 등 콜린이 풍부한 식품도 비타민B12 함량이 높은 편이다.

반드시 알아두어야 할 점은 흰 빵, 밀가루 면, 흰 쌀밥, 가공식품 등의 당분과 정제 탄수화물을 지나치게 많이 섭취하면 체내에 극히 적은 영양분만 흡수될 뿐 비타민B군은 소화 과정에서 전부 소모되고 만다는 사실이다! '몸은 건강한데 머리가 좋지 않은' 이유는 동물성 지방 등 포화지방산을 지나치게 많이 섭취했기 때문이다. 그러므로 대신 올리브유를 섭취하는 것이 좋다.

지혜롭게 제대로 먹을 줄 알아야만 '기억'을 유지할 수 있다!

냄새는 잠자는 동안 기억이 각인되도록 돕는다

냄새도 기억력을 향상시킬 수 있다. 학습공간, 사무실, 잠자는 방에 은은하고 자연스러운 향이 퍼지게 하면 보다 확실하게 기억하는 데 도움이 된다.

수면은 렘수면과 서파徐波수면으로 구분된다. 우선 렘수면은 안구가 빠르게 움직이고 뇌가 매우 활동적인 수면 상태이다. 대부분 꿈은 렘수면 상태에서 꾸게 된다. 반면에 깊은 수면 상태인 서파수면은 소위 말하는 '꿀잠'을 자게 되는 단계이다.

독일의 얀 본 박사는 깊은 수면에 빠진 사람에게 냄새로 자극을 주면 그날 낮에 있었던 새로운 기억을 확실하게 각인시킬 수 있다는 사실을 발견했다.

얀 본 박사는 실험 참가자들에게 장미 향이 나는 방에서 물건들이 놓인 위치를 기억하게끔 했다. 그날 밤 일부 피실험자들은 장미 향이 나는 방에서 잠을 잤고 또 다른 피실험자들은 아무런 향이 나지 않는 방에서 잠을 잤다. 이튿날 장미 향을 맡으며 잠을 잔 사람들은 기억력이 뚜렷하게 향상되었고 물건의 위치를 보다 확실하게 기억해냈다.

기억력이 좋은 사람이 되고 싶은가? 그렇다면 방 안에 장미꽃을 들여 놓아보자.

상상을 초월하는 '생각'의 위력

'간절히 바라고 원하면 이루어진다'라는 말이 그저 행운을 비는 말에 불과하다고 생각하나요? 혹시 이 말의 과학적 원리를 알고 있나요?

우선 다음의 이야기를 읽어 보자.

미국의 유명한 서커스 스타 짐 로스는 혀에 무거운 물건을 걸거나 젖꼭지에 쇳덩어리를 걸 수 있는 능력이 있었다. 깨진 유리로 얼굴을 찌르는 공연을 선보이면서도 그의 얼굴에는 광채가 돌고 생기가 넘쳤다. 그는 통증을 느끼지 못했던 것일까?

사실 짐 로스는 보통 사람과 마찬가지로 갑자기 넘어지거나 의자에 부딪히면 통증을 느낀다. 그런데 왜 공연 중에는 그렇게 심한 고통을 겪는데도 불구하고 통증을 느끼지 못했을까? 비결은 단 하나, 바로 생각할 줄 알았기 때문이다.

그는 이렇게 말했다. "공연할 때마다 아주 멋진 온수 풀에 와 있다고 생각해요. 수영장 물이 목까지 차오를 때의 기분이 너무 좋거든요. 이렇게 생각하면 모든 게 다 좋다고 느껴지고 모든 일이 이미 잘되고 있는 것 같아요. 포근하면서 편안하다는 느낌이 들죠. 그러면서 '난 조금도 아프지 않아, 전혀 아프지 않다고. 난 지금 가장 편안한 곳에 있는 거야.'라고 생각해요."

어쩌면 그의 이런 생각이 우습다고 느낄지도 모르겠다. '정말 이렇게 생각하면 된다고?' 하고 말이다.

그렇다. 이렇게 생각하면 된다. '생각'을 하면 체내에서 '사랑의 묘약'인 도파민, 베타 엔도르핀, 아드레날린, 노르에피네프린 등의 물질이 생성된다는 사실이 연구를 통해 증명된 바 있다.

짐 로스처럼 긍정적인 마음으로 본인의 '고통스러운' 공연에 임하고 본인의 공연이 즐겁고 아름답다고 생각하면 뇌에서 쾌락 전달물질이 생성된다. 그중 가장 강력한 쾌락 전달물질은 '뇌내 모르핀'이라고도 불리는 '베타 엔도르핀'이다. 도파민, 엔케팔린과 함께 '뇌 내 마취제'라고 불리는 베타 엔도르핀은 모르핀의 5~6배에 달하는 매우 강한 진통 효과가 있다. 바로 이러한 '뇌내 모르핀' 덕분에 짐 로스는 공연 도중에 통증을 느끼지 않을 수 있었던 것이었다.

누구나 즐겁게 웃으면서 편안한 마음으로 긍정적인 생각을 하면 쾌락 전달물질이 생성되지만 여기에는 개인적인 차이가 존재한다. 짐 로스는 그의 뇌에 보통 사람들보다 훨씬 많은 쾌락 전달물질이 생성됐기 때문에 엄청난 신체적 고통을 견뎌낼 수 있었다. 심리 상태에 따라 생성되는 화학물질은 그림1-16과 같다.

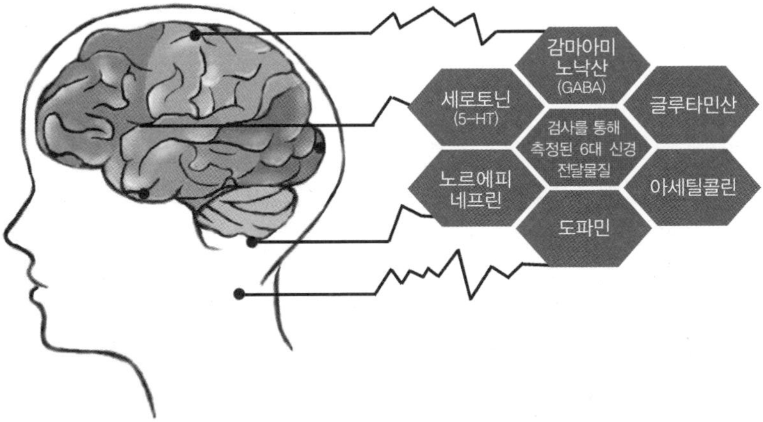

[그림1-16] 심리 상태에 따라 생성되는 화학물질

즐거운 상태에서는 뇌 안의 엔도르핀 수치가 증가한다. 엔도르핀은 어느 정도 행복의 정도를 결정한다. 뇌하수체에 있는 내생 펩타이드인 엔도르핀은 모르핀 수용체와 결합하여 모르핀, 아편과 같은 쾌감을 일으키고 젊고 즐거운 상태를 유지할 수 있도록 도와주는 천연 진통제 역할을 한다. 그래서 '쾌락 호르몬' 또는 '젊음의 호르몬'이라고도 불린다. 긍정적인 생각, 달리기, 운동 등은 엔도르핀 분비를 자극하여 마음을 편안하고 상쾌하게 하는 효과가 있다.

'심리 상태가 운명을 결정한다'라는 말은 바로 이러한 이론적 근거를 바탕으로 하고 있다. 아량을 베풀고 타인을 용서할 줄 아는 넓은 마음, 살랑이는 바람과 엷은 구름을 보며 미소 짓는 여유를 가지면 쾌락 물질인 베타 엔도르핀 등이 방출되는 데 도움이 된다. 베타 엔도르핀은 뇌세포를 활발하게 만들고 체질을 강화시키며 '번뇌마煩惱魔'를 없애 '나쁜 일'을 '좋은 일'로 변하게 할 수 있다.

우울하고 부정적인 심리와 스트레스가 가득한 긴장된 분위기에서 생활하면 노화 진행 속도가 빨라진다. 이러한 생활로 인해 대뇌에서 '독약'과도 같은 노르에피네프린이 생성되기 때문이다. 노르에피네프린은 혈관을 수축시키고 혈류 속도를 느리게 한다. 이러한 물리적 변화는 신체에 좋지 않을뿐더러 대량의 활성산소를 생성하여 유전자를 손상시키고 노화를 촉진시켜 병에 걸리기 쉬운 상태로 만든다. 나쁜 심리 상태가 질병을 유발하는 이유는 바로 이 때문이다.

우리는 항상 눈으로 직접 본 것만이 사실이라고 여긴다. 그러나 우리 눈에 보이는 것은 대부분 '생각'해 낸 것들이며 당신의 생각이 곧 당신의 세계를 결정한다.

'생각'은 우리가 보는 것들을 만들고 우리가 어떻게 세상을 이해해야 하는지 결정하며 그 안에서 우리가 어떻게 행동해야 하는지를 형상화하기도 한다.

생각을 하면 우리 몸속의 물질을 바꿀 수 있고 우리의 인생도 바꿀 수 있다.

'간절히 바라고 원하면 이루어진다'라는 말은 당신이 상상한 것보다 훨씬 어마어마한 위력을 지니고 있다. 생각의 한계를 모두 뛰어넘어 당신을 싱글벙글 웃게 할 일들을 과감하게 떠올려 보자!

생각해내는 "고통"

과학자들이 한 가지 재미있는 실험을 했다. 머릿속으로만 '고통'을 떠올려도 실제로 몸이 아플까?

그들은 피실험자들에게 통증과 관련이 있는 상황을 머릿속으로 상상하기만 하라고 했다. 그랬더니 통증과 공포 등의 심리와 관련 있는 뇌 영역이 곧바로 활성화된다는 사실이 뇌 영상기술을 통해 발견되었다. 또한 피실험자의 근긴장도 전체적으로 증대되어 본인이 생각해낸 '고통'에서 당장 벗어나려고 하는 모습이 나타났다. 이러한 반응은 직접 고통을 겪었을 때의 상태와 거의 일치했다. 이처럼 '고통'을 상상하기만 해도 실제로 아플 수 있다!

언어는 인간 고유의 것일까?

언어는 인간 고유의 것일까요? 이것은 지금까지도 논란이 되고 있는 문제예요. 언어는 창조성이 가득한 체계로 인간 고유의 것이라고 주장하는 사람들이 있어요. 자, 천재 앵무새 알렉스에 관한 이야기를 소개해 드릴게요. 잘 읽어 보고 언어가 인간 고유의 것인지 아닌지에 대해 한번 판단해 보세요.

언어는 인간의 주요 뇌 기능 가운데 하나이다. 대뇌에 이상이 생기면 언어 기능에 영향을 미칠 수 있고, 언어를 많이 학습하면 대뇌 발육을 촉진할 수 있다.

언어는 대부분 좌뇌에서 담당한다. 그래서 뇌졸중이나 외상 등으로 인해 좌뇌가 손상되면 일상적인 대화를 이해하지 못하고 읽기 능력을 상실한다. 심한 경우 언어능력을 완전히 잃게 될 수도 있다. 인간의 언어중추는 매우 정교하게 나뉘어 있어 읽기, 이해하기, 말하기, 쓰기가 각각 다른 뇌 영역에서 처리된다. 뇌졸중으로 반신불수가 된 사람들은 거동이 불편하고 언어표현 능력을 잃었다 하더라도 발음기관이 손상되지 않고 온전하며 기능도 정상적으로 작동해 읽기, 이해하기, 쓰기 등은 가능하다. 이것은 좌측 전두엽 부위의 브로카 영역에서 병변이 발생했기 때문이다.

뇌졸중이 발생한 후에도 말을 할 수는 있지만 무슨 말을 하는지 모를 정도로 의미 전달이 불분명하거나 계속 같은 말만 되풀이하는 사람도 있다. 예를 들어 사과가 어디에 있는지 가리켜 보라고 하면 입으로는 '사과'라고 말하면서도 손으로는 다른 사물을 가리키는 식이다. 더러는 자유롭게 말하는 사람도 있긴 하지만 대부분 부질없는 말들이다. 이런 증상은 주로 측두엽 위쪽 뒷부분에 있는 언어활동 영역에 병변이 일어났기 때문이다.

인간은 이렇게 종합적이고 정밀한 언어중추로 수만 개의 어휘를 능숙하게 사용할 수 있다. 그렇다면 동물도 말을 할 수 있을까?

가장 고등한 동물군이자 인간과 가장 가까운 관계에 있는 원숭이, 침팬지 등의 영장류 동물은 다양한 소리, 손짓, 표정으로 두려움, 적에 대한 경고, 영역 표시 등의 메시지를 전달한다. 한편 비영장류 동물, 특히 조류는 그저 짹짹거리면서 시끄럽게 지저귀기만 할 뿐 명확한 언어 정보는 아예 전달하지 못할 것이라고 여겨왔다.

그러나 앵무새 알렉스의 등장은 조류의 언어에 새로운 역사를 썼다.

앵무새가 '말을 한다'라는 사실은 누구나 알고 있다. 과학자들은 앵무새 종류의 새들이 사람의 말을 흉내 내는 것은 일종의 모방으로 마치 두뇌 없이 '소리를 따라 하는 벌레'와 같다고 생각했다. 인간이 사용하는 언어의 함의도 이해하지 못할뿐더러 언어를 활용할 수도 없다고 여겼기 때문이다.

그러나 알렉스의 등장은 앵무새에 대한 인식을 완전히 바꾸어 놓았다.

1978년 28세였던 조류 연구가 이렌느 페퍼버그 박사는 아프리카 앵무새 알렉스(수컷, 12개월)를 데려와 키우기 시작했다.

그녀는 알렉스를 세심하면서도 엄격하게 훈련시켰다. 페퍼버그 박사는 연구생 한 명과 각각 '교사'와 '학생' 역할을 맡아 알렉스 앞에서 대화 형식으로 말을 가르쳤다. '교사'는 물건 하나를 손에 들고 인내심 있게 '학생'에게 물건을 식별하고 소리 내어 읽는 방법을 가르쳤다. 이때 알렉스는 한쪽에서 자연스럽게 이들의 말을 따라 했다. 이렇게 역할을 나누어 대화 형식으로 진행하는 교육은 알렉스가 사물을 정확하게 식별하고 말할 수 있을 때까지 계속되었다.

일 년여의 훈련을 통해 알렉스는 신문, 나무토막, 열쇠, 가죽 등 20여 개의 사물 이름을 정확히 식별하고 말할 수 있었다. 빨강, 초록, 파랑, 회색, 노랑 다섯 가지 색도 분별하고 1부터 5까지 숫자도 셀 수 있었다.

나중에 가서는 페퍼버그 박사와 이런 대화를 나눌 수도 있었다.

페퍼버그: "잘 자."

알렉스 : "고마워요, 사랑해요."

페퍼버그: "나도 사랑해!"

알렉스 : "내일 올 수 있어요?"

페퍼버그: "물론이지, 난 내일 올 거야."

수년간의 훈련을 통해 알렉스는 150개의 어휘를 구사했고 50여 개의 사물 이름을 알았을 뿐만 아니라 그것들의 색, 모양, 재료까지 말할 수 있을 정도였다.

영국 〈가디언〉은 알렉스에 대해 '미국 대통령의 평균 수준을 뛰어넘는 지능지수를 가졌다'라고 평론했다. 다소 과장된 표현이긴 하지만 알렉스에 대한 사람들의 애정 어린 관심을 엿볼 수 있다.

어쩌면 앵무새 주인이었던 페퍼버그 박사의 평가가 비교적 정확할지도 모르겠다. 그녀는 알렉스가 '2세 아동의 감성지수'와 '5세 아동의 지능지수'를 가졌다고 말했다. 이것은 동물에게 있어서 그야말로 믿기지 않는 기적이 일어난 셈이다.

알아봅시다

뇌가 성격을 결정한다

역사가 진전하려면 누군가는 대가를 치러야 해요. 누군가는 지혜를 발휘해야 하고 누군가는 땀을 흘려야 하며 누군가는 목숨을 바쳐야 하죠.

'이런 내 성격이 너무 싫어!'라면서 자책하는 사람들이 있다. 늘 자책하는데도 불구하고 성격은 바뀌지 않는다. 누구나 자신만의 독특한 심리적 경향이 있는데 이것이 바로 성격이다.

흔히 인간의 성격은 바뀔 수 없다고 한다. 그렇다면 성격은 어떻게 형성되는 것일까? 성격은 선천적인 요소에 영향을 받는 것일까 아니면 환경적인 요소에 영향을 받는 것일까? 이 문제에 대한 답은 매우 복잡하다. 그러나 인간의 성격이 대뇌 구조와 직접적인 관계가 있다는 것만큼은 의심할 여지가 없는 사실이다.

연구에 따르면 인간의 성격은 대뇌 구조와 관련이 있고, 대뇌 구조에 의해 인간의 성격이 어느 정도 결정된다. 영국과 미국의 과학자들은 85명의 대뇌를 스캔하여 대뇌 각 영역의 형상과 크기를 관찰 측정한 후 새로운 것을 추구하는 성격, 위험을 회피하려는 성격, 의존성이 강한 성격, 끈기 있는 성격——이렇게 네 가지 유형으로 성격을 분류하였다.

새로운 것을 추구하는 성격의 사람은 담력이 크고 눈두덩 위쪽에 있는 뇌 영역이 다른 사람보다 큰 편이다. 안와전두피질과 후두골 뒤쪽 영역의 뇌 조직의 수가 비교적 적은 사람은 일을 할 때 위험을 회피하려는 성향이 다소 강한 편이다. 전전두피질과 선조체 영역이 넓은 사람은 성격이 다소 까다롭고 민감하며 이 영역의 조직의 수가 보통 사람보다 적으면 어떤 일에 대한 의존성이 강해지기 쉽다.

수술로 인해 일부 뇌 조직을 절제하거나 외상으로 인해 뇌 손상을 입게 되면 이에 따라 성격도 바뀔 수 있다. 뇌 부위에 손상을 입고 완쾌되었으나 전혀 다른 사람이 된 피니어스 게이지의 이야기를 한번 살펴보자.

게이지 이야기

1848년 미국 버몬트주 철로 공사현장의 작업반장이었던 25세 청년 피니어스 게이지는 바위를 발파하는 위험한 일을 담당하고 있었다. 이 일은 고층빌딩 건축이나 케이블 구축 등 높은 곳에서 작업할 때 방심해서는 안 되는 것처럼 고도의 집중력이 필요한 작업이었다.

그러던 어느 날 게이지는 작업을 하던 도중에 잠시 한눈을 팔고 고개를 돌려 새로 들어온 작업자와 수다를 떨고 있었다. 이때 갑자기 다이너마이트가 폭발하는 사고가 일어났다. 당시 게이지의 머리는 한쪽으로 비스듬히 기울어져 있었는데 다이너마이트가 폭발하면서 그가 들고 있던 쇠막대가 광대뼈 아래로 들어가 눈썹뼈 위쪽을 관통하고 말았다. 길이 1미터, 무게 6킬로그램에 달하는 쇠막대가 게이지의 왼쪽 눈 아래를 뚫고 머릿속으로 들어가 버린 것이다.

다행히도 게이지는 살아남았다. 예전처럼 말을 하고 걸을 수 있었으며 정상적인 생활도 가능했다. 그러나 그의 성격은 예전과 달라졌다. 아예 딴사람이 되어버린 것이다.

게이지는 원래 평온하고 자상하고 세심하며 똑똑하고 일도 잘하면서 활력이 넘치는 유능한 작업반장이었다. 그런데 사고가 일어난 후 그는 거칠고 무례하며 인내심이 전혀 없고 고집스럽고 거만하면서 이랬다저랬다 하는 변덕스러운 사람이 되었다.

게이지의 주치의는 사고 이후 그의 변화에 대해 이렇게 말했다.

"게이지는 늘 거친 어휘를 사용하고 거만하면서 무례해요. 그는 동료들에게 아무런 불만이 없지만 그들과 함께 지내면서 마찰이 생기면 대화로 해결해 보려는 인내심이 전혀 없어요. 게이지는 매우 고집스럽고 변덕스러우면서 우유부단한 성격으로 바뀌었어요. 향후 진행할 계획들을 이미 정해 놓았는데도 금세 엎어버리고는 실행 가능성이 좀 더 높다고 판단되는 계획들로 다시 세우기 시작하죠. 그의 영혼이 근본적으로 바뀐 거예요. 게이지의 가족과 친구들은 모두 '더 이상 예전의 게이지가 아니다'라고 말해요."

몇 년 후 게이지는 그 성격 때문에 결국 해고되었고 가정은 파탄이 났으며 건강상태는 악화되었다. 1860년 그는 뇌전증 발작으로 경련을 일으키다가 혼수상태에서 생을 마감했다.

그 후의 이야기

게이지의 두개골과 그의 머리를 관통했던 쇠막대는 현재 하버드 의과대학 워렌의학박물관에 보관되어 있다.

미국의 신경학자 안토니오 다마지오는 게이지의 두개골을 삼차원 입체 모형으로 만들어 게이지 대뇌의 복내측 전전두엽이 완전히 파괴되었다는 사실을 확인했다. 복내측 전전두엽은 인간의 의사결정 행동에 매우 중요한 부분이다. 그림1-17에서 보이는 것처럼 이것은 게이지의 성격을 크게 변하게 만든 '배후 조종자'이기도 하다.

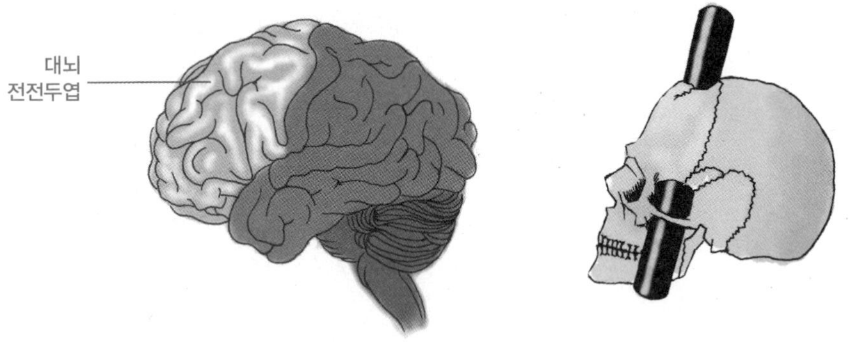

[그림1-17] 대뇌 전전두엽 피질과 게이지의 대뇌 손상 입체도

게이지의 '복내측 전전두엽' 손상 사례를 통해 **사람들의 성격이 뇌에 의해 결정된다는 사실이 처음으로 분명히 인식하게 되었다.** 역사적으로 이와 유사한 사례는 매우 많으며, 대부분은 뇌졸중이나 뜻밖의 불행한 사고로 인해 손상된 뇌 연구를 통해 새로운 사실들이 밝혀졌다.

이처럼 뇌에 손상을 입은 사람들은 자신의 생명을 바쳐 뇌과학의 발전에 큰 기여를 하였다. 그러므로 우리는 그들에게 경의를 표해야 한다!

제2장

가장 소홀하기 쉬운 신체 기관,
대뇌

이곳에 있는 내가 보이나요?

뇌가 보살핌을 가장 필요로 한다는 사실을 아는 사람이 얼마나 될까요? 자신의 뇌 건강을 관리하고 있는 사람은 또 얼마나 될까요?

뇌세포는 다른 체세포보다 훨씬 민감해서 더욱 보호해야 한다는 사실을 알고 있는가?

뇌를 등한시한다면 뇌도 점점 당신을 잘 잊어버리는 사람으로, 주변 사람들에게 점점 잊히는 사람으로 만들어버릴 것이다. (그림2-1 참조)

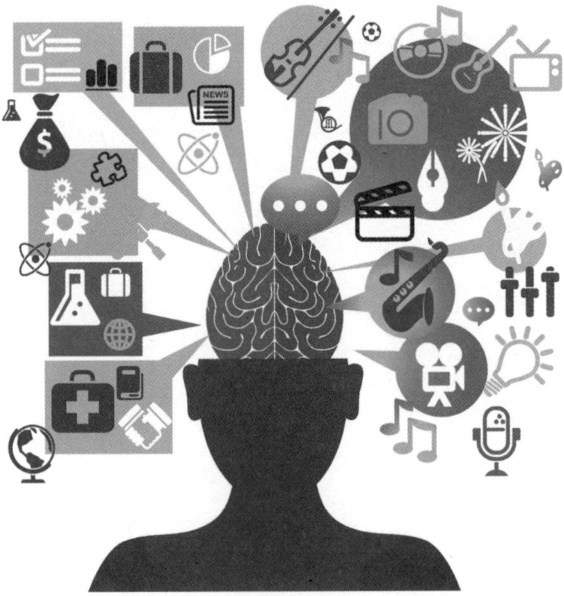

[그림2-1] 소홀히 할 수 없는 대뇌

이게 바로 여러분의 기억력이 감퇴하고 반응이 둔해지는 원인이다. 영문 모를 뇌전증 발작이나 중풍을 앓는 사람, 일 년 내내 항우울제를 복용했는데도 기분이 전환되지 않는 사람이 있는 이유도 바로 이 때문이다.

또한 감정의 영향을 받으면 쉽게 폭음 · 폭식을 하게 되고, 일정 기간 단식을 했는데도 살이 빠지지 않는 것 같은 이유도 마찬가지이다.

나이가 들수록 본인의 신체 변화를 가늠하기 힘들다고 느낄 것이다. 사실 모든 질환에는 원인이 있기 마련인데, 간혹 뇌가 아플 때면 신호를 보내 당신이 보살펴 주기를 기대해 보지만 당신은 못 들은 척하거나 덮어놓고 그저 운 좋게 지나갈 것이라 믿을 뿐이다. 그렇게 해서 뇌는 점점 쇠약해지다가 돌이킬 수 없는 지경에 이르고 만다.

이제 여러분이 가장 소홀하기 쉽지만 절대 소홀히 해서는 안 될 뇌의 상태들에 대해 알아보도록 하자.

뇌전증에 관한 오해와 진실

당신은 처음 와보는 길을 걷고 있어요. 길가의 카페와 나무들이 보이고 길을 오가는 사람들도 보여요. 그런데 갑자기 '어디선가 본 듯한' 느낌이 들어요. 마치 예전에 이곳에 와본 적이 있었던 것처럼 모든 것이 익숙해요…… 자신의 경험이 기묘한 여정의 시작이기를 바라는 사람도 많겠지만 그건 뇌전증과도 관계가 있다는 사실을 알아야 해요!

한 번도 만난 적이 없는 사람인데도 처음 본 순간 불현듯 어디선가 본 듯한 느낌이 들 때가 있다. 아니면 어떤 일을 하고 있는데 별안간 눈앞의 장면이 너무도 익숙하다는 생각이 들 때도 있다. 그 자리에 있는 모든 것, 세세한 부분들까지, 테이블 위에 커피가 놓여 있는 모습조차도 익숙하기 그지없다. 심지어 앞으로 일어날 장면까지도 손금 보듯 훤히 알 수 있을 것만 같다. 마치 예전에 겪었던 것 같은 기분, 시간을 거슬러 과거로 돌아간 것 같은 기분이 드는 때가 종종 있다.

어디선가 본 듯한 사람, 예전에 와본 듯한 길, 너무도 익숙한 장면 등이 느껴지면 이런 상황과 자기 자신 사이에는 말로 표현 못 할 오묘한 관계가 있는 것이 분명하다고 여기면서 은근히 기뻐할지도 모르겠다. 혹시

전생의 인연이 현세까지 이어진 것은 아닐까 하고.

이러한 기묘한 반응은 누구에게나 나타날 수 있고 대부분 정상적인 현상에 속한다. 하지만 보통 사람들은 정신이 또렷한 상황에서는 의식의 통제를 받기 때문에 이러한 상황이 자주 발생하지 않는다. 그러므로 어디선가 이미 본 것 같은 기시감이 평소에 지나치게 빈번하고 강렬하게 나타난다면 당신은 그와 같은 작은 환상에서 이제 그만 깨어나야 한다. **이러한 기시감은 어쩌면 뇌전증의 전조 증상일 수도 있기 때문이다.**

뇌전증은 오래된 질병으로 2500여 년 전 중국 의학서에 처음으로 기록되었다. 보통 '간질', '전간'이라고 불리는 뇌전증은 중국에서 '양아풍羊兒瘋', '양풍풍羊瘋風' 또는 '양각풍羊角風'이라고 불리기도 한다. 그럼 뇌전증은 어떤 병이고 왜 생기는 것일까? 양과 무슨 관계가 있는 것일까? 양고기를 먹으면 뇌전증에 걸리는 것일까?

인간의 뇌는 수십억 개의 뉴런 세포로 구성되어 있다. 앞서 언급한 대로 뉴런의 활동은 규칙적이며 이러한 규칙이 깨지면 뉴런의 비정상적인 전기적 활동이 나타나 뇌전증을 유발한다. 의학서에서는 뇌전증을 이렇게 정의하고 있다.

뇌전증은 뇌의 뉴런이 비정상적으로 고도로 동기화되거나 중추 신경계의 방전을 자율적으로 규제하는 기능이 저하되는 등 여러 가지 원인으로 인해 발생하는 증상이다. 뇌전증은 순간적인 발작이 반복적으로 발생하여 만성화된다는 것이 특징이다.

뉴런의 비정상적 방전은 뇌전증을 유발하는 주요 원인이다. 뇌전도를 보면 이러한 뉴런의 비정상적 방전과 뇌전증이 양고기 섭취와는 아무런 관련이 없다는 사실을 알 수 있다. 그렇다면 민간에서는 왜 뇌전증을 '양아풍' 또는 '양풍풍'이라고 불렀을까? 그것은 뇌전증 환자가 발작을 일으킬 때면 눈동자가 위로 돌아가면서 양의 울음소리와 비슷한 소리를 내기 때문이다.

뇌전증 증상은 주로 '대발작'으로 나타난다. 팔다리에 경련이 일어나고 눈동자가 위로 돌아가며, 이를 악물고 입에 거품을 물며 불러도 반응이 없는 상태가 짧게는 수초, 길게는 수분간 지속된다.

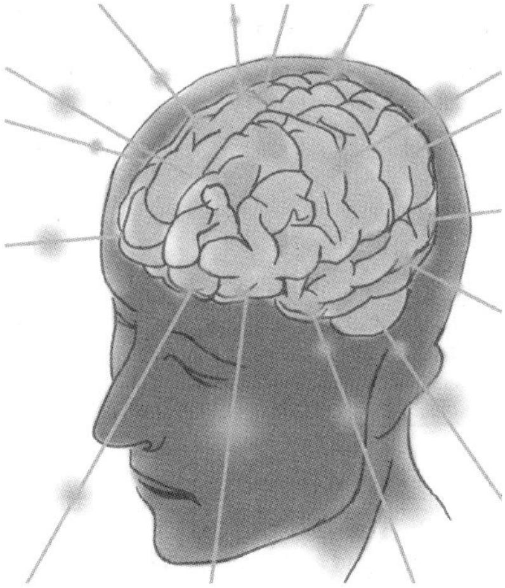

[그림2-2] 뉴런의 비정상적 방전

실제로 뇌전증의 발작 형태는 다양하다. 앞서 언급한 '어디선가 본 듯한' 기시감이 갑자기 드는 것은 '정신적 발작'의 한 형태이다. 대뇌라는 신기하고 기이한 배후 조종자가 갑자기 '기시감'과 '뇌전증'을 연결시킨 것이다. 그러므로 이것은 '전생의 인연이 현세까지 이어진 것'도 아니고 '특별한 인연이 생긴 것'도 아닌 일종의 병적 상태라고 할 수 있다.

알고 지내던 사람이 마치 모르는 사람처럼 느껴지거나, 옛일을 빠르게 회상하거나, 사물이 크게 보였다 작게 보였다 하거나, 소리가 크게 들렸다 작게 들렸다 하는 것도 뇌전증 발작 형태에 속한다. 이러한 발작 형태는 대뇌 측두엽과 해마 부위 뉴런의 비정상적 방전과 관련이 있다.

뇌전증 발작의 공통적인 특징은 형태에 상관없이 갑자기 나타났다가 순식간에 사라진다는 것이다.

임상에서는 대부분 뇌전증 환자의 발작이 '대발작'으로 나타났다. 이들은 사람이 많이 모인 공개적인 장소에서 발작이 나타나면 자아 상실감을 강하게 느꼈고 자신의 존엄성이 훼손되었으며 다른 사람들에게 조소와 야유를 받을 것이라고 생각했다. 또한 자기 자신을 병마에 시달리는 '전혀 쓸모없는 인간'이라 치부하면서 '열등감과 패배감'의 늪에 서서히 빠져들었다. 사실 뇌전증은 결코 이들이 상상하는 것처럼 그렇게 무시무시한 병이 아니다. 역사적으로 유명한 사람 중에도 뇌전증을 앓았던 사람은 허다하다.

뇌전증은 매우 '공평한' 질병으로 직업, 재산, 인종, 사회적 지위와 무관하게 나타난다. 고위관직에 있거나 돈 많은 부자부터 평범한 서민에 이르기까지 누구나 뇌전증에 걸릴 수 있다. 그러므로 뇌전증 환자는 자신의 질병에 대해 자책감을 느낄 필요가 전혀 없다.

두 명의 대문호가 직접 겪은 뇌전증 발작에 대한 기묘한 체험을 어떻게 묘사했는지 한번 살펴보기로 하자.

'영혼의 심연을 꿰뚫어 본' 러시아의 문호 도스토옙스키는 뇌전증 발작이 일어나기 전의 형용할 수 없는 쾌락에 대해 '이것은 평소에는 전혀 느낄 수 없는 쾌락으로 얼마나 강렬하고 달콤한지 모른다'라고 묘사했다.

프랑스의 천재적인 작가 귀스타브 플로베르는 '발작은 흡사 나의 가련한 뇌에서 생각과 형상으로 형성된 소용돌이이고, 나의 의식과 나 자신은 마치 폭풍우 속에 침몰하는 외로운 배와 같다'라고 했다.

용맹하고 전쟁에 능했던 카이사르 대제, 가는 곳마다 적을 무너뜨린 나폴레옹, 여섯 나라를 집어삼킨 진시황, 뛰어난 학식과 경륜을 겸비한 소크라테스, 어떠한 난관에도 굽히거나 꺾이지 않은 화학자 노벨, 피아노의 시인 쇼팽, 미술계의 거장 반 고흐, '달리는 패션모델' 그리피스 조이너는 평생 뇌전증과 함께했다.

이렇게 뛰어나고 눈부신 성과를 이룬 유명인들도 뇌전증을 앓았다는 사실에 몹시 놀랐을 것이다. 사실 뇌전증 환자가 성과를 이룰 수 있는지 없는지는 병세와 그다지 큰 관계가 없다. 그러니 스스로 뇌전증의 전조 증상을 발견하면 당황하거나 두려워하지 말고 서둘러 의사의 진료를 받고 정식으로 치료를 받자. 변함없는 마음과 인내심을 가지기만 하면 성공의 문을 두드릴 수 있다.

이제 어디서 본 듯한 '기시감'이 '기묘한 인연'인지 '육감六感'인지 고민할 필요가 없어졌을 것이다!

지능에 도움이 되는 경혈 지압

소설이나 드라마에서 '급소'를 공격하는 신공을 펼치는 사람을 부러워한 적이 있는가? 이들은 손가락으로 찌르는 '점혈點穴'로 상대를 눈 깜짝할 사이에 마비시켜 움직일 수 없게 만든다. 혹시 나중에 어른이 되면 흰옷을 입고 대검을 들고 강호를 누비며 '점혈 신공'으로 교활한 악당들을 물리쳐 그들을 꿈쩍 못하게 만들고 싶다는 공상에 빠져본 적은 없는가?

침구법에는 손가락으로 경혈을 눌러 치료하는 방식이 있다. '지침指針' 또는 '지압요법'이라고 불리는 이 치료법은 '점혈'과 매우 비슷하다. 손가락으로 해당 경혈을 지압하면 경락을 소통시키고 기혈을 원활하게 하고 정신이 맑아지는 효과가 있다. 그림2-3에는 지능에 도움이 되는 주요 경혈이 표시되어 있으니 해당 경혈을 지압한 후 어떤 효과가 나타나는지 한번 살펴보도록 하자.

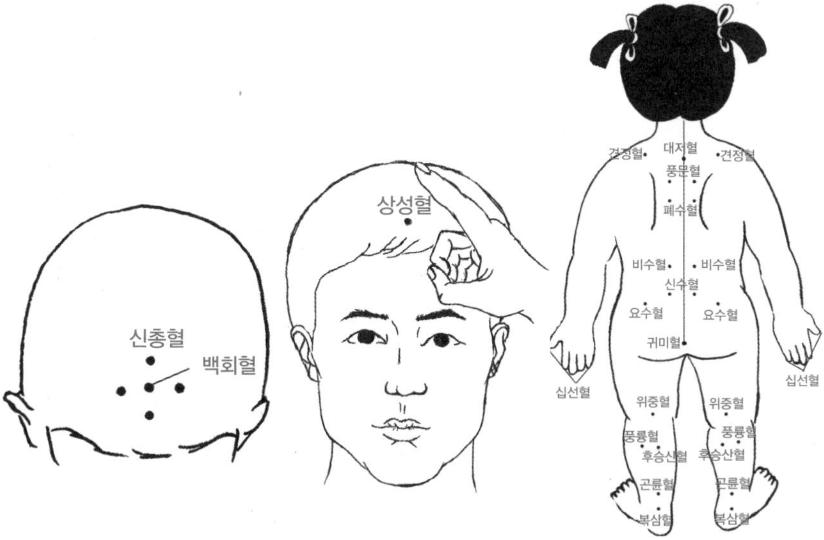

[그림2-3] 지능에 도움이 되는 주요 경혈의 위치

전부 우울증 때문이다

'우울증'이라는 단어에 잔뜩 겁먹지 말고 바쁘게 살아보려고 노력해 보세요. 우리의 삶은 계속되어야 하니까요.

우울한 감정은 누구나 겪기 마련이다. 어떤 의미에서 보면 우울함은 만족할 만큼 욕망이 실현되지 않고 기대가 빗나가는 데서 생기는 감정이라고 할 수 있다. 인생은 결국 고독한 여정이고, 모든 감정은 좋고 나쁨을 떠나 끝에 가서는 자기 혼자 대면하게 되는 것이다. 그러나 우울한 감정이 오래 지속되면 '우울증'에 맞닥뜨리기 쉽다.

우울증은 기분장애의 주요 유형이다. 우울증을 앓는 사람은 보통 기분이 가라앉아 있는 편이고 시무룩한 모습으로 울적함에 잠겨 있을 때가 많다. 심한 경우 주변 사람들과 만나기를 꺼리고 며칠 동안 두문불출하는 탓에 친구들과 소원해지고 모임을 피하는 등 비관적이고 염세적인 모습을 보이기도 한다. 환각이나 망상 등의 증상까지 보이는 사람도 있다.

우울증의 원인은 매우 복잡하며 신체, 심리, 사회적 환경 등 여러 방면의 요소와 관련이 있다. 우울증은 주로 불면증, 무기력증, 식욕감퇴, 체중감소, 변비, 성욕감퇴, 발기부전, 폐경 등 다양한 형태로 신체에 이상을 일으키고 구역질, 구토, 가슴이 두근거림, 가슴이 답답함, 땀이 나는 증상 등 신체적으로 여러 가지 불편함을 느낄 수 있다.

우울증은 인지기능도 손상시킬 수 있다. 장기간 동안 폐쇄적인 생활을 하면 반응이 둔해지고 생각이 어두워지고 기억력이 떨어진다. 또한 주의력이 결핍되고 적극적인 사회적 교류가 감소하여 묻고 답하는 데 비교적 어려움을 느끼게 된다. 심한 경우 순조로운 사회적 교류가 어렵고 일부 환자는 자살을 생각하거나 자해행위를 하기도 한다.

항우울제를 꾸준히 복용하는 것은 우울증 재발을 예방하는 데 큰 효과가 있지만 결코 완전무결한 대책은 아니다. 우울증은 심신의 고통을 가져오기 때문에 우울증 환자들은 치료 시 마치 '마약 중독자'처럼 자기도 모르게 약의 용량을 늘리게 된다. 그러나 약물로 모든 우울한 감정을 극복할 수 있는 것은 결코 아니다! 약물에 대한 의존성을 없애려면 굳건한 의지와 외부요인이 뒷받침되어야 한다. 우울증으로부터 자기 자신을 보호하고 신체적 손상을 예방하며 감정을 제어하는 요령은 누구나 반드시 익혀야 할 과제이다.

일시적인 '우울함'은 정상적인 정서 상태이므로 당황할 필요도 없고 허겁지겁 의사를 찾아갈 필요도 없다. 인생에서 우울한 시기를 겪어본 사람은 많다. 동트기 전이 가장 어둡기 마련이고 끝까지 버티다 보면 막혔던 앞길이 열릴 때가 있다. 많은 사람이 그들의 경험에 빗대어 일시적인 우울함은 굳건한 의지로 충분히 이겨낼 수 있다고 충고하지 않던가!

'더 이상 사랑받고자 애쓰지 않고 그저 사랑해 간 다음에라야, 더 이상 성공을 갈망하지 않고 그저 해나간 다음에라야, 더 이상 성장을 바라지 않고 그저 정진해 간 다음에라야 비로소 모든 것을 진정으로 시작할 수 있으리라!'(레바논의 작가이자 철학자, 칼릴 지브란)

지금 당장 아무리 큰일이 일어났다고 해도 20년이 지나고 나서 보면 사소한 일이고, 현세에 아무리 큰일이 일어났다고 해도 내세에 가면 결국 지난 일이 되어버리는 법이다.

누구나 각자만의 이야기가 있기 마련이고 '우울한' 증상을 겪게 되는 사람은 부지기수이다. 혹시 지금 '우울한' 시기를 겪고 있는가? 묵묵히 견디다 보면 어느새 힘든 일들은 지나가고 사라질지도 모른다. 마음을 모질게 먹으면 힘든 일들이 잊힐 수도 있고, 활짝 한번 웃어 보면 우울했던 기분이 덤덤해질 수도 있다. 자, 이제 '우울함'에 작별을 고하는 방법을 익혀 보자.

우울증 환자는 '우울증'에 중독되면 안 된다. '우울증'이라는 단어로 자기 자신을 현실과 격리시켜 모호한 감정 속으로 침잠시키지 말고 우울한 그림자 속에 숨어 자기 자신을 방임하거나 해치지도 말아야 한다.

'우울증'이라고 진단받더라도 크게 당황하거나 지나치게 걱정할 필요가 없다. 옛말에 '인생에 내 뜻대로 되지 않는 일이 열에 아홉이다'라고 했다. 당신이 겪은 일은 다른 사람도 겪어 본 일이다. 당신이 흘린 눈물, 당신이 보았던 석양, 당신이 느꼈던 바람에 날리는 모래는 다른 사람도 이미 겪어 본 것들이다. 당신은 가장 유별난 사람도 아니고 가장 불행한 사람도 아니다.

삶이 당신에게 장난을 치거나 악마의 화신이 다가와 악수를 청하더라도 그로 인해 자기 자신을 포기하지 말아야 한다. 모든 경험은 하나의 과정이며 원인도 아니고 결과도 아니다. 일시적 슬럼프가 당신의 일생을 바꾸어 놓도록 그냥 내버려 두지 않기를 바란다!

중국 당나라의 시인 왕유는 '때때로 물길이 끝나는 곳에 이르면 앉아서 잠시 피어오르는 구름을 바라보네'라는 시를 남겼다. 물은 구름이 되고 구름은 다시 비가 되어 내리므로 물이 없어졌다고 슬퍼할 필요가 없다는 뜻이다.

견뎌 내자! 당신을 우울하게 만들었던 지난날들이 당신을 파괴시키지 않도록 싸워서 반드시 이겨 내자!

우울증 치료에 도움이 되는 식이요법

어떤 의미에서 보면 우울증은 영양부족을 알리는 신호이기도 하다!

주로 기분이 저조하거나 사고가 둔하거나 의욕감퇴가 나타나면 우울증으로 임상 진단을 내린다. 우울증은 식욕감퇴, 복부팽만, 변비, 두통, 가슴이 답답한 증상 등과 같은 신체적 증상으로 나타나기도 한다. 심한 경우 자살을 생각하거나 자해행위를 하는 환자도 있다.

연구에 따르면 우울증은 기본적으로 일종의 영양 결핍증에 해당하며 정서를 담당하는 세로토닌과 동기부여를 담당하는 노르에피네프린이라는 신경전달물질의 수치가 지나치게 낮아진 것과 관련이 있다. 한때 유행했던 우울증 치료제 '프로작'도 중추 신경의 세로토닌 재흡수를 차단하여 세로토닌 수치를 높임으로써 우울증을 완화시키는 약이다.

사실 식품 섭취로도 세로토닌을 생성시킬 수 있다. 세로토닌의 전구체인 트립토판은 달걀, 생선, 소고기, 콩류, 견과류 등 단백질류 식품 섭취를 통해 흡수할 수 있다. 1998년 의학저널 〈더랜싯〉에는 생선을 많이 먹는 사람일수록 우울증에 걸릴 확률이 낮다는 기사가 게재된 바 있다.

다이어트에 관해 알아야 할 것들

'음식'이 비만의 주범이라는 생각에 먹는 것을 절제해서 체중을 감량하려는 사람이 많아요. 그런데 비만과 음식은 그다지 큰 관계가 없다는 사실을 알고 있나요? 음식 섭취를 명령하는 곳은 시상하부에 있어요. 신체 대사의 균형을 관리하는 섭식 중추와 포만 중추가 있는 곳이죠.

우리 뇌에는 대사의 균형을 조절하여 항상성을 유지하는 기능을 담당하는 시상하부가 있다. 시상하부에서는 혈액의 각종 영양성분 수치를 감시하고 제어하여 음식 섭취량과 신체 대사활동 속도를 조절한다. 포도당과 같은 혈액 내 영양성분이 줄어들면 시상하부의 섭식 중추에서는 배고프다는 신호를 보내고, 에너지가 일정량 보충되면 포만 중추에서 곧바로 섭취를 중단하라는 신호를 보낸다.

다이어트를 해 본 사람이라면 아마 크게 공감할 것이다. 우리 몸은 항상 체중 감량을 위해 달려온 우리의 노력을 실패로 만들 궁리를 한다. 힘들게 식욕을 억제하고 엄격하게 음식 섭취를 제한한 끝에 드디어 체중 감량이라는 목표를 달성했다. 그러나 마음껏 다시 먹기 시작하면 체중이 금방 제자리로 돌아오고 만다. 3개월간 꾸준히 다이어트를 한 결과 살이 빠졌더라도 일주일 정도 자유롭게 식사하고 나면 그동안의 노력이 모두 허사가 되거나 심지어 예전보다 더 살이 찌게 된다.

저녁을 거르면 살이 빠진다고 해서 하루에 두 끼만 먹고 저녁에는 밥을 한 톨도 먹지 않는 사람도 있다. 이렇게 하면 초반에는 살이 조금 빠지겠지만 일 년이 지나면 서서히 다시 원래의 체중으로 돌아온다. 한편 일정 기간 동안 지나치게 많이 먹은 탓에 평소보다 체중이 더 증가했더라도 다시 정상적으로 식사를 하면 체중이 점점 내려가기도 한다. 아마 오랜 시간이 지나면 본인의 체중이 어느 수준에서 왔다 갔다 하는지를 알게 될 것이다.

이것이 바로 신체 대사 균형의 정상 상태값이다. 만일 음식 섭취를 지나치게 제한하면 체내 대사 균형이 파괴되어 거식증에 걸릴 수 있다. 임상에서는 체중 감량을 위해 지나치게 절식하거나 심지어 밥을 전혀 먹지 않는 사람이 많은 것으로 나타났다. 아예 굶게 되면 체중 감량에 도움이 되지 않을뿐더러 오히려 체중이 늘어날 수 있다. 반대로 무절제한 폭음 · 폭식도 신체 대사의 균형을 깨뜨려 폭식증에 걸리게 할 수 있다.

어찌 되었든 지나친 절식으로 체중을 감량하는 것은 과학적인 방법도 아니고 가장 간단한 다이어트 방법도 아니다. 살이 찌는지 안 찌는지는 결국 음식에 따라 결정되는 것이 아니기 때문이다.

미국국립보건원(NIH)이 제안한 과체중자와 비만인을 위한 치료지침을 참고하기 바란다.

- 적절히 음식을 절제하고 좋은 식습관을 기른다.
- 장기적으로 효과적인 스포츠 활동을 꾸준히 한다.
- 행동요법을 받고 스트레스를 줄이고 좋은 심리 상태를 유지한다.
- 행동요법, 식이요법, 운동치료를 병행한다.
- 의사, 가족, 배우자, 비만 환자 간의 응원과 지지는 체중 감량에 매우 중요하다.
- 금연하고 음주를 줄인다.
- 지나친 절식과 단기간에 무리한 체중 감량은 금물이다.
- 약물을 통한 체중 감량은 적절한 체중 감량법이 아니다.
- 수술을 통한 체중 감량은 적절한 체중 감량법이 아니다.
- 개인에 따라 각기 다른 체중 감량 계획을 세운다.
- 체중 감량에 성공한 비만인의 체중이 다시 늘지 않도록 장기적인 방문 지도를 통해 비만인을 격려한다.

남들보다 너무 좋은 먹성, 어떻게 해야 할까?

끊임없이 밀려오는 공복감을 없애고 비장을 튼튼히 하고 위에 쌓인 열을 내리려면 내정혈 지압이 최고이다.

유난히 무언가를 먹고 싶거나 먹성이 폭발하거나 당뇨로 인해 공복감이 자주 느껴진다면 아래의 방법에 따라 내정혈을 자극하면 증상을 완화시킬 수 있다.

[내정혈 위치]

내정혈은 발등에 있고 둘째발가락과 셋째발가락 사이 가장자리 뒤쪽의 적백육제赤白肉際(손발 안쪽에 흰빛을 띠는 피부와 바깥쪽에 붉은빛을 띠는 피부와의 경계) 부분이다. (그림2-4 참조)

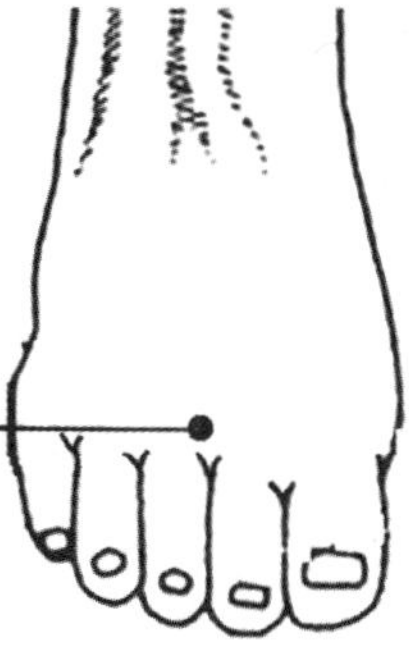

[그림2-4] 내정혈 위치

[자극 방법]

(1) 내정혈 지압: 둘째발가락과 셋째발가락을 살짝 벌리고 엄지손가락 끝부분으로 힘을 주어 경혈을 누른다. 경혈 부위가 시큰하면서 땡땡한 느낌이 들 정도로 10분가량 눌러 주는 것이 좋다.

(2) 내정혈 문지르기: 둘째발가락과 셋째발가락을 살짝 벌리고 엄지손가락 끝부분으로 경혈을 누른 후 다시 힘을 주어 경혈을 문지른다.

경혈 부위가 시큰하면서 땡땡한 느낌이 들 정도로 10분가량 문지르는 것이 좋다.

아침저녁으로 한 번씩 내정혈을 마사지하거나 공복감이 들 때마다 눌러 주도록 한다.

두통은 단순한 통증이 아니라 큰 병일 수 있다

거의 모든 사람이 두통을 겪어 본 적이 있을 거예요.

두통은 큰 병이 아니라고 여겨 병원에 가서 치료받기를 꺼리는 사람이 적지 않다. 스트레스가 심하거나 잠을 푹 자지 못하거나 휴식을 제대로 취하지 못하면 생기는 단순한 통증이므로 조금만 참으면 괜찮아진다거나 간단하게 진통제를 복용하면 된다는 것이다.

반면에 두통을 큰 병이라고 여겨 두통이 생기면 몹시 긴장하면서 제대로 먹지도 못하고 잠도 못 자며 백방으로 치료법을 알아보느라 이 병원 저 병원을 전전하고 전반적인 검사를 받았는데도 마음을 놓지 못하는 사람도 있다.

두통을 겪어 보지 않은 사람은 아마 거의 없을 것이다. 운이 좋게도 두통을 면한 일부 극소수의 사람을 제외하고는 말이다.

《삼국지연의》에는 한 시대의 용맹한 영웅으로 불리는 조조가 등장한다. 뛰어난 지략과 모략을 운용하며 문무를 겸비했던 이런 군주에게도 평생 이겨낼 수 없는 고질병이 있었으니 그것은 바로 두통이었다.

사실 현대사회에서 두통은 여전히 사람들을 괴롭히는 '가장 골치 아픈 증세'이다. 1990년대 초반 해외 언론에 따르면 산업화된 국가의 70퍼센트에 달하는 사람이 일시적인 두통을 겪어 본 적이 있고 10퍼센트 정도는 장기적인 만성두통에 시달리고 있다.

업무 스트레스가 심하고 생활 리듬이 깨지면 충분한 휴식을 취할 수 없다. 큰 폭으로 등락을 거듭하는 주가, 학업에서 오는 극심한 긴장, 과한 업무 강도, 치열한 경쟁적 사회 구조, 장시간 컴퓨터 사용 등은 대뇌의 피로를 유발해 두통을 일으키기 쉽다.

두통이 생기면 손오공의 머리에 씌워진 테처럼 머리를 점점 옥죄어오는 듯한 통증을 느끼는 사람이 있다. 머리의 한쪽에서만 두통이 생겨 머리를 반으로 쪼개고 싶을 정도로 고통스러워하는 사람도 있고, 두통과 함께 구토, 현기증, 빛이나 소리에 예민한 증상이 동반되는 사람도 있다. 두통은 마치 고집 세고 짓궂은 요정처럼 행방이 묘연해 종잡을 수가 없다. 가끔은 미처 준비할 새도 없이 전격전을 펼치는 바람에 두통에 대비한 계획들을 전부 물거품으로 만든다. 때로는 지구전을 펼치는 통에 며칠, 몇 개월, 심지어 몇 년을 편안하게 지내지 못하게 만들기도 한다. 그야말로 두통은 '정말 머리 아픈' 일이라고 할 수 있다.

그럼 두통은 왜 생기는 것일까?

두통은 눈, 귀, 코, 목구멍 또는 목처럼 머리 부위와 관련 있는 기관에 나타나는 질환일 수도 있고 뇌 부위의 출혈, 경색, 종양, 염증으로 인한 통증일 수도 있다. 또는 발열, 산소 부족, 일산화탄소 중독, 고혈압 등 전신성 질병이거나 여성의 생리 중 두통, 운동성 두통, 아이스크림 두통 등 특수한 원인으로 인한 통증일 수도 있다. 심지어 심리적인 원인에 의해서도 두통이 생기기도 한다. 이러한 두통은 기질적인 병인을 찾을 수 없어 '심인성 두통'이라고 불린다.

두통 환자 가운데 기질적 문제가 있는 경우는 7퍼센트에 불과하며 대부분 정신적 긴장, 업무 스트레스, 우울한 정서 등 심리적 요소와 밀접한 관련이 있는 기능적 두통이다. 이러한 기능적 두통은 흔히 '편두통', '긴장성 두통', '군발성 두통' 등으로 진단된다. 발병 메커니즘에 대해 현재 학계에서는 여러 견해가 제기되고 있다. 머리 부위의 혈관 수축과 확장이 불균형한 것과 관련이 있다는 견해도 있고 내분비 불균형과 관련이 있다는 견해도 있다. 뇌에서 분비되는 화학물질인 세로토닌 작동성 뉴런 이상과 관련이 있다는 견해도 있다.

대부분의 두통은 짧은 시간 동안 나타나는 국부적인 통증에 불과하거나 감기처럼 일부 경미한 질환으로 인해 나타나는 증상이다. 그러나 문제는 일반 사람들이 **염려하지 않아도 되는 두통은 어떤 것이고, 잠재적인 위험이 있는 두통은 어떤 것인지를 구분하지 못한다는 데 있다.**

두통이 심하면 심할수록 병이 악화되는 것은 결코 아니다. 일반적으로 삼차신경통, 편두통으로 인한 두통이 가장 심하고, 신경증으로 인한 두통도 벽에 머리를 들이박고 싶을 정도로 통증이 심한 편이다. 유행성 감기 등 전신 감염성 질환도 극심한 두통을 유발할 수 있다. 이러한 유형의 두통이 맹렬한 기세로 나타나더라도 그 병인만큼은 결코 두려워할 필요가 없다. 두통을 유발하는 병인의 본질을 확실히 이해하고 정확하게 처리하기만 한다면 문제는 쉽게 해결될 수 있다.

반면에 뇌종양이나 뇌혈전처럼 심한 질병을 유발할 수 있는 위험이 잠재된 두통은 경미한 통증만 나타난다. 뇌종양으로 인한 두통은 비교적 오랜 시간 동안 가볍거나 중증 정도의 통증만 나타나는 편이다.

두통이 생겼을 때 아래의 증상이 동반된다면 반드시 관심을 기울이고 즉시 의사의 진료를 받는 것이 좋다.

- 발열
- 의식이 몽롱하거나 온각, 촉각 등이 상실됨
- 한쪽 눈, 한쪽 귀, 특정한 한쪽 부위에만 나타나는 두통
- 두통과 구토 증세가 동시에 발생하거나, 차례로 발생하는 증상이 수일간 호전되지 않거나, 술에 취한 것처럼 똑바로 걷지 못하거나 한쪽 팔, 손, 다리에 힘이 빠지는 증상
- 평소에 두통이 없던 60세 이상의 노인에게서 반복적인 두통 발작이 일어남
- 중년 또는 노년이 화를 내거나 기침이나 배변 등으로 힘을 쓴 후 식사, 집안일, 회의 등의 일상생활 중에 갑자기 두통이 생김

이러한 증상이 나타나면 자신의 실수로 평생의 한이 되지 않도록 무감각하게 넘기거나 소홀히 여기지 말아야 한다.

두통은 심하거나 경미한 것이 중요하지 않다. 두통을 제대로 구분해내는 것이 관건일 뿐이다!

경락에 따른 두통 치료법

'태양병太陽病에 속하는 두통은 뒤통수부터 정수리까지 이르며 그 통증이 목 뒤까지 이어지고, 양명병陽明病에 속하는 두통은 위로 눈알이 당기면서 이마가 아프고, 소양병少陽病에 속하는 두통은 양쪽 옆머리 부위가 아프다(《냉려의화冷廬醫話》).'

침구학에서는 경락이 흐르는 부위에 따라 두통을 태양두통(뒤통수), 양명두통(이마), 소양두통(머리 양쪽), 궐음두통(정수리)으로 나눈다. 실제 임상에서도 경락에 따라 경혈을 자극해 두통을 치료한다.

태양두통은 뒤통수 부위가 아프고 통증이 목덜미와 등까지 이어지며 근육이 바짝 긴장된 느낌이 들고, 대부분 차가운 기운을 받아 감기에 걸리면 나타난다. 보통 천주혈, 풍지혈, 열결혈, 후계혈, 곤륜혈 등의 경혈을 지압하거나 침을 놓거나 쑥뜸으로 치료할 수 있다.

이마와 눈썹뼈에 통증이 나타나는 양명두통은 대부분 변비 등 위장 문제로 인해 나타나며 주로 상성혈, 인당혈, 중완혈, 족삼리혈, 합곡혈, 내정혈을 자극하여 치료한다.

소양두통은 머리 양쪽이 아프고 통증이 귀까지 이어지거나 옆구리 통증이 동반되는 경우가 많다. 보통 감정적 요인이나 피로로 인해 나타나며 주로 사죽혈, 솔곡혈, 외관혈, 양릉천혈, 족임읍혈에 침을 놓아 치료한다.

정수리 부위에 통증이 나타나는 궐음두통은 목계目系(안구 뒤쪽과 뇌가 연결된 조직)까지 통증이 이어지고 헛구역질이나 수족냉증을 동반한다. 이러한 증상이 나타나면 백회혈, 사신총혈, 태충혈, 간수혈을 자극해 보자!

왼쪽 눈꺼풀이 떨리면 좋은 일이 생기고 오른쪽 눈꺼풀이 떨리면 나쁜 일이 생긴다?

'왼쪽 눈꺼풀이 떨리면 좋은 일이 생기고 오른쪽 눈꺼풀이 떨리면 나쁜 일이 생긴다'라는 중국 속담이 있어요. 눈꺼풀이 떨릴 때면 혹시 행운이 찾아오지는 않을까 하고 마냥 설레거나 불운이 닥쳐오지는 않을까 하고 안절부절못하지 않나요? 그런데 '눈꺼풀 떨림'이 '질병'과는 전혀 관계가 없을까요?

'왼쪽 눈꺼풀이 떨리는 걸 보니 좋은 일이 머지않았네, 승진하든가 부자가 되겠구나……' 경쾌한 멜로디와 발랄한 가사가 돋보이는 이 노래는 중국에서 한때 큰 사랑을 받았다.

중국에서는 대부분 왼쪽 눈꺼풀이 떨리는 것은 곧 재물을 얻게 될 징조이고 오른쪽 눈꺼풀이 떨리는 것은 나쁜 일이 생길 징조라고 생각한다. 어떤 사람은 평소에 일어나는 많은 일에 일일이 특별한 의미를 부여하면서 자기 자신과 관련지어 생각하고 그것을 맹목적으로 믿는다. 아마 눈꺼풀이 떨릴 정도로 피곤할 때마다 이 속담을 떠올리는 사람이 많을 것이다. 동시에 '정말 좋은 일이 생길 조짐이라면 그런대로 괜찮겠지만 혹시라도…… 설마 병에 걸리는 건 아니겠지?'라는 서늘한 긴장감이 뇌리를 스치기도 한다.

그런데 눈꺼풀은 대체 왜 떨리는 것일까?

사실 '눈꺼풀 떨림'은 신체의 건강상태를 알리는 신호이다. 즉, 몹시 피곤하다는 뜻이거나 어떤 질병의 전조 증상이므로 길흉과는 아무런 관계가 없다.

단순하게 눈꺼풀이 떨리는 가장 흔한 원인은 과도한 눈 사용으로 인한 피로나 정신적으로 지나치게 긴장했기 때문이다. 예를 들면 텔레비전을 지나치게 많이 보거나, 강한 빛 또는 약한 빛에 장시간 눈이 노출되거나, 시험 전에 과도한 정신적 스트레스를 받는 것 등이다. 물론 감기, 발열, 빈혈, 지나친 음주나 흡연도 눈꺼풀 떨림을 유발할 수 있다. 굴절이상, 근시, 원시, 난시, 안구 이물, 속눈썹증, 결막염, 각막염 등의 안질환도 눈꺼풀 떨림을 일으킬 수 있다. 이런 눈꺼풀 떨림은 보통 한쪽 눈의 위 눈꺼풀이나 아래 눈꺼풀만 떨리는 경우가 대부분이다. 이러한 이치를 모르는 일부 사람들은 눈꺼풀 떨림을 그저 길흉화복과 연결 짓는다. 그러나 이것은 오히려 심리적 부담이나 병세를 가중시켜 더 큰 고통을 가져오게 한다.

대부분의 경우에는 눈꺼풀이 잠깐 떨리다가 금방 사라져버린다. 그러나 눈꺼풀이 갈수록 자주 뛰고 떨림이 쉼 없이 계속되는 사람도 있다. 수개월 심지어 일 년이 지나면 입도 덩달아 실룩거리기 시작하고 눈을 뜰 수 없을 정도로 눈꺼풀 떨림이 심해지며 입도 비뚤어져 '험악한 얼굴'이 되어버린다. 설마 정말 '오른쪽 눈꺼풀이 떨리면 나쁜 일이 생긴다'라는 저주를 받게 된 것일까?

'얼굴이 비뚤어지고 눈꺼풀이 쉼 없이 떨리는' 현상은 결코 오른쪽 눈꺼풀이 떨린다고 해서 나타나는 현상이 아니다. 실제로는 오른쪽에 경련이 나타나는 사람도 있고 왼쪽에 나타나는 사람도 있으며 양쪽 모두 경련이 나타나는 사람도 있다. 그렇다면 이건 어떻게 해석해야 할까?

의학적으로 이렇게 '얼굴이 비뚤어지고 눈꺼풀이 떨리는' 증상은 '안면경련' 또는 '얼굴떨림'이라고 한다. (그림2-5 참조)

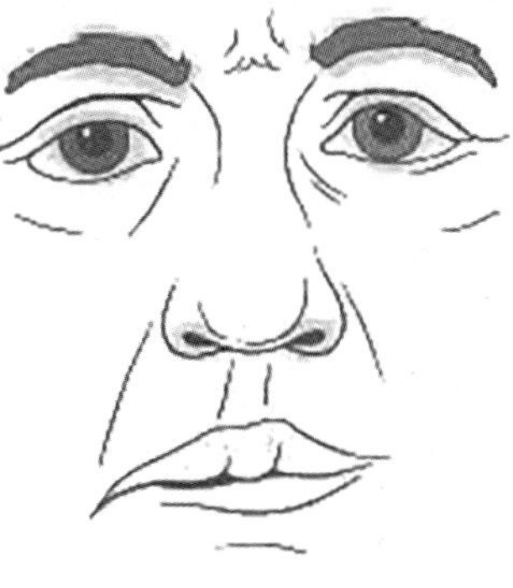

[그림2-5] 안면경련

자, 그럼 신경해부학 측면에서 접근해 보자. 사람의 머리, 눈, 귀, 입, 코, 혀 부위의 근육 활동은 대뇌에서 나오는 열두 쌍의 뇌신경에서 담당한다. 모두가 알다시피 눈의 구조는 매우 정교하다. 아주 얇은 피부 내층에는 근육과 신경까지 있다. 눈꺼풀 안에는 두 가지 근육이 있다. 우선 눈둘레근(안륜근)이라는 근육은 바퀴 같은 형태로 안구를 에워싸고 있는데 이것이 수축하면 눈꺼풀이 닫힌다. 일곱 번째 뇌신경인 얼굴 신경이 눈둘레근을 통제하고 있다. 눈꺼풀 안에 있는 또 다른 근육인 상안검거근은 수축하면 눈꺼풀을 들어 올리는데, 세 번째 뇌신경인 눈돌림신경이 이를 담당하고 있다. 정상적인 상황에서 눈을 뜨고 감는 것은 전부 뇌신경의 엄격한 통제를 받는다.

얼굴 신경이 외적 요인으로 자극을 받게 되면 대뇌에서 보내는 신호를 받지 못하고 자체적으로 움직여 눈둘레근이 반복적으로 수축하거나 경련을 일으킬 수 있다. 이렇게 되면 눈꺼풀이 저절로 떨리는 느낌이 드는데 이것이 바로 눈꺼풀 떨림 증상이다. **그러므로 눈꺼풀 떨림은 나쁜 일이 곧 닥쳐온다는 징조가 아니라 얼굴 신경의 비정상적 활동으로 인해 생기는 증상이다.** (그림2-6 참조)

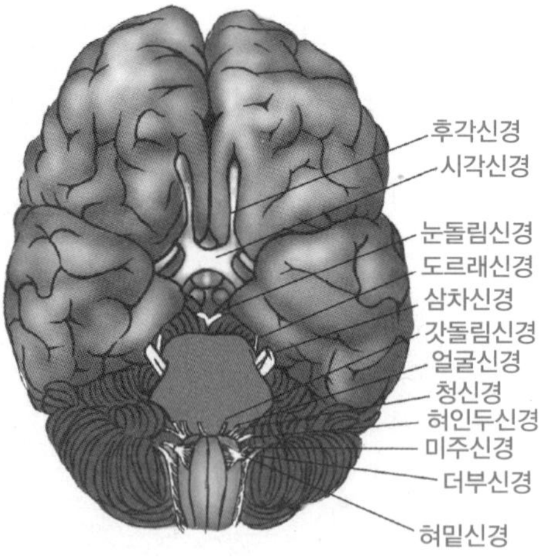

[그림2-6] 얼굴 신경은 뇌간에서 나오는 일곱 번째 뇌신경이다

물론 얼굴 신경은 눈둘레근 외에도 모든 얼굴 부위의 표정근도 통제하고 있다. 눈꺼풀 떨림이 점차 얼굴 근육 경련으로 발전하면 얼굴 신경의 주요 신경이나 일부 가지인 중간 신경이 자극을 받았다는 뜻이다. 이런 경우 두개내 신경 또는 얼굴 신경이 후두개로 나오는 곳이 병변 부위일 가능성이 있다. 또한 뇌종양, 뇌혈관 이상 또는 혈관종양이 얼굴 신경의 주요 부위를 자극하면 얼굴 신경이 비정상적으로 흥분되어 안면근육 경련이 나타날 수 있다. (그림2-7 참조)

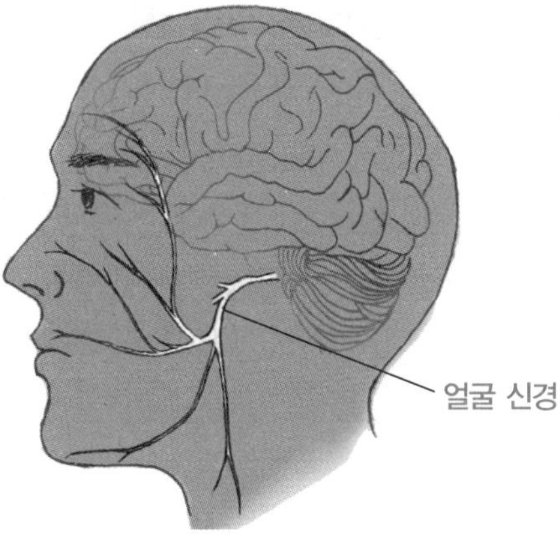

[그림2-7] 얼굴 부위에 분포된 얼굴 신경의 변형

다시 한 번 말하지만 눈꺼풀 떨림은 길흉과 전혀 관계가 없으므로 이것을 '행운'이나 '불운'의 징조로 여겨서는 안 된다. 눈 근육 피로나 정신적 긴장 등 생리적 원인으로 인한 눈꺼풀 떨림은 편안한 마음으로 스트레스를 풀고 적당히 휴식을 취하면 회복될 수 있다. 재채기가 감기의 전조 증상인 것처럼, 생리적인 눈꺼풀 떨림은 대부분 '당신의 눈이 피로해졌다'라며 신호를 보내는 것이다. 하지만 눈꺼풀 떨림이 계속되고 갈수록 심해지거나 안면근육 경련까지 동반된다면 병리적 원인일 가능성이 있으며 질병을 알리는 신호이거나 전조 증상일 수도 있다. 이런 경우에는 절대로 외면하지 말고 객관적인 태도로 적절히 대처하고 즉시 의사의 진료를 받도록 해야 한다.

효과적인 눈 운동

일전에 여든이 넘은 노인을 한 분 만난 적이 있는데 고령에도 매우 정정하고 혈색도 좋았으며 눈은 반짝반짝 생기가 넘쳤다. 당시 가진 돈을 몽땅 주고서라도 알아내고 싶을 만큼 그의 양생 비법이 궁금했다. 물어보니 그는 경혈 지압과 눈동자 굴리기로 눈 운동을 한다고 했다!

그림2-8에서 보이는 것처럼 눈 주변에는 찬죽혈, 어요혈, 사죽공혈, 동자료혈, 승읍혈, 정명혈 등이 분포되어 있다. 이 경혈들을 매일 30회씩 시큰하면서 땡땡한 느낌이 들 정도로 지압하면서 문질러 준다.

눈동자 굴리기는 간단히 말해 고개를 똑바로 들고 허리를 곧게 세운 자세에서 눈을 살짝 감고 눈동자를 최대한 위로 올렸다가 천천히 오른쪽으로 최대한 돌려 잠시 멈춘 후, 다시 아래로 최대한 내렸다가 잠시 멈추고 다시 왼쪽으로 최대한 돌리는 것이다. 눈동자를 최대한 크게 돌리는 것

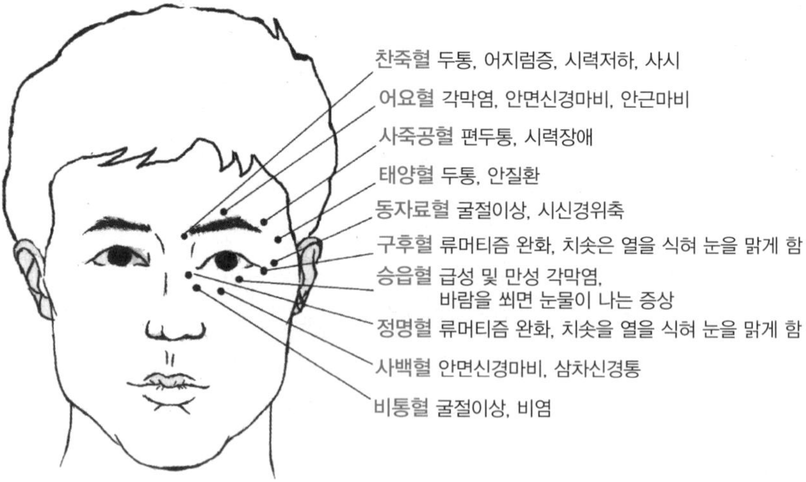

[그림2-8] 눈 부위에 분포된 경혈

이 중요하며, 이러한 동작을 연달아 시계방향으로 36회 한 후 시계 반대 방향으로 36회 돌린다. 아침저녁으로 한 번씩 하거나 눈이 피로할 때마다 꾸준히 하면 놀라운 효과를 얻을 수 있다.

'다시 젊어진' 비밀

혹시 주변에 건망증이 심하고 성격도 괴팍해지고 행동도 유치해진 '나이든 어린이'가 있다면 단순히 그가 '다시 젊어졌구나' 하고 착각하지 마세요. 그저 '노망이 든 것뿐이겠지'라고 생각하면서 얼렁뚱땅 넘어가서도 안 돼요. 이는 병리적 상태가 겉으로 드러난 것이기 때문에 얼른 병원에 데려가서 치료를 받도록 해야 해요.

'친애하는 미국 국민 여러분, 최근에 저는 제가 알츠하이머병을 앓는 수백만 미국인 가운데 한 명이 되었다는 사실을 알게 되었습니다. 이 소식을 접한 후 낸시와 저는 이를 평범한 한 시민에게 일어난 개인의 일로 여겨야 할지 아니면 공인으로서 여러분에게 알려야 할지를 놓고 결정을 해야만 했습니다…… 이제 저는 인생의 황혼으로 가는 여정을 시작하려 합니다. 그러나 미국의 미래는 언제나 환하게 빛날 것입니다. 감사합니다. 여러분, 신의 축복이 있기를 기원합니다.'

이것은 1994년 11월 5일 알츠하이머병 진단을 받은 전 미국 대통령 로널드 레이건이 국민에게 직접 쓴 공개서한의 내용이다. 10년 후 레이건은 93세의 나이로 세상을 떠났다.

알츠하이머병이란 무엇일까?

노년층에게 나타나는 뇌질환인 알츠하이머병은 뇌세포가 급속도로 퇴화하는 것으로 정상적인 노화 과정이 아니다. 뇌세포가 퇴화하면 뇌 기능이 점차 감퇴하여 지능이 저하되고 감정과 성격이 변하며 결국에는 생활능력에 심각한 영향을 미친다. 알츠하이머병은 1906년 독일의 신경병리학자 알로이스 알츠하이머가 환자의 뇌 부위에 일어나는 미시적 변화를 기록하면서 최초로 보고되었고, 의학계는 그의 이름을 따 이 질병을 알츠하이머병이라고 명명했다.

알츠하이머병이 '고급스럽고 품위 있는' 병이라고 오해하거나 우리의 생활과 동떨어져 있다고 착각해서는 안 된다.

통계에 따르면 중국의 알츠하이머병 환자는 이미 500만 명 이상에 달하며 전 세계 환자 수의 4분의 1 정도를 차지한다. 65세 이상 노인의 5퍼센트가 알츠하이머병을 앓고 있고, 85세 노인 서너 명 가운데 한 명이 이 병에 시달리고 있다. 중국의 인구노령화 추세가 가속화되면서 알츠하이머병 환자 수도 점차 늘어났다. 이에 따라 알츠하이머병은 노년층의 건강을 해치고 생명까지 위협하는 가장 심각한 질병 가운데 하나가 되었다.

이렇게 흔한 질병은 보통 등한시하기 쉽다. 게다가 알츠하이머병은 서서히 발병하고 지속적으로 진행되므로 조기 발견이 어렵다. 그래서 노인들에게 위험 신호가 나타나더라도 대부분 '나이든 어린이'의 모습일 뿐이라고 단순하게 치부해버리는 경우가 많다. 실제로 '늙으면 아이가 된다'는 속담처럼 나이가 들면 성격이 점점 어린아이와 같아진다. 하지만 이렇게 '다시 젊어지는 것'이 건강하게 장수하기 위한 징조라고 잘못 생각하는 사람이 적지 않다. 어떤 사람들은 이런 노인을 보고 머리는 하얗게 세었으나 얼굴은 소년처럼 붉다는 뜻의 '백발홍안白髮紅顔'이라는 말로 비유하기도 한다. 그러나 의학 연구자료에 따르면 이렇게 '다시 젊어지는 것'은 사실 알츠하이머병의 초기증상이다.

알츠하이머병은 매우 '교활'하게도 나이든 노인의 지혜를 몰래 야금야금 갉아먹고 서서히 그들의 영혼을 잠식해 그들의 행동을 천박하고 유치하게 만들어버린다.

알츠하이머병의 증상은 '하지 못하는 네 가지'로 나타난다고 정리한 사람이 있다.

- 지나간 일을 기억하지 못한다. 주로 최근에 일어난 일에 대한 기억력이 감퇴하고 특히 방금 한 말도 새까맣게 잊어버린다.
- 계산을 정확하게 하지 못한다. 일상생활에서 아주 작은 계산도 정확하게 하지 못하거나 계산하는 방법을 아예 모른다.

- 길을 찾지 못한다. 집에서 조금만 멀리 떨어져 있어도 집을 찾아오지 못한다.
- 말을 제대로 하지 못한다. 사고가 빈약하고 말이 단조로우며 때때로 혼잣말을 하거나 어떤 일에 대해 계속 하소연한다.

이렇게 '나이든 어린이'는 어린 시절 옆집 울타리를 넘어 몰래 과일을 훔쳐 먹었던 일, 젊은 시절 군복을 입고 전장으로 나가 앞장서서 적진으로 돌격했던 일은 기억하지만 아침에 무엇을 먹었는지 방금 무슨 말을 했는지는 기억하지 못한다. 항상 '이것저것 잘 잊어버리고' 무슨 일이든 '돌아서면 금방 까먹기' 일쑤인지라 가스레인지에 물 주전자를 올려놓은 것도 깜빡하고 찌개를 끓이던 것도 잊어버려 냄비를 홀랑 태워버린다. 그럼에도 우리는 '아이고 참, 나이가 드니까 기억력이 나빠지셨네'라고 말하며 좋게 좋게 수습하려고만 한다.

단지 늙었다는 이유만으로 기억력이 떨어지는 것일까?

한 전문가는 인간의 기억력을 옷걸이에 비유한다. 옷걸이 하나에 한두 벌의 옷을 걸 수는 있지만 한꺼번에 열 벌의 옷을 걸면 옷이 떨어지고 만다. 정상인이 과도한 스트레스를 받거나 지나치게 많은 일이 생기면 '지나간 일을 기억하지 못하는' 상황이 생기는 것은 바로 이러한 이치이다. 그러나 일이 끝난 다음에는 보통 다시 생각이 나기 마련이다. 하지만 알츠하이머병 환자들은 옷걸이가 갈수록 줄어들어 새 옷이 생겨도 걸 수 있는 옷걸이가 없다. 그러나 이전에 걸어 두었던 옷들은 아직 걸려 있다. 즉, 최근에 일어난 일은 기억하지 못하지만 옛일은 기억하는 것이다. 병세가 심해져 옷걸이가 떨어지는 지경에 이르면 원래 걸려 있던 옷도 이와 더불어 떨어지게 된다. 오래된 기억마저 사라져버리는 것이다. 중증 알츠하이머병 환자는 가족도 알아보지 못하고 집안에서도 '길을 잃어' 화장실이 어디에 있는지조차 찾지 못한다.

혹시 주위에 이런 '나이든 어린이'가 있다면 가능한 한 빨리 병원으로 데려가 치료를 받도록 하고 어린아이를 돌보듯 그들을 보살펴야 한다.

잃어버린 물건은 다시 찾을 수 있고 잃어버린 과거는 다시 떠올릴 수 있지만 질병으로 인해 잃어버린 본성은 원래대로 돌아오기 어렵다. 뇌를 아끼고 보호하는 길은 멀고 더할 나위 없이 중요하다.

알루미늄과 알츠하이머병

최근 몇 년간 발표된 동물과 인체에 관한 연구자료에 의하면 알루미늄이 신경계의 여러 기능에 영향을 미칠 수 있는 만성 신경 독성물질이며 주로 학습 기억력 장애, 알츠하이머병, 뇌전증 등을 유발할 수 있다고 지적했다.

영국의 유행병학 연구자들은 알루미늄 농도가 비교적 높은 수돗물을 공급하는 지역에서 알츠하이머병 발병률이 높게 나타났다는 사실을 발견했다.

또한 일정 기간 신장투석 치료를 받았던 환자 대부분이 알츠하이머병으로 발전한 사례가 있었는데 이후 조사에서 투석에 사용된 기기에 혼입된 미량의 알루미늄 원소가 주범인 것으로 밝혀졌다.

한편 많은 알츠하이머병 환자의 알루미늄 함량이 평균치보다 높은 수준이었으며 철분 복용 후 증상이 경감된 것으로 나타났다.

그러니 알츠하이머병에 걸리고 싶지 않다면 '알루미늄 냄비, 알루미늄 도시락, 알루미늄 캔맥주'를 멀리해야 한다는 사실을 명심하자.

후각 소실이나 변비는 파킨슨병의 전조 증상이다?

1996년에 개최된 제26회 애틀랜타 올림픽 개막식에는 세 차례에 걸쳐 헤비급 챔피언 타이틀을 거머쥐고 통산 열아홉 번 타이틀 방어에 성공한 무하마드 알리가 성화대에 올랐어요. 이 전설의 복서가 온몸을 떨면서 느릿느릿 힘겹게 올림픽 성화를 점화하는 모습은 전 세계의 이목을 집중시켰고 그와 더불어 '파킨슨병'도 주목을 받게 되었어요.

1996년 봄, 세계적으로 유명한 천재 수학자 천징룬陳景潤이 파킨슨병으로 세상을 떠났다. 소수 p에 대해 $p+2$도 소수임을 증명해낸 위대한 수학자 천징룬은 수학의 난제 중 하나인 '골드바흐의 추측'에 빠져 있었지만 끝내 해결하지 못했다. 생전에 그는 '골드바흐 하나에 파킨슨병 하나를 더하면 둘이 된다'라고 유머러스하게 말하곤 했다.

파킨슨병, 즉 진전마비는 노년층에게 나타나는 신경계 만성 진행성 퇴행성 질환이다. 발병 원인은 중뇌 '흑질' 부위 뇌세포의 과도한 노화가 중요한 신경전달물질인 '도파민' 분비 부족을 유발하기 때문이다. 도파민 분비가 현저하게 감소하면 운동장애, 근육경직, 경련, 걸음걸이 자세 이상 등의 증상이 나타난다.

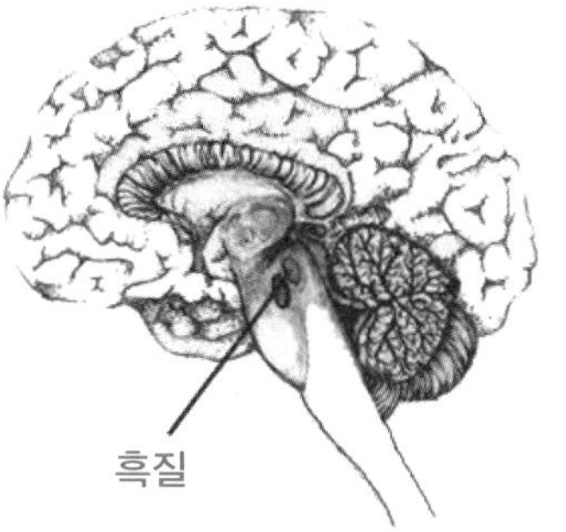

[그림2-9] 파킨슨병의 병변 위치는 중뇌 흑질이다

파킨슨병은 오래전부터 있었던 병으로 중국의 고대 의학서에서도 이 병에 대한 기록을 찾아볼 수 있다. 당나라 손사막이 편찬한 《비급천금요방備急千金要方》에는 '금아주金牙酒'로 '오랫동안 풍사風邪와 경증痓證으로 온몸이 뻣뻣해지고 돌아누울 수도 없으며 걸음걸이가 이상해지고 소화가 잘 안 되는 증상 등을 치료한다'라고 기록되어 있다. 이러한 특징은 파킨슨병에 걸리면 나타나는 보행장애와 동작이 느려지는 증상과 매우 흡사하다. 금나라의 《유문사친儒門事親》에는 '59세인 한 남성이…… 병에 크게 걸려 물건을 잡을 수 없을 정도로 손발을 떨고 음식을 씹어 삼키지 못하며……'라는 사례가 적혀 있다. 기록에 따르면 이 노인 남성의 발병 원인은 확실치 않으나 만성 진행성 떨림이 나타났고 수의적 운동장애와 우울증이 동반된 것으로 보아 파킨슨병이었을 가능성이 상당히 크다.

통계에 따르면 파킨슨병은 나이가 증가할수록 발병 빈도가 높으며 60세 이상의 발병률은 2퍼센트 이상에 달한다. 현재 중국의 파킨슨병 환자는 400~600만 명에 육박해 중국에서 파킨슨병은 알츠하이머병에 이어 두 번째로 흔한 신경계 퇴행성 질환이 되었다. 노인성 질환인 파킨슨병은 발병 과정이 비교적 짧은 편이다. 3~5년이 지나면 증상이 점차 악화되고, 말기에는 혼자 힘으로는 아무것도 하지 못하게 되고 치매 증상까지 나타나기도 한다.

파킨슨병이라고 하면 '손발이 떨리고 행동이 느리며 걷는 자세가 앞으로 쏠린 모습'을 떠올리는 사람이 많다. 사실 파킨슨병은 이러한 증상이 나타나기 수년 내지 수십 년 전부터 다른 증상들을 통해 우리에게 신호를 보낸다. 다만 우리가 그 신호들을 파킨슨병과 미처 연결지어 생각하지 못할 뿐이다.

혹시 중년에 접어들었다면 후각에 이상이 생기지는 않았는지 살펴보자. 후각이 둔해지면 구수하고 향기로운 음식이 코앞에 있어도 냄새를 전혀 맡지 못한다. 꽃밭에 향긋한 꽃향기가 진동해도 오색찬란한 아름다운 꽃들을 눈으로만 볼 수 있을 뿐이다. 가까이 다가가 냄새를 맡아보지만 그윽한 꽃향기를 맡을 수 없다.

코로 냄새를 맡지 못하는 것은 귀로 소리를 듣지 못하는 것처럼 소홀히 할 수 없는 문제이다. 이비인후 질환이 있거나 심한 감기에 걸린 게 아니라면 파킨슨병의 경고 신호일 수도 있기 때문이다!

파킨슨병의 가장 초기증상이 코에서 시작된다는 사실이 믿기 어려울지도 모르겠다. **연구에 따르면 후각 감퇴는 보통 손발이 떨리고 동작이 느려지는 운동장애가 나타나기 3~7년 전에 이미 나타나는 증상으로 현재 가장 중시되는 파킨슨병의 조기 경고 신호이다!**

앞서 말한 대로 파킨슨병이 생기는 주요 원인은 뇌 부위의 신경전달물질인 '도파민' 분비 부족이다. 후각신경구 표면 부위에 있는 세포는 도파민을 신경전달물질로 여기고 도파민 부족을 매우 민감하게 감지한다. 그래서 과학자들은 후각 소실을 파킨슨병의 조기 경고 신호로 간주한다.

후각 소실뿐만 아니라 변비도 소홀히 할 수 없는 파킨슨병의 경고 신호이다! 장기간 변비 증상이 지속되고 배변이 원활하지 않다면 소화기관 질환 외에 파킨슨병이 아닌지 의심해 보아야 한다!

아마도 변비와 파킨슨병은 전혀 상관없는 소리라고 생각할 것이다. 그렇다면 어째서 변비가 파킨슨병의 신호인 것일까?

일반적으로 하루에 배변 횟수가 1회 미만이면 변비라고 할 수 있다. 임상 유행병학 조사 결과 70~80퍼센트의 파킨슨병 환자가 변비 증상이 있으며 심한 변비로 고생하는 환자도 있는 것으로 나타났다. 또한 연구에 따르면 변비 증상이 있는 사람은 하루 평균 배변 횟수가 1회인 사람보다 파킨슨증후군에 걸릴 확률이 2.7배나 높다!

파킨슨병 환자 대부분은 전형적인 증상이 나타나기 십여 년 전부터 변비 증상을 겪는다. 최근 많은 신경생리학 연구 결과를 통해 '변비'와 '파킨슨병'의 관계에 관한 확실한 증거가 속속 밝혀지고 있다. 도파민을 분비하는 중뇌 흑질 부위의 뉴런 변성과 변비의 연관성이 매우 크다는 것이다. 연구에 따르면 신경계 변성이 일어나면 장의 연동운동 시간이 길어지고 대장의 운반 속도가 지연되어 변비를 유발한다.

그러므로 후각이 둔해지거나 변비로 고생하고 있다면 파킨슨병은 아닌지 의심해 보자! 소위 '임상 전 단계'에 해당하는 경고 증상들이 나타나면 적극적으로 의사의 진료를 받고 유전자나 생체표지자 관련 검사를 통한 조속한 진단과 치료를 통해 신경세포를 보호하고 세포의 변성과 노화를 늦춰야 한다. 그래야 파킨슨병으로 인한 운동장애가 나타나는 시기를 미루어 황혼의 즐거움을 만끽할 수 있다!

변비의 천적

장을 부드럽게 하여 배변을 원활하게 하는 지구혈의 자극은 기가 허해 생긴 변비 증상에 매우 효과적이다.

변화의 속도가 빠르고 생활수준이 향상된 현대사회에서는 잡곡과 채소 섭취 감소, 육류 섭취 증가로 인해 만성 기능성 변비 증상에 시달리는 사람이 갈수록 많아지고 있다. 비단 중노년층뿐만 아니라 습관성 변비로 인해 안색이 어둡고 얼굴에 나는 뾰루지로 고생하는 청소년도 적지 않다. 현대인에게 변비는 흔한 질환이자 말하기 어려우면서도 날마다 겪어야 하는 고통이 되었다.

흔한 만성 소화기 증상인 변비의 임상 증상은 배변 시 과도한 힘이 필요하고 불완전한 배변감이나 항문폐쇄감, 옆구리가 그득한 느낌이 들며 복부팽만, 잦은 트림으로 나타난다.

한의학에서는 변비가 대장의 전달 기능 장애로 나타나는 증상으로 비장, 위, 신장과 밀접한 관계가 있다고 여긴다.

그림2-10과 같이 매일 아침 일어나 지구혈을 눌러 주거나 가볍게 두드려 주거나 약한 배변감이 있을 때 지구혈을 세게 눌러 주면 변비를 효과적으로 치료할 수 있다.

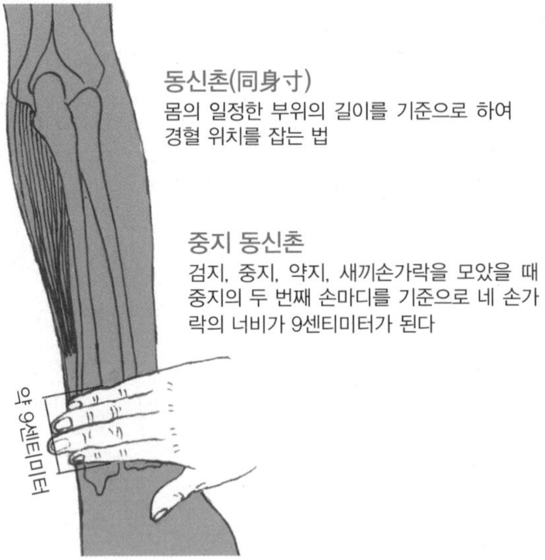

[그림2-10] 지구혈 누르는 법

당신은 뇌졸중으로부터 안전합니까?

'뇌중풍'이라고도 불리는 '뇌졸중'은 인체에 '강렬한 지진'을 일으키는 것처럼 엄청난 영향을 미쳐요. 그리고 여러 가지 전조 증상은 마치 지진이 발생하기 전에 빛이 번쩍이는 것처럼 뇌졸중의 경고 신호가 된답니다.

수염을 깎으려고 고개를 돌렸는데 갑자기 팔에 힘이 빠져 면도기를 바닥에 떨어뜨리고 말았다.

음식을 맛보려고 젓가락으로 집었는데 갑자기 팔이 제멋대로 움직이는 바람에 음식이 원을 그리며 날아가 버렸다.

무슨 말을 하려는데 갑자기 혀가 뻣뻣해지면서 붓는 느낌이 들더니 혀가 꼬부라진 소리가 났다.

고개를 젖혀 물을 마시는데 갑자기 사레가 들려 물을 삼키기 힘들었다.

어떤 물건을 바라보는데 갑자기 한쪽 눈이 흐려지거나 그 물건이 두 개로 겹쳐 보이면서 눈앞에 검은 점이 떠다니고 심지어 눈앞이 캄캄해졌다.

항상 한쪽 얼굴, 한쪽 팔, 한쪽 손가락이 무감각하고 뻣뻣하게 경직되어 있는 느낌이다.

이러한 증상들이 마치 잔잔한 바람이 불어오듯 몇 초 또는 몇 분 안에 흔적도 없이 금세 사라지는 경우가 있다. 이럴 때면 '응? 어떻게 된 일이지? 술에 취했나?'라는 생각이 들면서 헛웃음이 난다. 그렇다면 다행히 한순간의 착각일 수 있다.

그러나 고혈압, 당뇨병, 고지혈증, 심방세동, 관상동맥질환, 흡연, 음주, 비만, 심한 코골이 등이 있는 65세 이상인 사람에게서 위와 같은 증상이 나타났다면 대뇌로부터 일과성 허혈 발작이라는 레드카드를 받은 것이다.

일과성 허혈 발작은 뇌졸중의 전조 증상으로 민간에서는 '작은 뇌졸중', '소중풍', '미풍微風' 등이라고도 한다. 그럼 뇌졸중이란 무엇일까? 한의학에서는 '졸중, 즉 중풍은…… 갑자기 풍을 맞는 것으로 졸중풍이라고

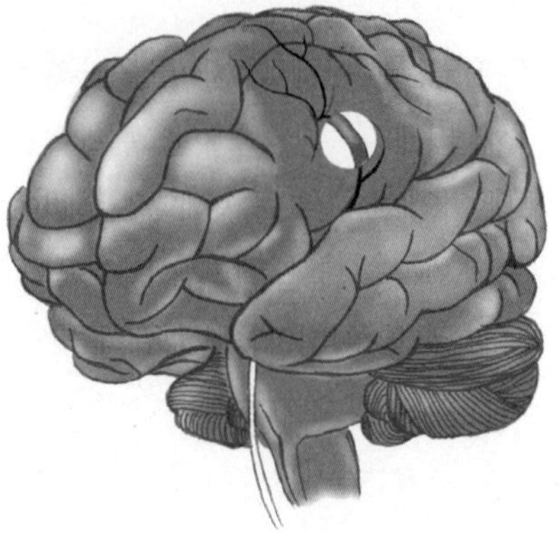

[그림2-11] 뇌혈관질환은 중국인의 사망원인 1위이다

도 부른다. 졸중에 걸리면 갑자기 눈앞이 아찔하고 어질어질하며 인사불성이 되는 증상 등이 나타나기 때문에 중풍이라는 병명이 붙여졌다'라고 정의한다. 간단히 말하면, 뇌졸중은 대뇌에 산소와 영양성분 등을 운반해 주는 혈관이 막히거나 터져서 뇌에 혈액공급이 중단됨으로써 뇌 조직의 부분적 기능이 손상된 증상이며, 이로 인해 발생한 장애가 24시간 이상 지속되는 것이다.

뇌졸중은 출혈성 뇌졸중과 허혈성 뇌졸중으로 나뉜다. 뇌출혈과 지주막하 출혈은 출혈성 뇌졸중에 속하고, 뇌경색이라고도 불리는 뇌혈전과 뇌전색은 허혈성 뇌졸중에 속한다. 허혈성 뇌졸중은 뇌졸중의 3분의 2 이상을 차지한다. (그림2-12 참조)

뇌 조직은 허혈성 손상과 무산소성 손상에 매우 민감하다. 뇌에 혈류공급이 중단될 경우 2분이 지나면 뇌 전기 활동이 멈추고, 5분이 지나면 비가역성 손상이 나타난다. 뇌와 혈관은 전등과 전선의 관계에 비유할 수 있다. 전등에 에너지를 전달하는 전선이 끊기면 불이 꺼지듯이 뇌에 혈액을 공급하는 혈관이 막히면 대뇌는 생명의 빛을 잃게 된다. 다시 말해 혈액이 공급되지 않아 뇌세포가 죽으면 신체 기능에 대한 대뇌의 통제력이 상실되어 신체감각, 운동, 언어, 삼킴, 균형 등의 기능을 제어할 수 없게 된다. 이렇게 되면 뇌졸중이 발생해 손발 마비, 반신불수, 혀가

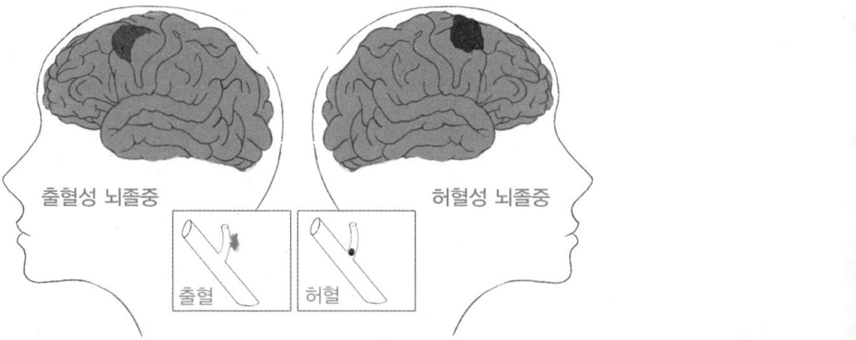

[그림2-12] 뇌졸중의 두 가지 임상 유형

굳어 발음이 어눌해지고, 사레에 자주 들리며, 머리가 어지러우면서 힘이 빠지는 증상 등이 나타난다. 죽은 뇌세포는 재생되지 않기 때문에 뇌졸중이 일어나면 보통 영구적인 후유증이 뒤따른다.

뇌졸중의 특징은 발병률과 사망률이 높고 심각한 장애를 유발할 확률이 높다는 것이다. 중국에서 뇌졸중은 이미 사망원인 1위를 차지하며, 세계적으로도 인구의 사망과 장애를 유발하는 주요 원인으로 꼽힌다. 관련 데이터에 따르면 전 세계 여섯 명 중 한 명이 뇌졸중을 앓을 가능성이 있고, 6초마다 한 명씩 뇌졸중으로 사망하며, 6초마다 한 명씩 뇌졸중으로 인해 영구적인 장애를 입고 있다. 역사의 기나긴 과정을 살펴보면 전 세계적으로 휘몰아쳤던 격동의 시기는 잘 극복하였으나 뇌졸중으로 목숨을 잃은 위대한 인물이 여럿 있었다. 그래서 뇌졸중이 세계의 구도를 바꾸어 놓았다며 탄식까지 하는 사람도 있다.

역사적 만남으로 세계 질서에 상당한 영향을 미친 스탈린, 루스벨트, 처칠은 결국 뇌졸중 앞에 무릎을 꿇었고 끝내 모두가 뇌졸중으로 사망했다. (그림2-13 참조) 혁명의 지도자 레닌, 영국의 '철의 여인' 마가렛 대처, 일본의 전 총리 오부치 게이조, 이스라엘 전 총리 샤론도 뇌졸중으로 세상을 떠났다. 희극배우 찰리 채플린, 화가 쉬베이홍도 뇌졸중으로 사망했다. 한국의 이종욱 전 세계보건기구 사무총장도 2006년 WHO 연례총회 개최를 이틀 앞두고 뇌졸중으로 쓰러져 급작스럽게 세상을 떠났다.

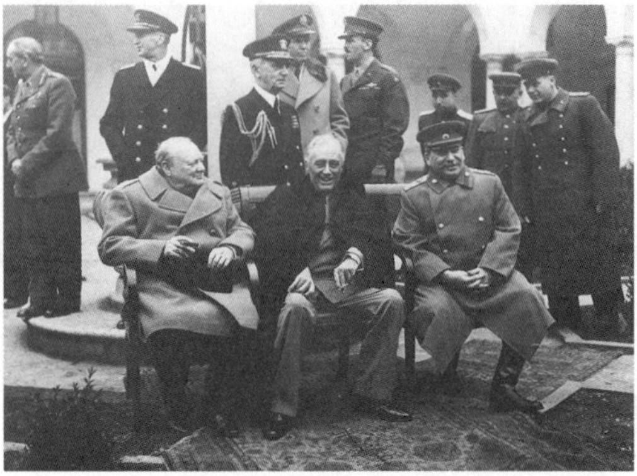

[그림2-13] 뇌졸중으로 목숨을 잃은 세 명의 역사적 인물 (왼쪽부터 처칠, 루스벨트, 스탈린)

그 누구도 '뇌졸중'과 맞닥뜨리길 원하지 않을 것이다! 통계에 따르면 75퍼센트의 뇌졸중 환자가 각기 다른 정도로 노동력을 상실했고 약 40퍼센트의 환자가 중증 장애를 앓게 되었다. 체격이 건장하고 기개가 호방한 풍운아가 하루아침에 반신불수가 되어 침대에 누워 지내고 혼자 힘으로는 아무것도 하지 못하는 신세가 되어버린 모습을 상상해 보라!

사실 뇌졸중은 갑자기 맹렬한 기세로 돌진해 오지만 '산에 비가 쏟아지려고 하면 누각에 바람이 불어오듯이' 전조 증상이 있다. 이러한 전조 증상이 바로 앞에서 언급한 '일과성 허혈 발작', 즉 작은 뇌졸중이다. 작은 뇌졸중 증상은 눈 깜짝할 사이에 지나가 버릴 정도로 발작 시간이 매우 짧은 편이다. 수초 간 지속될 때도 있고 수분 내지 수시간 지속될 때도 있다. 보통 24시간 안에 증상이 저절로 완화되며 후유증이 전혀 없다. 그래서 대부분 대수롭지 않게 넘기고 뇌졸중의 경고 신호라는 사실을 전혀 깨닫지 못한 채 증상이 사라졌으니 괜찮다고만 생각한다. 그러나 제때에 예방할 시기를 놓치면 뇌졸중이 발생할 가능성이 매우 크다.

옛사람들은 '중풍에는 전조 증상이 있기 마련이다. 엄지손가락과 집게손가락에 감각이 없는 것 같거나 손발을 자유자재로 움직일 수 없거나 근육이 꿈틀거리면 3년 안에 틀림없이 중풍을 맞게 된다'라고 말했다. 통계에 따르면 작은 뇌졸중 증상이 나타난 환자 가운데 50퍼센트가 적어도

5년 안에 뇌졸중을 한차례 겪는다. 또한 적절한 진단과 치료가 이루어지지 않았을 경우 이 중 10퍼센트의 환자가 작은 뇌졸중 발생 후 90일 안에 뇌졸중을 겪는다고 한다.

그러므로 특징적인 경고 신호 증상이 나타났다면 자세한 검사를 통해 문제의 본질을 파악하고 다시는 돌아오지 않을 귀중한 치료시기를 놓치지 말아야 한다. 그래야만 뇌졸중 발생을 효과적으로 막을 수 있다. (그림 2-14 참조)

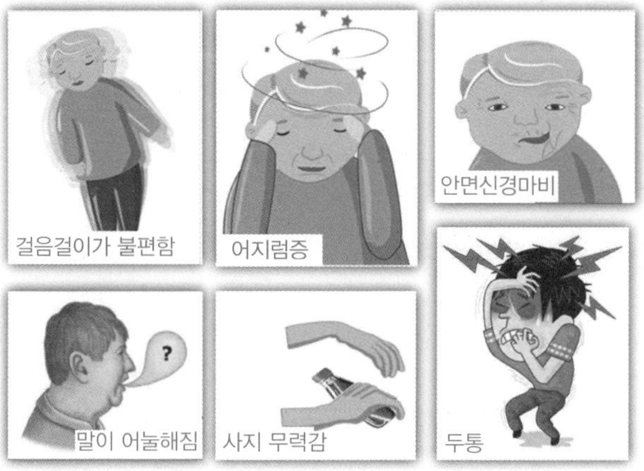

[그림2-14] 뇌졸중의 경고 신호

뇌졸중 경고 신호가 나타나면 절대 간과하지 말고 빠른 시간 안에 의사의 진료를 받아야 한다. '시간이 곧 생명이다'라는 말을 명심하자! 조기 진단과 치료를 통해 뇌혈관 상황을 명확히 파악하고 의사의 적절한 조치가 이뤄지면 이 무시무시한 병마를 막아낼 수 있다.

뇌졸중을 예방하려면 평소 지방과 당분 섭취를 제한하고 단백질과 비타민C 섭취를 늘려야 한다. 담배에 들어 있는 니코틴 성분은 혈액의 점성을 높이고 혈소판 응고 작용을 증가시켜 허혈 상태를 심화시키며, 과도한 음주는 뇌세포를 직접적으로 파괴한다. 따라서 음주와 흡연은 멀리하는 것이 좋다.

이밖에 운동을 많이 하고 꾸준히 머리를 빗고 좋은 마음가짐과 올바른 생활 습관을 갖는 것도 효과적인 예방법이다.

'작은 뇌졸중' 경고 신호가 나타나면 그동안의 생활방식과 '절교'해야 할 때가 되었다는 뜻이다!

머리 빗기의 마력

'매일 천 번씩 머리를 빗으면 머리카락이 희어지지 않는다(《제병원후론諸病源候論》).'

'여름의 석 달 동안 매일 아침 100~200번 정도 머리를 빗으면 저절로 풍風이 제거되고 눈이 밝아진다(《섭생소식론攝生消息論》).'

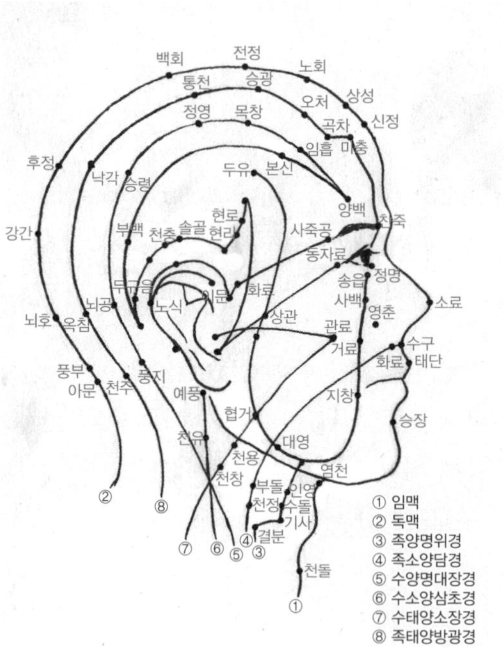

[그림2-15] 독맥은 머리의 중심선을 지나고 양옆으로 방광경과 담경이 분포되어 있다

머리를 빗는 것도 건강을 지키는 방법 가운데 하나라는 사실을 아는 사람은 아마 거의 없을 것이다.

머리는 모든 양기가 모이는 곳으로 십이경맥, 백오십여 개의 경혈, 십여 개의 기경팔맥이 전부 머리 부위에 분포되어 있다. (그림2-15 참조)

머리빗기는 '침을 놓듯이' 머리 부위의 경혈을 자극하는 일종의 경락 마사지이다. 평소에 소뿔이나 나무로 만든 빗으로 이마의 머리카락이 난 언저리부터 목 뒤의 머리카락이 있는 곳까지 50회 이상 빗으면 십이경맥이 소통하고 기혈의 흐름이 원활해진다. 또한 대뇌 신경 기능을 조절하고 정신이 들면서 머리가 맑아지고 눈과 귀가 밝아지고 질병을 예방하는 효과를 얻을 수 있다.

알아봅시다

갑자기 의식을 잃고 쓰러진 사람을 보면 어떻게 해야 할까?

저혈당과 뇌혈관 병변은 실신을 유발하는 주범으로 순식간에 '꽈당' 하고 고꾸라지는 비극을 맞게 될 수 있어요.

앞에서 걸어가던 노인이 갑자기 다리에 힘이 풀려 그 자리에서 벌렁 쓰러진다.

옆에 서 있던 친구가 갑자기 당신을 덮치며 넘어진다.

카페에서 친구와 수다를 떠는데 갑자기 '쿵' 하는 소리가 나면서 어떤 사람이 쓰러지고 주변은 엉망이 되었다……

이렇게 '갑자기 의식을 잃고 쓰러지는 것'을 실신이라고 한다. 실신은 급작스러운 대뇌 혈액 부족이나 산소 부족으로 인해 일시적으로 의식을 잃게 되는 증상이다. 실신은 혼수상태처럼 지속시간이 긴 편이 아니다. 쇼크가 혈압이 내려가도 의식이 비교적 있는 상태라면 실신은 의식 장애가 나타난다. 실신을 유발하는 주요 원인은 심장의 혈액 박출량 감소, 심정지, 갑작스러운 혈압 저하, 일시적인 뇌혈관 폐색 등이다. 실신하면 갑자기 넘어지고 의식을 잃게 되며 얼굴이 창백해지고 팔다리가 차가워지고 소변이 샐 수 있다. 그러나 일반적으로 경련 증상은 보이지 않는다.

실신을 유발하는 또 다른 요인은 다음과 같다. 첫째, 배뇨성 실신과 같은 신경반사 이상이다. 배뇨성 실신은 글자 그대로 배뇨 시 갑자기 의식을 잃고 쓰러지는 증상으로 20~30세 남성과 일부 노년층에게서 많이 나타난다. 둘째, 기립성저혈압에 의한 실신으로 갑자기 일어날 때 순간적으로 핑 도는 증상이다. 셋째, 고개를 갑자기 돌렸을 때 나타나는 경동맥동 과민성으로 인한 실신이다. 넷째, 출혈, 더위, 피로 등 외부자극에 의한 실신이다.

어떤 요인에 의한 실신이든 전부 뇌 혈류량 감소와 직접적인 관계가 있다. 뇌 혈류량은 심박출량, 뇌관류압, 뇌혈관저항에 따라 달라진다. 심박출량이 감소하면 뇌 혈류량이 감소하나 대뇌의 자체 조절 능력을 통해 혈압이 70수은주밀리미터까지 내려간 상황에서도 뇌로 혈액을 공급할 수 있다. 그러나 혈압 변화에 매우 민감한 사람들은 뇌에 혈액공급이 부족해지기 쉽다. 뇌 혈류량이 정상수치의 40퍼센트까지 감소하고 이 상태가 길어지면 의식을 잃게 되고 반응력을 완전히 상실할 수 있다.

이렇게 잠깐 쓰러지는 증상을 결코 가볍게 여겨서는 안 된다. 짧은 시간 안에 저절로 회복될 수도 있지만 그 짧은 시간 동안 목숨을 잃을 수도 있기 때문이다.

혹시라도 의식을 잃고 쓰러진 사람을 보게 되면 어떻게 해야 할까?

'놀라움'에 압도당해 넋 놓고 바라만 볼 것인가? 아니면 목이 터져라 '도와주세요'라고 외칠 것인가? 아니면 단숨에 달려가 '인공호흡'을 시도해볼 것인가?

그것도 아니면 옆에서 차분하고 느긋하게 그 사람이 깨어나기만을 기다릴 것인가?

실신한 사람이 반듯이 누워 있다면 누워 있는 자세 자체가 대뇌 혈액공급을 방해하지는 않을 것이다. 그러므로 얼마 후에는 맥박이 힘 있게 뛰고 호흡이 깊고 빨라지면서 환자의 의식이 점차 돌아올 것이다. 이때에는 환자의 옷깃과 벨트 등을 풀어 주어 호흡을 원활하게 유지하도록 도와주는 것이 좋다.

의료구조대가 서둘러 도착하지 못하는 상황이라면 사혈이 가장 빠르고 간단한 방법이다. 피를 뽑아내는 사혈요법은 《황제내경黃帝內經》에서 비롯된 것으로 원문에는 다음과 같이 설명하고 있다.

'무릇 병을 치료하려면 먼저 어혈을 제거해야 한다(《소문 · 혈기형지편素問 · 血氣形志篇》).'

'아랫배가 팽만해지면서 덩어리가 생기고 기혈이 통하지 못해 갑자기 아픈 증상은 족태음비경과 족궐음간경을 취해 그 혈락을 찔러 사혈한다(《영추 · 열병靈樞 · 熱病》).'

'혈기가 울체되면 그것을 제거하고 좋지 못한 피를 뽑아낸다(《황제내경》).'

중국의 전설적인 명의 편작이 '시궐尸厥(갑자기 기절하여 사람을 알아보지 못하는 것이 마치 죽은 사람처럼 보이는 증상)'에 걸린 괵나라 태자를 백회혈 사혈로 되살렸다는 이야기와 화타가 조조의 '심한 두통'을 사혈로 치료했다는 이야기는 유명하다. 현대 침구학 전문가 양제빈楊介賓은 갑작스럽게 발생하는 급증急症을 치료할 때 양증陽證인 사람에게 사혈요법을 활용하였는데, 열을 내리고 담을 삭이고 막힌 곳을 열어주어 정신을 돌아오게 함으로써 위급한 생명을 구했다. **갑자기 실신한 사람이 있다면 절대 함부로 옮기면 안 된다. 과도한 흔들림으로 모세혈관이 파열될 수도 있기 때문이다. 의료구조대가 도착했다면 환자를 긴급히 병원으로 호송해야 한다.**

대만의 어느 노한의사의 사혈을 활용한 인명 구조 사례

대만의 한의사 샤보팅夏伯挺은 젊은 시절에 사혈을 통해 환자를 살린 적이 있다.

당시 그는 타이중 펑지아대학에서 교수로 재직 중이었다. 어느 날 오전 강의를 하는 도중에 한 교수가 강의실로 뛰어들어와 가쁜 숨을 몰아쉬며 '샤교수님, 빨리 와보세요! 학과장님이 뇌졸중으로 쓰러졌어요!'라고 크게 외쳤다.

샤보팅은 즉시 3층으로 올라가 학과장의 상태를 살폈다. 안색도 나쁘고 말도 어눌하고 입도 비뚤어진 것이 틀림없는 뇌졸중 증상이었다. 그는 학생에게 당장 교문 밖에 있는 약국에 가서 주삿바늘을 사 오라고 했고 주삿바늘로 학과장의 열 손가락을 찔렀다. 열 손가락 끝에서는 전부 피가 나왔고 몇 분 정도 지나자 학과장의 안색이 변하면서 두 눈에 생기가 돌기 시작했다. 입만 여전히 비뚤어져 있는 상태였다. 샤보팅은 학과장의 귀를 잡아당겨 귀가 빨개질 때까지 문지른 후 주삿바늘로 양 귓불을 찔렀다. 양 귓불에 핏방울이 맺히자 기적이 일어났다. 5분도 채 되지 않아 학과장의 입 모양은 다시 원래대로 돌아왔고 말도 또박또박할 수 있게 되었다.

학과장이 한참을 앉아 있다가 따뜻한 차를 마신 후에야 샤보팅은 그를 부축하여서 1층으로 내려와 차를 몰고 병원으로 데려갔다. 수액을 한 병 맞고 하룻밤 휴식을 취한 학과장은 다음날 퇴원 후 학교로 출근을 했다. 모든 일이 평소와 같았고 후유증도 전혀 없었다.

[주의사항]

이 방법은 의료구조대가 없는 환경에서 활용하며 반드시 경험이 풍부한 한의사가 실시해야 한다. 여건이 허락된다면 최대한 빨리 병원으로 호송해 전문 의료진의 치료를 받도록 하는 것이 가장 좋은 방법이다!

제3장

한눈에 알아보는
뇌 치료법

지난 20년의 뇌과학 발전에 관하여

대뇌는 가장 복잡한 신체 기관이에요. 뇌 활동에 대해 한층 더 심도 있게 이해하고 뇌 암호를 해독하는 것은 많은 과학자들이 흥미를 느끼는 분야랍니다.

뇌를 연구하는 뇌과학은 21세기 생명과학 연구의 중요한 과제로 인정받았다. 널리 알려진 대로 뇌과학 연구는 미국에서 시작되었다. 레이건 대통령의 알츠하이머병 투병 소식으로부터 자극을 받은 것인지 아닌지는 확실치 않지만 1989년 조지 부시 대통령은 취임 즉시 '뇌의 10년'이라는 계획을 내놓았다.

당시 미국의 과학자들은 뇌 연구의 중요성을 알리기 위한 운동을 펼치고 있었다. 그들은 미국과학학회, 정부 기관, 국회와 함께 뇌 연구에 대해 광범위한 토론을 펼쳤고 마침내 '1990년 1월 1일부터 20세기 마지막 10년을 뇌 연구 10년으로 정한다'라는 법안을 공동 발의했다. 이 법안은 미국 의회에서 통과되었다.

미국 정부가 '뇌의 10년' 계획을 발표하자 다른 나라에서도 잇달아 관련 계획들을 내놓기 시작했다.

1991년 유럽에서는 '유럽 뇌 10년' 계획을 발표했다. 확정된 연구 목표에는 뇌신경유전학, 신경기능회복, 기억연구, 행동신경학, 신경면역학 등이 포함되었다.

1995년 뇌신경과학총회(IBRO)에서는 '21세기'를 '뇌의 세기'라고 부르자고 제안했다.

1996년 일본은 20년 동안 실시할 '뇌과학시대' 계획을 수립했다. 미국과 유럽에서 속속 뇌과학

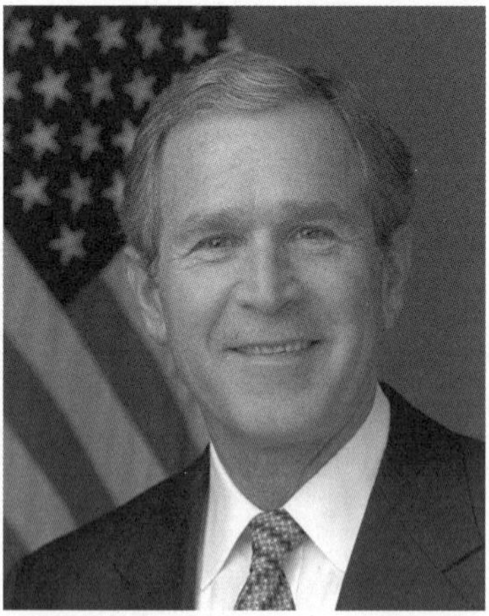

[그림3-1] 미국의 41대 대통령 조지 부시

연구계획을 내놓자 일본 정부는 향후 20년간 매년 뇌과학 연구에 천억 엔을 지원하겠다고 밝혔다. 일본의 뇌과학 연구계획은 주로 세 가지로 나뉜다. 첫째, 뇌 기능을 연구하고 명확히 밝힌다. 둘째, 뇌 질환을 인식하고 해결한다. 셋째, 인간의 뇌를 모방한 인공지능 컴퓨터를 개발한다.

1997년 인류의 뇌 계획이 미국에서 정식으로 시작되었다. 미국 정부는 여러 분야의 전문가를 초빙해 뇌과학 연구에 대해 논의하면서 인류의 뇌 계획을 수립했다. 이 계획의 목표는 각국의 신경과학자, 정보학자와 협력하여 공동으로 뇌 연구를 진행하고, 현대화 정보기술을 활용하여 뇌 구조와 기능 연구를 연계시켜 관련 데이터베이스를 구축하고 뇌 기능, 뇌 구조, 뇌 신경망 지도를 그리는 것이었다.

인류의 뇌 계획이 시작되자 미국의 20여 개 대학과 연구소가 이 연구계획에 참여했다. 이후 영국, 독일, 프랑스, 스웨덴, 노르웨이, 스위스, 오스트레일리아, 일본 등 19개 국가에서도 잇달아 이 계획에 참여했다. 2001년에는 중국이 인류의 뇌 계획에 참여하면서 이 계획에 참여한 스무 번째 국가가 되었다.

2005년 경제협력개발기구(OECD) 글로벌사이언스포럼에 참가한 일곱 개 회원국은 뇌에 대한 이해도를 높이고 신경계 질환을 효과적으로 예방 치료하기 위한 뇌 연구 프로젝트를 실시했다.

2012년 미국의 과학자들은 다시 '인류 뇌 활동지도'라는 계획을 추진했다. 이를 매우 중시한 오바마 정부는 수정을 거쳐 이 계획을 국가적 차원의 과학계획으로 격상시켰다. 또한 정부 예산을 통해 이 연구계획에 1억 달러를 지원할 것이라고 공표했다.

2013년 1월 유럽연합은 휴먼브레인 프로젝트를 발표했고 해당 프로젝트를 유럽연합 미래 신기술 프로젝트 목록에 포함시켰으며, 향후 10년 동안 휴먼브레인 프로젝트에 10억 유로를 투자할 것이라고 밝혔다.

미국과 유럽에서 내놓은 뇌 연구계획은 뇌과학 연구 발전에 박차를 가했다. 아울러 파킨슨병, 알츠하이머병 등 500여 종의 뇌 질환 진단과 치료에 도움이 되었으며 인간의 건강 수준과 삶의 질을 향상시켰다. 뇌과학 연구는 유전학, 세포생물학, 생리학, 생물정보학, 해부학, 행동과학,

정보기술 등 다양한 분야의 발전을 촉진하면서 동시에 관련 산업의 발전도 적극적으로 이끌었다. PET(양전자 단층촬영), fMRI(기능적 자기공명영상), SPECT(단일광자 단층촬영) 등 새로운 고해상도 뇌 영상기술이 유행하기 시작하면서 '독심술'도 가능해졌다.

뇌 영상 과학자들은 우리가 손가락을 움직일 때, 마음속으로 숫자를 셀 때, 음악을 들을 때 각기 다른 뇌 영역에서 붉은색과 노란색이 뒤섞인 불꽃같은 영상이 나타난다는 사실을 확인했다. 이러한 영상을 근거로 과학자들은 피검사자가 어떤 손가락을 움직였는지, 어떤 속도로 숫자를 셌는지, 어떤 음악을 들었는지를 추측할 수 있다. 이제 피검사자를 다시 만나보지 않아도 가장 진실한 그들의 모습을 영상으로 보고 이해할 수 있게 된 것이다.

뇌지도, 대뇌의 문을 열다

의사가 'CT를 찍어 봅시다'라고 하는데 CT가 무엇일까요? 왜 찍자고 하는 걸까요?

뇌지도는 과학자가 뇌 영상기술을 활용해 뇌의 내부를 볼 수 있는 상세 지도이다. 과학자는 이러한 뇌 영상기술을 통해 뇌의 특정 영역과 해당 기능 사이의 관계를 이해할 수 있다. 한편 의사는 뇌 영상기술을 통해 뇌 질환이 발생한 위치를 확인한 후 그에 적합한 치료를 시행할 수 있다.

과학이 발전함에 따라 CT, MRI, fMRI, PET가 우리의 생활 속으로 들어오기 시작했다. 이러한 촬영기술은 인간의 정신을 그려내는 도구가 되어 대뇌로 깊이 들어가는 문을 열어 주었고 인간의 생각을 생리적 성분의 범주로 끌어들였다.

그런데 이러한 촬영기술은 대체 어떤 것이며, 왜 찍는 것일까? (121쪽 그림3-2 참조)

X선 사진(단순 두개 촬영): X선은 기본적인 두개골 병변 검사방법이다. 정면촬영과 측면촬영으로 나뉘며, 주로 두개골의 두께, 밀도, 각 부위의 구조, 두개 봉합 상태, 두개저 벌어짐, 터어키안, 두개내 석회화상 등을 관찰하는 데 사용된다. 가격이 저렴하고 검사가 간편하면서 안전하나 신체에 따라 방사선 노출 민감성이 다를 수 있다.

CT(컴퓨터 단층촬영): CT는 1972년 두개골 관련 질병 진단에 처음으로 응용되었다. CT가 도입됨으로써 뇌 조직을 채취하지 않고도 뇌 내부의 관련 부위에서 일어나는 미세한 병변을 발견할 수 있게 되었다. CT 스캔 검사는 편리하고 신속하고 안전하며 기존의 X선 영상보다 해상도가 훨씬 뛰어나 병변 진단의 정확성을 대폭 향상시켰다. 그래서 **가장 실용적인 뇌 영상 진단학 검사방법으로 꼽히고 있다.** 뇌졸중, 뇌경색, 뇌출혈(지주막하 출혈), 뇌점거성 병변은 보통 CT를 먼저 촬영한다. 그러나 CT는 두개골 아티팩트(영상잡음)가 쉽게 발생해 후두개와 병변에 대한 해상도가 비교적 떨어지는 편이며, 뇌 기능 대사 상황을 보여주지 못한다는 단점이 있다.

MRI(자기공명영상): 1980년대 초반부터 임상에 응용되기 시작한 MRI는 자기장으로 인체를 훤히 꿰뚫어 보는 검사이다. 신체 내부를 '투명하게' 들여다볼 수 있는 MRI는 다양한 차원에서 상세한 뇌 영상 촬영이 가능하고 환자가 별도의 준비 없이 안전하고 편안하게 검사를 받을 수 있다. MRI는 보통 뇌혈관질환, 탈수질환, 백질이영양증, 뇌종양, 뇌위축증, 선천적 뇌 기형, 외상성 뇌손상, 각종 원인으로 인한 두개내 감염, 뇌병증 진단과 감별진단에 활용된다. 단, 가격이 비싼 편이고 심장 페이스메이커를 부착한 환자는 MRI 검사를 받을 수 없으며 폐소공포증이 있는 환자도 받지 않는 것이 좋다.

fMRI(기능적 자기공명영상): fMRI는 디옥시헤모글로빈의 변화를 감지하여 대뇌피질 기능을 측정하는 기술로 **'활동 중인 뇌'를 관측하기에 가장 좋은 방법이다.** 뇌가 시각 활동, 청각 활동, 일부 신체 활동, 사고 활동을 할 때 해당 뇌 기능 영역의 혈류량, 혈류 속도, 혈액산소함량, 국소관류상태 등의 변화를 측정하여 우리가 생각하는 것을 관찰하는 '독심술 기기'가 바로 fMRI이다. fMRI의 장점은 혈액이 유입된 뇌세포의 자기장 변화를 감지하여 뇌 기능을 영상화함으로써 뇌 구조와 기능의 관계를 정확히 파악할 수 있다는 것이다. 반면에, 규모가 크고 시설이 비교적 잘 갖춰진 병원에서만 fMRI 검사를 받을 수 있다는 것이 단점이다.

PET(양전자 단층촬영): 최근 들어 임상에 응용되고 있는 PET는 비침습적으로 인간의 뇌 진화 과정을 탐색하는 기술이다. PET 검사를 위해 의사는 양전자를 방출하는 방사성핵종이 함유된 의약품을 피검사자에게 투여한다. 불소, 탄소, 질소와 같은 물질이 혈액으로 유입되어 뇌 영역까지 공급되면 대뇌에서 가장 바쁜 곳에 집중적으로 모여든다. 이러한 물질이 양전자를 방출하여 붕괴되면 감마선을 방출하는데 이때 PET 스캐너를 통해 감마선을 내보낸 뇌 영역을 기록할 수 있다. PET를 통해 기록된 뇌 기능 투시도는 뇌의 대사활동을 관측하는 데 활용된다. 이 기술은 뇌의 생리적 대사와 병리적 대사활동을 객관적으로 그려낼 수 있다. 특히 종양, 뇌전증, 파킨슨병, 치매 등 질병의 병리적 생리적 과정, 혈류영상, 분자 대사 수준을 인식할 수 있다는 점에서 중요한 의의가 있다. 하지만 PET 촬영은 가격이 비싸고 방사성 물질을 사용해야 한다.

SPECT(단일광자 단층촬영): 테크네튬, 요오드, 탈륨과 같은 방사성동위원소로 표기된 의약품을 피검사자에게 투여하면 혈뇌 장벽을 통해 뇌 조직으로 유입된다. 뇌 안에 분포되는 현상액은 국소뇌혈류량과 정비례하기 때문에 혈류량이 풍부한 뇌 조직으로 현상액이 집중되면 단일광자가 방출된다. 이때 SPECT 촬영기가 정보를 수집하고 영상을 재구성하면 뇌의 각 영역의 국소혈류량 단층 영상을 얻을 수 있다. **종양과 같은 뇌점거성 병변에 대한 SPECT 기술의 진단 양성률은 일반적으로 80퍼센트 정도이다.** 특히 뇌수막종, 양성 또는 악성 혈관종양에 대한 진단 양성률은 90퍼센트에 육박한다. SPECT 기술은 뇌 혈류와 뇌 대사를 이해하는 데 중요한 역할을 한다. 허혈성 뇌혈관질환, 뇌종양의 혈류 상태, 감별을 위한 수술 이후나 방사선요법 이후의 재발과 흉터는 SPECT 기술을 통해 비교적 뚜렷하게 진단할 수 있다. 그러나 뇌 조직의 해부구조에 관한 영상의 해상도가 부족하다는 것이 단점이다.

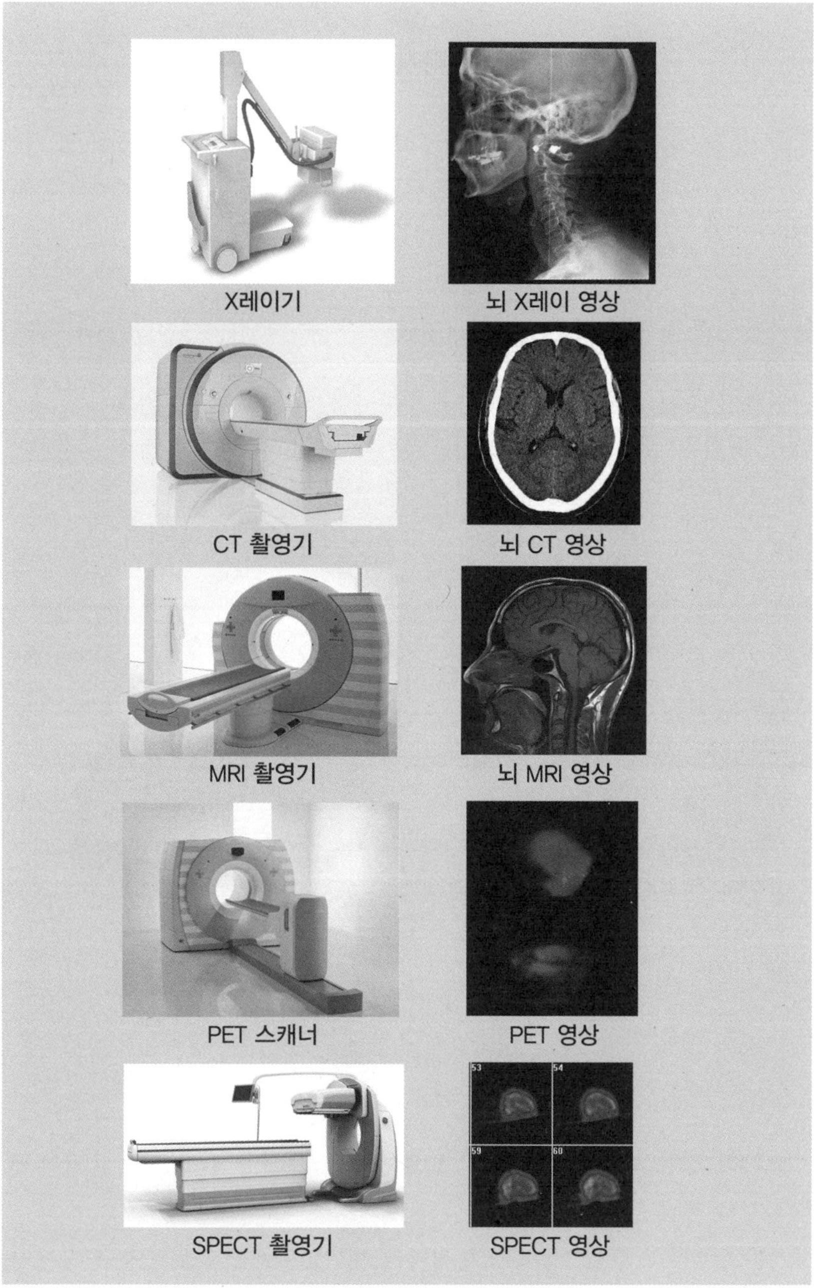

[그림3-2] 각종 검사장치와 해당 영상 결과

잃어버린 소리를 다시 찾아주는 인공와우

듣는 기능은 세상을 더욱 활기차게 만들어요.

인간이 귀라는 작은 나팔 모양을 통해 다양한 소리를 들을 수 있다는 것은 누구나 아는 사실이다. 그러나 귀는 소리를 듣게끔 해주는 작은 부분에 불과하다. 실제로 소리는 공기의 진동을 통해 뇌로 전달된다.

청력이 생기는 과정을 간단히 살펴보기로 하자. 물체의 이동이나 음파 등은 주변의 공기를 진동시킨다. 귀의 고막이 이러한 진동을 포착하면 청소골이 확대되면서 진동을 달팽이관으로 전달한다. 달팽이관으로 전달된 진동은 전기신호로 바뀌어 청각중추로 보내진다. 청력이 생기는 경로는 그림3-3과 같다.

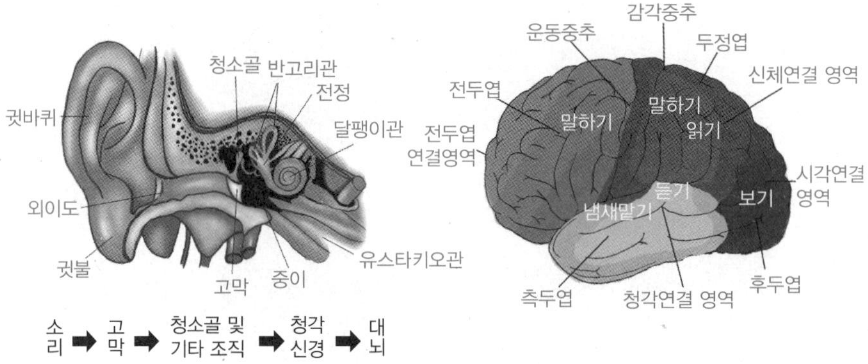

[그림3-3] 청력이 생기는 과정

소리의 진동은 청각 수용체인 달팽이관에서 신경 펄스로 전환되어 청각신경을 통해 중추로 보내진다.

청각중추는 측두엽 안의 끝 쪽에 위치해 있고 청각 정보가 이곳에서 처리되어 식별된다.

청력은 인간에게 매우 중요하며, 언어와 지능발달 모두 청력과 밀접한 관계가 있다. 인간의 언어 학습은 모방에 의한 것이므로 청력이 민감할수록 언어발달 수준이 높아진다. 유아기에 청력을 상실하게 되면 언어체계와 지능발달에 부정적인 영향을 미친다. 성인의 경우 청력을 상실하거나 청력이 좋지 않으면 뇌 위축이 가속화될 수 있다. 청력 상실이나 청력 손상 후 소리를 들을 수 없거나 거의 듣지 못하게 되면 말하는 것도 점차 줄어들고 뇌에 자극이 부족해져 언어와 청력을 처리하는 뇌 영역이 빠르게 퇴화되어 인지장애와 심리문제를 유발할 수 있기 때문이다.

청력손실을 유발하는 원인은 다양하다.

가장 단순한 원인으로는 고막이나 고막 위에 있는 청소골에 이상이 생기는 경우이다. 이는 대부분 귀를 잘못 후비거나 중이염이 생겼기 때문인데, 이러한 증상은 비교적 쉽게 치료 가능하고 보청기를 착용하여 소리를 확대시키면 문제를 해결할 수 있다.

다음으로는 부적절한 항생제 사용 등으로 달팽이관의 청각유모세포가 손상된 경우이다. 이런 경우에는 보청기를 착용하더라도 소용이 없으며 데시벨을 가장 높이더라도 아무런 소리도 듣지 못한다.

선천성 내이기형이나 전정도수관 확장증 등 선천적인 원인으로 귀가 들리지 않게 된 사람도 있다. 이런 경우에는 인공와우가 도움이 된다. 일종의 전자장치인 인공와우는 몸 밖에 있는 언어처리기가 소리를 부호화된 전기신호로 전환하면 체내에 이식된 전극을 통해 직접 청각신경을 자극하여 청력 기능을 회복시키거나 다시 살려주는 수술이다. 현재 인공와우는 중증 청력손실이나 무청각증인 경우에 흔한 치료법이 되었다.

선천적 청각장애가 있는 환자는 5세 이전에 인공와우를 이식하는 것이 가장 좋다. 인간의 청각 언어중추는 5세 무렵에 발달이 완성된다. 그러나 선천적 청각장애인은 언어발달 이전에 귀가 들리지 않게 되는 탓에 청각 언어중추가 발달하지 않으므로 가소성을 잃게 된다. 그러므로 5세 이후에 인공와우를 이식하면 소리를 들을 수는 있으나 말을 알아들을 수 없어 정상적인 언어를 습득할 방법이 없다. 만일 아이의 청력에 문제가 있다는 사실을 발견하면 부모는 가능한 한 빨리 제때에 치료를 받도록 해야 한다.

질병으로 인해 귀가 들리지 않게 된 성인 환자가 인공와우를 이식하면 청력이 회복되어 비교적 짧은 시간 안에 언어능력을 되찾을 수 있다. 성인 환자는 귀가 어두워지기 전까지는 청력 기능이 정상적으로 작동해 정상적인 대화가 가능했었고 청각 언어중추도 이미 정상적으로 발달했기 때문이다. 그래서 인공와우를 이식하면 청력이 회복되어 언어적 기억이 신속히 환기될 수 있다. 보청기를 착용해도 효과가 없거나 효과가 비교적 떨어지는 성인 환자라면 되도록 일찍 인공와우를 이식해야 한다. 귀가 들리지 않는 시간이 너무 길어지면 언어적 기억이 점차 흐려져 언어 기능에도 영향을 미칠 수 있기 때문이다.

인공와우 기술은 점차 보편화되고 있으며 지금까지 전 세계적으로 최소 수십만 명의 청각유모세포 손상 환자가 인공와우를 통해 정상적인 생활을 되찾았다.

청각신경 손상은 매우 심각한 상황으로, 현재 이 문제를 연구하고 있는 과학자들이 적지 않다. 이들은 환자들이 이 세상의 소리를 듣게 하기 위해 청신경을 지나 더 많은 신경조직을 자극하는 치료 연구에 박차를 가하고 있다.

시각장애를 유발하는 사시, 백내장, 녹내장

외부세계에 대한 인지의 70퍼센트는 시각을 통해 이루어져요.

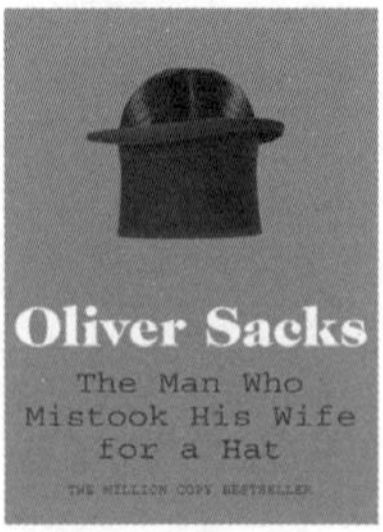

올리버 색스의 《아내를 모자로 착각한 남자》(그림 3-4 참조)에는 매력적인 할머니가 등장한다. 그녀는 영리하고 말솜씨가 좋고 유머러스하며 우아한 분위기를 풍기는 노부인이다.

[그림3-4] 《아내를 모자로 착각한 남자》 책 표지

그런데 조물주가 이 '완벽한' 여인을 질투라도 했는지 짓궂게도 그녀의 후두엽에 심한 뇌졸중이 생기게 했다. 이때부터 그녀는 왼쪽에 있는 사물을 인지하는 능력을 상실해 오른쪽에 있는 물건만 손으로 집고, 오른쪽 머리만 빗어 넘기고, 오른쪽 입술에만 립스틱을 바르고, 자신이 입은 옷의 오른쪽 매무새만 다듬었다. 음식도 접시의 오른쪽에 놓인 음식만 먹었다. 그리고는 간호사에게 음식이 너무 적다고 불평을 했다. 접시 왼쪽에 놓인 음식은 그녀의 시야에 전혀 들어오지 않았다.

'사물을 본다'라는 것은 어떤 과정을 통해 이루어질까?

빛이 동공을 통해 눈으로 들어가면 각막과 수정체를 통과하면서 망막에 상이 맺힌다. 망막에 분포된 시세포(원추세포, 간상세포)가 이 정보를 감지하면 시신경에서 빛을 전기신호로 바꾸어 시각중추에 전달한다. 바로 이때 우리가 보게 되는 것이다. (그림3-5 참조)

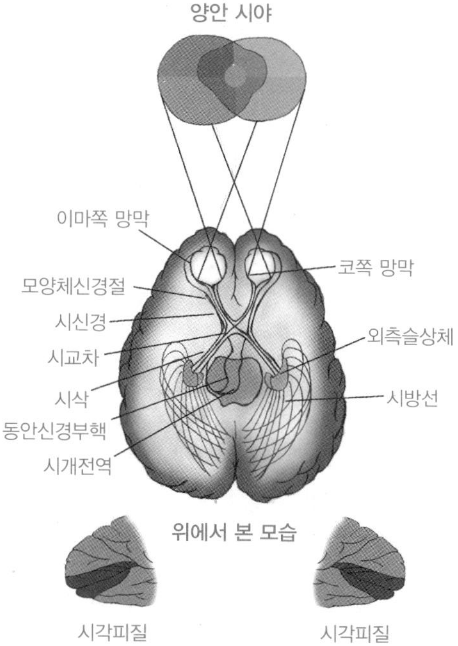

[그림3-5] 망막의 구조

사물을 보고 그것이 무엇인지를 이해하려면 실시간으로 이러한 정보를 분석해야 한다. 그렇지 않으면 이러한 정보가 지나가버려 그 사물이 무엇인지 확실히 분간할 수 없게 된다. 그러므로 눈과 대뇌에서 최대한 빨리 눈으로 들어온 빛의 정보를 분석해야만 중요한 모든 정보를 파악할 수 있다.

우리는 시각에게 매우 잘 속는다. 원래 눈을 통해 들어오는 이미지는 시각의 중심에 접근할수록 또렷해지고 반대로 멀어질수록 흐릿해지게 되어 있다. 그러나 실제로는 눈이 계속해서 시각의 중심을 움직이기 때문에 세상을 전체적으로 뚜렷하게 볼 수 있다는 착각을 일으킨다.

그럼 사시, 백내장, 녹내장은 시각 경로의 어느 부분에서 문제가 생긴 것일까?

속칭 '사팔눈'이라고 불리는 **사시**는 한쪽 눈의 시선이 정면을 바라볼 때 다른 쪽 눈의 시선이 위쪽, 아래쪽, 안쪽, 바깥쪽 등으로 치우치는 증상이다. 사시는 영유아나 아동에게 많이 나타나고 선천적 유전과 후천적 질병의 요인으로 나뉜다. 사시가 있으면 움직임에 제한을 받고 복시가 생기며 현기증, 구역질, 걸음걸이 불안정 등 전신 증상까지 나타난다.

아이에게 사시 증상이 나타나면 가능한 한 빨리 교정해 주어야 한다! 제때에 치료하지 않으면 성인이 되었을 때 치료를 받더라도 효과가 전혀 없기 때문이다. 일반적으로 선천성 사시(대부분 내사시)는 출생과 함께 또는 출생 후 6개월 이내에 발생한다. 현재 '프리즘 교정'과 '외안근 수술'은 사시의 주요 치료 방법으로 활용되고 있다.

백내장은 비교적 치료가 쉬운 안질환으로, 수정체 혼탁으로 인해 시야가 뿌옇게 보이는 증상이다. 노화, 유전, 국소적 눈 영양장애, 면역 및 대사이상, 외상, 중독, 방사선 노출 등이 수정체 대사장애를 일으키면 백내장을 유발한다. 혼탁해진 수정체에 가로막혀 빛이 망막에 제대로 맺히지 못하면 마치 눈앞에 베일이 가려진 것처럼 사물의 선명도가 매우 떨어진다. 백내장 발병률은 나이가 증가함에 따라 매년 높아진다. 통계에 따르면 65세 이상의 많은 노년층이 각기 다른 정도의 백내장 증상을 보였고, 수술을 통해 인공수정체를 이식하면 문제가 해결되는 것으로 나타났다.

녹내장은 안압 상승으로 시신경과 안구 부위의 조직이 손상되어 시력 저하와 시야협착을 유발하는 질환이다. 선천성 녹내장 환자는 안구가 지나치게 돌출된 편이며 빛을 두려워하고 눈물을 자주 흘리며 눈 주위에 경련이 일어나고 각막이 혼탁하며 칭얼거리며 보채거나 구토나 땀을 많이 흘리는 증상 등이 나타난다. 녹내장 가운데 만성 폐쇄각 녹내장 발생 비율이 점차 증가하고 있으며 주로 청장년층에게 많이 나타나고 있다. 업무 중 눈의 피로, 눈과 머리를 지나치게 많이 사용한 경우, 장기간 불면증 등의 요인은 만성 폐쇄각 녹내장을 유발할 수 있다.

만성 폐쇄각 녹내장의 초기증상은 눈이 항상 피로하고 시큰거리면서 건조하고 시야가 흐릿하나 휴식을 취하면 증상이 완화되기도 한다. 그러므로 눈에 이러한 증상이 나타나면 절대 예사로 여기지 말고 제때에 치료를 받아야 한다. 그렇지 않으면 시야결손, 시력저하를 일으키고 심한 경우 실명에 이를 수도 있다. 녹내장은 실명의 주범이다. 그러나 조기 진단과 치료를 통해 녹내장의 발생 위험을 낮출 수 있다.

적록색맹

보통 색맹검사는 빨간색과 녹색을 구분하는 것이다. 혹시 이렇게 생각하는 사람이 있을지도 모르겠다. '빨간색'과 '녹색'은 확연히 다른데 굳이 구분할 필요가 있을까?

사실 적록색맹은 가장 흔한 색각이상 증상으로 여성보다 남성에게 더 많이 나타난다. '빨간색과 녹색은 전혀 다른데 왜 구분하기가 어렵지?'라며 의아하게 여기는 사람도 있을 것이다. 이것을 이해하려면 진화설부터 살펴보아야 한다. 인류를 포함한 포유류 조상은 '빨간색'을 식별할 수 없었다. 그래서 지금까지 대다수 포유동물이 적록색맹이며 고대 유인원 시대에 들어서야 빨간색을 감지할 수 있도록 유전자가 진화하기 시작했다.

이때부터 인류는 장미와 하트가 어떤 색인지 감지하기 시작한 것이다.

병을 치료하고 싶다면 스스로를 자극해 보자!

'전기충격요법'은 이름처럼 매우 거친 치료 방법이에요.

기존의 '전기충격요법' 과정은 이러하다. 치료 전류량(또는 전압값)과 시간을 설정한 후 전극의 탄성중합체에 전도성 페이스트를 적당량 바르고 환자의 양쪽 관자놀이에 붙인 다음 전극 손잡이에 달린 마이크로스위치를 움직여 전극을 열어 치료를 실시한다.

자, 이제부터 일어나는 일을 통해 진정한 전기충격이 무엇인지 알게 될 것이다!

전극을 열면 일정량의 전류가 환자의 머리 부위에 충격을 가하여 대뇌의 뉴런이 전기신호를 보내고 여러 가지 신경전달물질이 방출된다. 환자는 곧바로 의식을 잃고 뇌전증 대발작과 유사한 경련 반응을 보인다. 이후 의식이 흐릿해졌다가 점차 뚜렷해지는데 이때 걸리는 시간은 10~30분 정도로 일정하지 않다.

환자가 깨어나면 보통 멍한 상태가 된다. 마치 뇌가 다시 결합된 것처럼 혼란스러워 어찌할 바를 몰라 하거나 단기기억을 상실하기도 한다.

아마도 장자는 '삶이 있으면 죽음도 있다方生方死'라는 문장을 쓸 때 후세에 '전기충격요법'이라는 이렇게 거친 방법이 나타나 자신이 주장했던 세계를 실천하게 될 줄은 상상도 하지 못했을 것이다. '전기충격요법'을 받는 대다수 환자가 '삶과 죽음은 하나'라는 체험을 하고 있다. 마치 전류의 충격으로 '자아'가 연기처럼 사라져버리고 새롭게 태어날 육체만 남은 것처럼 말이다.

전기충격요법은 1930년에 조현병 증상을 개선할 목적으로 정립되었다. 그러나 임상시험 결과 가장 뚜렷하게 개선된 것은 조현병이 아니라 심각한 우울증이었다. 통계에 따르면 전기충격요법을 받은 환자의 3분의 2가량이 우울증 증상이 사라졌다.

기존의 전기충격요법을 받은 환자에게서는 사지 경련 증상이 나타났고 경련 시 근육 수축이 강렬해 골절과 탈구가 쉽게 발생했다. 급기야 환자들은 전기충격요법을 받아야 한다는 말을 들으면 공포감을 느끼면서 자신이 '전기고문'을 받는 줄 착각했다. 그러나 현재 사용되는 전기충격요법은 경련을 일으키지 않는 새로운 방법이다. 치료 중 사지 경련을 방지하고 매우 경미한 근육 움직임만 있도록 치료 전에 환자의 정맥에 적당량의 마취제와 근육이완제를 주사함으로써 치료의 안전성을 높이고 치료주기를 단축시키며 진단과 치료의 질을 향상시키는 방법이다. 이로써 보다 많은 환자가 전기충격요법을 이해하고 안심하고 치료를 받을 수 있게 되었다.

물론 누구나 전기충격요법을 받을 수 있는 것은 아니다. 악성 고혈압증, 심근경색, 불안정 협심증, 심부전, 판막성 심장병, 뇌동맥류, 두개내종양, 두개내압 항진을 앓고 있는 환자는 전기충격요법을 받을 수 없다. 심한 전신병이 있거나 신체 상황이 좋지 않거나 마취 위험이 높은 환자도 마찬가지이다.

전기충격요법을 받으면 어느 정도 기억이 상실된다는 이유로 정신질환 치료 분야에서는 이를 둘러싸고 많은 논쟁이 벌어졌다. 가령 과학자가 이러한 부작용을 이용해 뇌에서 고통스러운 기억을 '없애버린다'는 것이다. 누구의 뇌에나 많든 적든 간에 고통스러운 기억들이 존재한다. 모욕적인 기억일 수도 있고 실연의 기억일 수도 있다. 전기충격요법은 이러한 기억들을 완전히 없애버릴 수 있다.

네덜란드 네이메헌대학의 클로스 박사팀은 전기충격요법을 사용하여 뇌 안에 있는 특정 기억을 없앴다는 사실을 최초로 보고했다. 이러한 새로운 시도는 향후 우울증 환자와 마음의 상처를 입은 사람들이 고통스러운 과거를 잊는 데 도움이 될 것이라는 가능성을 열어주었다.

과학자들은 전기충격요법을 실시하기 전에 환자에게 영화를 보게 했는데 전기충격 치료가 끝난 후 환자는 치료 전에 보았던 영화를 전혀 기억하지 못했다. 과학자들은 이를 통해 전기충격요법이 뇌 안의 특정 기억을 없앨 수 있다는 사실을 알게 되었다. 하지만 이러한 과정에는 아직 신비하고 오묘한 부분이 많다. 더욱 심도 있는 연구가 이루어져야만 이와 같은 수수께끼가 풀리겠지만 '죽고 싶을 정도로 슬프고 고통스러운' 기억을 인생에서 지우는 것은 이제 더 이상 머나먼 꿈이 아닌 듯하다.

전기충격요법은 상당한 효과가 있지만 매우 거친 편이므로 어느 정도 위험성이 따른다. 앞서 언급했듯이 과거 전기충격요법은 근육이완제를 사용하지 않아 환자의 어깨가 탈구되거나 골절될 정도의 경련을 일으켰다. 과학자들은 지금까지도 전기충격요법의 원리를 완전히 명확하게 파악하지 못했다. 그러므로 현재 전기충격요법은 주로 심한 우울증이나 조현병 환자에게 사용되고 있다. 부득이한 경우가 아니면 쉽게 사용할 수 없는 치료법인 것이다.

결국 우리를 진정으로 즐겁게 할 수 있는 것은 전기가 아니라 지혜라고 하겠다.

주목받는 저체온 치료

아마 '저체온 치료'라는 단어를 들으면 떠오르는 것이 전혀 없을지도 몰라요. 하지만 뇌외상, 허혈성 뇌질환, 뇌졸중 등과 같은 치명적인 뇌손상은 낯설게 느껴지지 않을 거예요. '저체온 치료'는 바로 이러한 질병의 새로운 치료법이랍니다.

1996년, 과학자들은 물을 냉각시키는 기기를 이용해 중증 외상성 뇌손상 환자들의 체온을 낮추었는데 그 결과 환자 열 명 가운데 일곱 명이 외상 이전의 정상적인 상태로 회복되었다. 같은 해 또 다른 과학자들은 390명의 뇌졸중 환자를 관찰한 결과 뇌졸중 이후 바로 체온을 낮추면 환자의 사망률을 감소시킬 수 있다는 사실을 발견했다. 이때부터 저체온 치료법이 주목을 받으며 점차 치료에 응용되기 시작했다.

저체온 치료란 무엇일까?

뜻밖의 심한 교통사고로 불가피하게 중상을 입게 되면 뇌혈종이나 뇌내압 상승 증상이 나타날 수 있고 심한 경우 사망할 위험까지 있다. 이때

의료진이 교통사고 환자를 냉수로 가득 찬 매트 위에 눕히고 냉수가 들어 있는 패드로 환자의 몸을 완전히 감싸게 하여 환자를 서서히 '동면' 상태로 만든다. 이렇게 하면 환자의 체내 혈액이 차가워지면서 뇌 온도도 이에 따라 내려가므로 뇌사를 막을 수 있다.

이처럼 물리적인 방법으로 환자의 체온을 목표 수준까지 낮추어 질병을 치료하는 방법이 바로 '저체온 치료'이다.

단순히 '체온을 낮추는 것'인데 어떻게 이렇게 큰 위력을 발휘할 수 있을까?

인간의 뇌 조직은 산소 소비량이 많다. 그러나 뇌 안에 산소를 비축할 수 있는 능력이 제한적이므로 혈액 부족과 산소 부족에 매우 민감하다. 갑자기 심장이 멈추면 뇌수종이나 뇌헤르니아처럼 저산소성 뇌병증이 발생할 수 있다. 대뇌에 혈액공급이 중단되면 뇌 조직 안의 산소가 10초가량이면 전부 소모된다. 뇌 조직 안의 ATP, 크레아틴, 인산 등 에너지 대사 촉진 물질은 2분 안에 전부 소모되며, 대뇌피질의 산소가 5분 동안 부족하면 신경세포가 대거 죽기 시작한다. 급성 심정지로 인해 뇌에 혈액공급 부족 상태가 4분 이상 지속되면 심폐소생술에 성공하더라도 심각한 뇌 기능 장애가 나타날 수 있다.

뇌에 혈액과 산소 부족 상태가 나타났을 때 가장 좋은 방법은 뇌의 산소 소비량을 감소시키는 것이다. 이렇게 하면 뇌 조직의 괴사를 늦출 수 있다. 성공적인 심폐소생술은 뇌에 산소를 공급할 수 있고, 저체온 치료법은 뇌 조직의 산소 소비량을 감소시킬 수 있다. 또한 뇌에 혈액공급이 부족할 때 섭씨 34도의 중등도 저체온법으로 치료하면 뇌 조직 뉴런의 괴사를 경감시키고 뇌 기능을 개선하여 빨리 회복시킬 수 있다. 머리 부위의 온도를 섭씨 30도까지 낮추면 심정지 상태가 5분 이상인 사람의 뇌 조직 손상을 경감시킬 수 있고 혈액공급 부족으로 인한 뇌경색과 뇌수종 발생 위험을 낮출 수 있다. 섭씨 30도 이하의 온도는 뇌신경을 해치므로 저체온 치료 시 온도가 지나치게 낮으면 안 된다. 뇌에 혈액공급이 부족할 경우 저체온 치료는 되도록 빨리할수록 좋다.

저체온 치료가 혈액이 부족한 뇌를 보호할 수 있는 이유는 다음과 같다. 첫째, 체온을 낮추면 뇌 대사와 뇌 조직의 산소 소비량을 낮추고 ATP가 소모되는 속도를 늦추며, 흥분성 신경전달물질의 합성, 방출, 흡수를 감소시키고 흥분성 신경독성을 줄일 수 있기 때문이다. 둘째, 혈관 투과성을 낮추고 혈뇌 장벽을 보호하며 뇌수종을 경감시키고 두개내압을 떨어뜨릴 수 있기 때문이다. 셋째, 세포 내 칼슘 증가를 억제하고 세포 내 칼슘 과부하로 인한 뇌세포 손상을 줄일 수 있기 때문이다. 넷째, 활성산소 수치를 낮추고 활성산소의 생성과 연쇄반응을 억제하며 혈액 부족으로 인한 뉴런 손상을 감소시킬 수 있기 때문이다. 다섯째, 국소 뇌허혈 재관류 이후 백혈구 집적을 억제하고 염증인자의 생성을 막아 뇌를 보호할 수 있기 때문이다. 이처럼 대뇌피질 안의 뉴런이 대거 괴사하는 것을 예방할 수 있는 비장의 무기는 바로 체온을 낮추는 것이다.

저체온 수치 등급은 국제적으로 아직 완전히 통일되지 않은 상태이다. 현재 공인된 분류법은 섭씨 34.1~37도인 경도 저체온, 섭씨 32.1~34도인 중등도 저체온, 섭씨 28~32도인 고도 저체온 등이 있다. 연구에 따르면 중등도 저체온의 뇌 보호 효과가 가장 뛰어났고, 다음으로 경도 저체온, 효과가 가장 떨어지는 것은 고도 저체온인 것으로 나타났다.

저체온 치료법을 실시하려면 특히 환자의 체온을 주의 깊게 살펴야 한다. 허혈성 뇌손상 환자는 국소감염이나 독소혈증으로 인해 고열이 생길 수 있다. 고열은 뇌의 혈액과 산소 부족 상태를 더욱 악화시키고 신경계 기능을 악화시키므로 뇌손상이 보다 심해질 수 있다. 그러므로 저산소성 허혈성 뇌손상 환자에게 저체온법으로 치료할 때에는 뇌 온도를 낮추는 동시에 체온도 합리적인 범위까지 낮출 필요가 있다.

저체온 치료법은 전신 냉각과 선택적 뇌 냉각으로 나뉜다. 물로 채워진 패드를 활용해 몸 전체의 온도를 낮추는 방법인 전신 냉각은 적절한 온도에 도달하면 체내의 장기를 보호할 수 있고 뇌 조직의 온도를 낮춰 뇌 조직도 보호할 수 있다. 선택적 뇌 냉각은 주로 냉각 탱크나 냉각 모자를 이용해 뇌 부위의 온도를 낮추는 방법이다. 이렇게 하면 머리 부위의 온도를 보다 빨리 낮출 수 있다. 온도를 낮추는 동안 환자의 경련을 방지하기 위해 근육이완제나 진정제를 적당량 사용할 수도 있다. 체온은 섭씨

32도로 유지하고 뇌 부위의 온도는 섭씨 30도인 것이 좋다. 이렇게 하면 뇌 대사, 산소 소비량, 뇌압 등이 적절한 상태가 되어 뇌를 보다 효과적으로 보호할 수 있다.

뇌의 자체적인 복원 능력

뇌는 손상되면 '자체적으로 조절할 수 있는 능력'이 있다. 최근 연구자들은 동물 실험을 통해 뇌에 '자체적인 조절 능력'이 있다는 사실을 증명했다. 뇌경색으로 한쪽 뇌 기능이 상실되면 다른 쪽 뇌의 신경회로가 다시 구성되면서 손상된 뇌 기능을 책임진다는 것이다.

연구자들은 실험용 흰쥐의 우반구 뇌경색 모형을 통해 흰쥐의 대뇌 우반구가 손상된 1~2주 후 좌반구 신경회로가 재구성되면서 연결 조합되기 시작했다는 사실을 발견했다. 이후 재구성된 좌반구 신경회로가 손상된 대뇌 우반구 기능을 담당하기 시작했는데 이러한 과정이 약 4주가량 소요되었다. 적당한 자극을 주면 이 과정은 더욱 순조롭게 진행되며 대뇌 좌반구도 우반구의 기능을 훨씬 수월하게 담당할 수 있다.

이처럼 뇌가 손상된 후 주어진 시간 안에 손상되지 않은 쪽의 뇌를 자극하면 전체 뇌 기능을 효과적으로 회복시키는 데 도움이 된다. 이 연구 성과는 뇌혈관질환과 뇌외상 치료에 새로운 길을 열어 주었다.

알아봅시다

음악치료의 탁월한 효과

음악은 세계 공통 언어예요. 아름다운 음악은 심신의 균형을 조절하고 기쁨을 주고 우울함을 달래주며 피곤함과 슬픔을 날려버리고, 가슴 속 깊은 곳에 있는 사랑과 갈망하는 마음을 불러일으킬 수 있어요.

음악은 뇌 기능을 전면적으로 개발하고 완전해지게 하는 데 도움이 된다. 음악은 뇌를 자극하고 청각 피질의 발육을 촉진하며 대뇌 좌우반구를 연결하는 뇌량의 발육을 촉진할 수 있다. 특수한 음악은 측두엽 기능을 자극하여 학습 효과를 더욱 높이고 뇌에 입력된 정보가 오래 기억에 남도록 하며 지능을 보다 향상시킬 수 있다. 음악을 들으면 기분이 좋아지게 할 수도 있다. 그래서 임상에서는 일부 병증을 치료할 때 음악을 활용하기도 하는데 치료 효과가 매우 높은 편이다. 최근 몇 십 년 사이에 음악치료는 정신과 의료의 중요한 치료법 중 하나가 되었다.

음악치료는 정신, 정서, 지적장애 등 환자의 상황에 따라 특수한 음악을 선택하여 치료하는 방법이다. 음악치료는 주로 생리적 · 심리적 측면을 통해 질병을 치료한다. 물리적 에너지인 음악의 음파는 조직 세포에 공명현상을 일으키고 인간의 뇌파, 심장박동수, 호흡에 영향을 미치며 신경계, 내분비기관, 소화기관의 기능을 개선한다. 또한 음악은 대뇌피질을 흥분시키고 인간의 감정을 개선하며 긴장, 초조함, 우울증 등 나쁜 심리 상태를 없애는 데 도움이 된다.

음악치료가 현대적인 새로운 치료법이라고 알고 있는 사람이 많은데 사실 음악치료는 유구한 역사를 지닌 고전적인 치료 방법이다.

2000여 년 전에 쓰인 《황제내경》에는 궁 · 상 · 각 · 치 · 우 다섯 음의 음계 특성과 오장五臟과의 관계에 따라 그에 어울리는 곡을 선택하여 질병을 치료한다는 '오음五音 치료법'이 기록되어 있다.

현대에 들어서야 연구자들은 음악이 뇌를 자극하게 되면 세로토닌(행복감), 엔도르핀(쾌락), 도파민(사랑의 '묘약')과 같은 쾌감을 주는 신경전달물질이 방출되어 질병을 치료하는 데 효과가 있다는 사실을 발견했다.

음악치료는 자폐증과 우울증에 대한 치료 효과도 매우 탁월하다. 음악치료는 청각기관을 자극해 대뇌를 자극하는 역할을 하므로 자폐증 환자의 위화감을 감소시키고 주변과의 교류를 북돋우며 사교력을 높이고 언어능력을 향상시킬 수 있다. 물론 단시간에 자폐증을 완치한다는 보장은 없지만 자폐증 환자의 상태를 효과적으로 조절하여 더 이상 반사회적인 행동을 보이지 않도록 할 수 있다. 또한 우울증 환자의 수면 질을 개선하여 점차 그들의 자존감과 자신감을 회복시키고 그들의 정신 상태와 삶의 질을 개선하는 효과도 있다.

1929년, 독일의 신경정신학자 한스 베르거는 정상적인 뇌파를 델타파(1~3헤르츠), 세타파(4~7헤르츠), 알파파(8~13헤르츠), 베타파(14~30헤르츠)의 네 가지 파형으로 분류했다. 텔레비전이나 라디오방송국이 주파수에 따라 각기 다른 프로그램을 송출하는 것처럼 뇌에서도 뇌파에 따라 각기 다른 작업이 이루어진다. (그림3-6 참조)

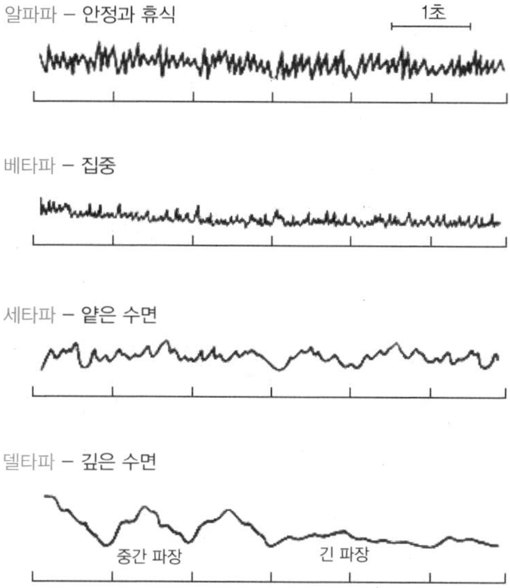

[그림3-6] 뇌파의 네 가지 파형

'알파파 음악'은 음악치료에서 특별한 기능을 한다. 알파파는 초당 8~13헤르츠, 20~100볼트로 진동하는 기묘한 뇌파이다. 알파파 상태에서 우리는 자유롭게 잠재의식 깊은 곳으로 침잠하여 영감, 상상, 창작의 바다를 노닐며 여유로워질 수 있다.

알파파는 장기기억을 증대시키는 최적의 상태이며 대다수 정보가 잠재의식인 알파파에 저장된다. 또한 알파파는 창조력의 온상으로 창조력이 높은 사람은 알파파가 높게 나타난다.

최근 들어 스포츠의학 전문가들은 운동선수가 최고의 기량을 뽐내기 전에 좌뇌에서 알파파가 대량 발생한다는 사실을 발견했다.

1분에 60~70박자인 '알파파 음악'의 리듬은 알파파의 파형과 서로 일치한다. 그러므로 알파파 음악은 알파파를 유발하고 강화시켜 '긴장을 완화시키는' 상태로 빠르게 전환시키고 정보를 더욱 빠르고 보다 효과적으로 흡수하도록 도와주며, 잠재된 기억과 창작의 영감을 촉발하는 효율적인 기

능을 한다.

지치고 피곤하거나 시험이나 발표 등을 위해 전력투구해야 할 일이 있다면 이제 커피나 차, 초콜릿이나 에너지음료는 던져버리고 '알파파 음악'을 들어 보자! 중국의 유명 여배우 쑨리는 촬영 전마다 15분씩 음악을 들으며 연기와 관련 있는 상태로 감정을 끌어올린다고 한다.

음악을 들으며 모든 것을 내려놓고 논리적이고 이성적인 생각은 전부 던져버린 채 움직이는 선율 속으로 조용히 빠져들어 자신의 감정과 직관이 음악 안에서 떠돌아다니게 해 보자. 당신이 곧 음악이고 음악이 곧 당신이 될 것이다.

음악에 깊이 빠져들면 음악이 주는 모든 혜택을 누릴 수 있다.

음악이 주는 학습능력

음악은 자연이 우리에게 준 선물이다.

이미 많은 연구를 통해 음악이 지능을 향상시킬 수 있다는 사실이 밝혀졌다. 1993년, 인지신경과학자 고든 쇼 교수는 권위있는 과학학술지인 〈네이처〉에 '음악과 공간 추리력'이라는 제목의 논문을 발표했다. 이 논문에서 쇼 교수는 대학생들에게 모차르트의 '두 대의 피아노를 위한 소나타 D장조 448번' 곡을 자주 듣게 한 결과 그들의 시공간 추리력이 향상되었다는 사실을 밝혀냈다. 쇼 교수의 논문은 커다란 반향을 불러일으켰고 예술과 공간 인지에 대한 부정적인 인식을 타파했다.

불가사의한 것은 음악이 알츠하이머병도 예방할 수 있다는 사실이 연구를 통해 증명되었다는 것이다.

이밖에도 음악은 기억력을 향상시키는 신비한 효과가 있다! 바로크 음악이 바로 그러하다. 연구에 따르면 바로크 음악의 낮은 진폭은 뇌의 알파파를 유발하고 강화시키며 뇌의 모르핀 분비를 촉진하여 뇌를 가장 활발한 상태로 만든다. 이렇게 되면 학습, 기억, 창조적 사고가 충분히 발휘되므로 뇌의 효율을 향상시킬 수 있다.

PART 2

뇌에 대한 이해

천재 아니면 바보,

당신이 생각하는 것처럼 그렇게 복잡하지 않아요.

제4장

대뇌 공식

뇌 구조 알아보기

내가 입고 있는 옷은 아주 간단해요. 속옷 위에 셔츠를 입고 바람막이 재킷(안쪽부터 연막, 지주막, 경막)을 걸친 후 황금 갑옷(두개골)을 두른 것이 전부랍니다.

일반적으로 말하는 인간의 뇌는 크게 두개강 내에 있는 대뇌(좌반구, 우반구, 간뇌), 뇌간, 소뇌로 구분된다. 각각 87퍼센트, 2퍼센트, 11퍼센트의 비율을 차지하고 있다. 연막은 뇌의 실제 표면과 긴밀하게 붙어 있고 지주막과 분리된 작은 공간에는 뇌척수액(약 150밀리리터)이 가득 차 있다. 나는 이렇게 '바다' 속을 둥둥 떠다니고 있다. (그림4-1 참조)

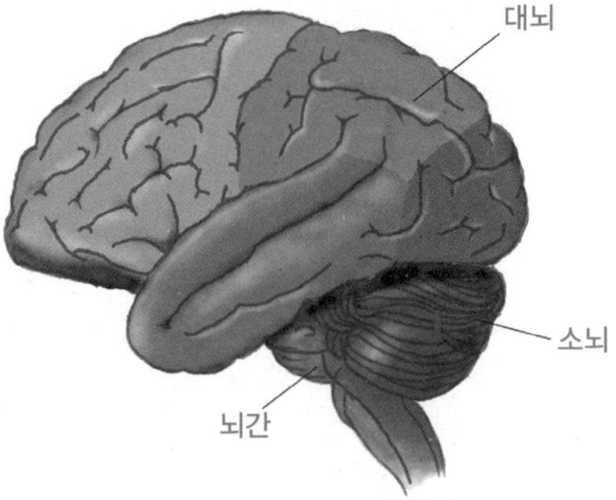

[그림4-1] 뇌의 구조

대뇌는 좌반구와 우반구가 뇌의 대부분을 차지하고 있다. 가장 바깥쪽에 있는 얇은 껍질 모양의 구조(평균 두께 약 2~3밀리미터)인 피질은 뇌와 모든 신경계 변천사에서 가장 늦게 등장했고 기능적으로 가장 높은 수준에 해당하는 부분이다. 대뇌피질에는 마치 구겨진 종이처럼 촘촘하면서 복잡한 고랑들이 있다. 이러한 구조와 기능이 한 사람의 성격과 인지 상태를 결정한다. 예를 들어 전전두엽 피질 영역 활동이 극도로 활발한 사람은 보통 모든 일에 적극적으로 참여하고 비교적 솔직한 편이다. 반대로 전전두엽 피질 영역 활동이 저조한 사람은 의견을 내놓는 것만 좋아하고 실천은 별로 하지 않는다. 인지 유연성과 긴밀하게 연결된 전측 대상회가 지나치게 활동적이면 고집스럽고 융통성이 없어 고리타분하고 앞뒤가 꽉 막힌 고집불통이 되기 쉽다.

대뇌는 대측성으로 지배한다. 즉, **좌뇌가 신체 우측의 감각과 활동을 지배하고, 신체 좌측의 감각과 활동 기능은 우뇌가 지배한다.** 그래서 신체 왼쪽이 마비되면 우뇌에 문제가 생겼음을 의미한다.

대뇌 뒤쪽에 있는 소뇌의 표면도 얇은 껍질 모양의 구조로 덮여 있다. 이것이 바로 소뇌피질인데, 피질 아래쪽에 있는 소뇌수질은 주로 신경섬유와 소뇌 심부핵으로 구성되어 있다. 주로 운동기능을 제어하는 중추인 소뇌는 신체의 균형을 통제하고 있다. 소뇌는 대뇌, 뇌간, 척수와의 상호 연결을 통해 신체 균형과 근육 조절에 참여하고 제동장치 역할을 한다.

대뇌반구의 대측성 지배와 달리 소뇌는 동측성으로 지배한다. 그래서 한쪽 소뇌가 손상되면 같은 쪽에 있는 신체의 운동실조 증상이 나타날 수 있다. 잦은 과음은 소뇌 손상을 유발하는 흔한 원인이다. 술에 취하면 비틀거리면서 제대로 걷지 못하는데 이는 과도한 음주가 소뇌를 손상시키기 때문이다. 이처럼 소뇌가 위축되면 똑바로 걷지 못하게 된다.

그럼 이제 **뇌간**에 대해 살펴보기로 하자. 뇌간의 위로는 대뇌반구가 덮여 있고 아래로는 척수가 이어진다. 뇌간의 **가장 중요한 기능은 생명을 유지하는 것이다. 심장박동, 호흡, 소화, 체온, 수면 등은 전부 뇌간에서 통제한다.** 뜻밖의 큰 사고를 겪었을 때 머리 뒷부분을 보호해야 하는 이유는 후두부가 손상되면 '치명적'일 수 있기 때문이다!

대뇌와 소뇌는 진화 순서에 따라 원시대뇌, 신대뇌, 원시소뇌, 신소뇌로 나뉜다. 원시대뇌와 원시소뇌는 인류의 조상이 아직 인간으로 진화되지 않았을 때부터 존재해 왔다. 대뇌 중심에 있는 원시대뇌는 대뇌수질과 척수신경으로 이루어져 있으며 인간의 생명 중추를 통제하고 있다. 대뇌 가장자리에 있는 신대뇌는 피질 부분에 해당하며 인류의 진화 과정에서 끊임없이 형성된 것으로 인류의 지능을 보여준다고 할 수 있다.

원시대뇌는 생물의 본능에 따라 기능을 발휘하고 신대뇌는 자극에 따라 기능을 발휘하며 둘은 서로 영향을 미친다. 가령 자극적인 이미지를 보면 원시대뇌는 호흡과 심장박동을 정상적으로 유지할 수 있게 하지만, 신대뇌는 자극을 받으면 원시대뇌에 변화를 일으켜 심장박동과 호흡을 빨라지게 한다. 신소뇌는 원시소뇌에 비해 표면의 고랑이 훨씬 복잡한 만큼 그 기능도 더욱 완전한 편이다. 현대 인류가 세밀한 균형과 정교한 동작이 가능한 이유는 바로 이 때문이다.

몸 전체에서 산소 소비량이 가장 많은 기관인 뇌는 신체 총 산소 소비량의 4분의 1을 차지한다. 따라서 뇌에 산소가 충분해야 뇌 기능의 효율이 향상되고 고도의 집중력을 유지할 수 있다. 그러므로 뇌를 사용할 때에는 학습환경과 업무환경의 공기 질에 특별히 신경을 써야 한다.

대뇌는 협업의 네트워크이다

대뇌의 각 영역은 '완전히 독립적이면서도 협업을 이루고 있다'라는 관점은 역사적인 논쟁의 대상이었다. 그러나 현대에 들어 대뇌가 협업의 네트워크라는 점이 피질(주로 전전두엽)에서 특히 뚜렷하게 나타난다는 사실이 연구를 통해 증명되었다.

피질의 단일 뇌 영역은 특정한 자율기능과 관련이 있지만 거의 모든 인지 활동은 다수의 뇌 영역간 공동 참여가 이루어져야 가능하다. 마치 교향곡을 정확히 연주하려면 교향악단을 구성하는 각기 다른 악기들의 정밀하고 조화로운 협력이 필요한 것처럼 말이다.

신경계의 기본단위, 뉴런

1906년 스페인의 과학자 산티아고 라몬 이 카할과 이탈리아의 병리학자 카밀로 골지는 뉴런을 대뇌의 기본 구조로 확립한 혁신적인 연구로 노벨 생리의학상을 받았어요.

인간의 모든 감각, 모든 사고, 모든 동작은 뉴런으로 거슬러 올라간다. 뉴런은 신체 기능과 구조를 구성하는 기본단위와 같은 하나의 '세포'를 말한다. 그러나 뉴런은 매우 특수한 세포체이며 양쪽에 '날개'가 있다. 한쪽에는 방사형 빗자루 모양의 수상돌기가 있고, 다른 한쪽에는 긴 촉수 모양의 축삭돌기가 있다. (그림4-2 참조)

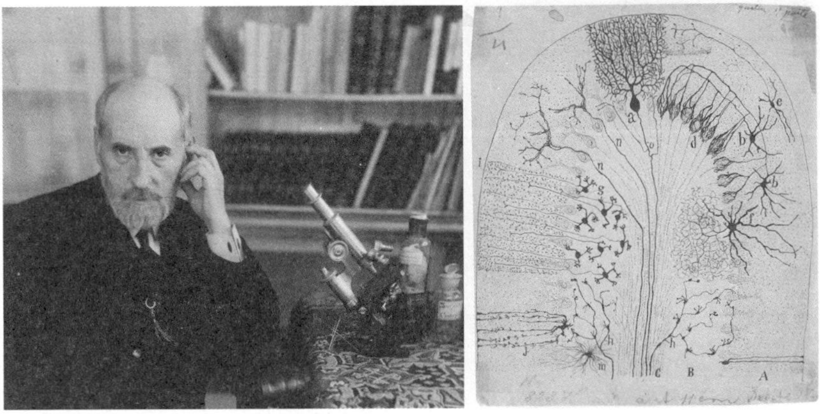

[그림4-2] 산티아고 라몬 이 카할과 그가 그린 뇌세포 그림

뇌에는 약 천억 개의 뉴런이 있다. 천억 개라는 숫자에 대해 감이 잘 오지 않을 수도 있다. 전문가들은 뉴런들의 세포막을 전부 펼치면 축구장 네 개를 뒤덮을 수 있다고 추정한다. 그런데 이 천억 개의 뉴런은 신경계의 10퍼센트 정도에 불과하며 나머지 대부분은 신경교세포이다.

뉴런은 직경 0.01~0.05밀리미터 정도로 크기가 매우 작다. 연필에 비교하면 40~200배나 작은 크기이다. 뉴런은 세포체와 신경돌기로 나뉜다. 세포체에는 핵, 리보솜, 미토콘드리아 등이 있고, 세포체에서 길게 뻗어 나온 섬유 가지는 축삭돌기라고 한다. 축삭돌기의 길이는 0.01~0.05밀리미터에서 시작해 척수에 있는 것은 1미터 정도에 달할 정도로 차이가 크다. 또한 방사형으로 뻗어 나온 섬유 가지는 수상돌기라고 하는데 1만여 개에 달할 정도로 수량이 방대하다. (그림4-3 참조)

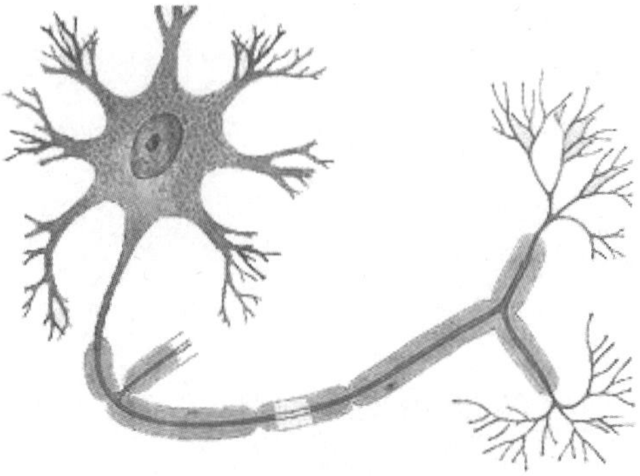

[그림4-3] 뉴런 세포 구조도

뉴런의 수나 크기가 뉴런의 기능을 결정하는 것은 아니며 뉴런의 진정한 기능은 정보 전달에 있다.

뉴런 간의 정보는 시냅스(synapse: 그리스어로 '함께'라는 뜻)라는 독특한 구조를 통해 전달된다. 통계에 따르면 뉴런 한 개에는 평균 5천~1만 개의 시냅스가 있고 가장 많게는 25만 개 정도의 시냅스가 있다. 바꾸어 말하면, 뉴런 한 개가 평균 5천~1만 개의 다른 뉴런과 상호 작용한다는 것이다. 하나의 TV 프로그램을 수천 수만 명의 사람에게 전송할 수 있듯이 하나의 뉴런도 수천 수백 개의 다른 뉴런과 정보를 주고받을 수 있다. 이곳에서 전달되는 거대한 정보량은 그야말로 타의 추종을 불허한다.

수상돌기와 지적장애

뇌 기능은 뇌세포나 시냅스 수량의 많고 적음에 따라 달라지는 것이 아니라 시냅스 연결 기능이 얼마나 효율적인가에 따라 달라진다. 대부분의 사람은 매우 정확한 시냅스 연결을 지니고 있기 때문에 자유롭고 독립적으로 생활할 수 있다. 그러나 지적장애 아동의 생활은 그렇지 못하다. 감각이 둔하고 반응이 느린 지적장애 아동들로서는 오랫동안 그들을 돌봐준 부모에게 '아빠, 엄마'라고 부르며 고마워하는 일조차 매우 어려운 일이다. 더군다나 학습의 어려움은 말할 것도 없다.

대체 뇌 구조에 어떤 변화가 생겼길래 지적장애 아동의 생활이 이렇게 되어버린 것일까! 문제는 바로 수상돌기에 있다. 과학자들은 지적장애 아동의 수상돌기에 수상돌기 가시가 매우 부족하며 극히 소량만 남아 있거나 비정상적인 돌기가 있다는 사실을 발견했다. 위에서 말한 것처럼 수상돌기는 정보가 입력되는 중요한 부위로, 정보량의 많고 적음은 수상돌기 가시가 얼마나 많으냐에 따라 달라진다. 이렇게 소량의 가늘고 긴 수상돌기 가시로는 정상적인 정보를 입력할 수 없다. 수상돌기 가시가 적을수록 반응이 둔해지기 때문이다. 그러므로 지적장애 아동은 생활환경에서 정상적인 반응을 보이지 못한다.

다행인 점은 영아기와 초기 발육단계에서 입은 상처는 제때 치료를 받기만 하면 충분히 상황을 되돌릴 수 있다는 것이다.

시간은 돈을 주고도 살 수 없을 만큼 값진 것이다. 시간이 있어야만 삶의 질을 최종적으로 결정할 수 있다.

'초특급 서비스'를 제공하는 신경교세포

누구나 자신이 빨리 배우고 잘 기억할 수 있기를 바랄 거예요. 그럼 우리가 이렇게 될 수 있게 해 주는 것은 무엇일까요? 그것은 건강식품이나 보약이 아니라 뇌 안에 있는 신경교세포랍니다.

뇌의 대부분을 차지하는 신경교세포(약 1조 개)와 뉴런(약 1천억 개)의 비율은 약 10대 1 정도이다. 이렇게 수량이 방대한 신경교세포는 뉴런에 '초특급 서비스'를 제공한다. 신경교세포는 뉴런이 장시간 강화되도록 해준다. 이렇게 되면 빨리 배우고 잘 기억할 수 있게 된다. 이뿐만 아니라 고도로 흥분한 뉴런을 점차 진정시켜 질병이 침입하지 못하도록 예방해주기도 한다.

희돌기교세포, 성상교세포, 미세아교세포 등 신경교세포는 신경중추와 주변 신경계에 광범위하게 분포되어 있다. 신경교세포(neuroglia cell) 영문명의 접미어인 'glia'는 그리스어로 '아교'라는 뜻이다. 신경교세포가 제공하는 서비스는 주로 신경계에 영양을 공급하고 환경을 항상 일정하게 유지시키며 절연 작용을 하는 것이다. 그러나 최근 발표된 연구에서는 신경교세포를 단순히 신경계의 '아교'로 간주하는 것은 더 이상 적절치 않다고 지적했다.

신경교세포는 매우 광범위한 서비스를 제공한다. 단순하게 뉴런의 명령을 받기만 하는 것이 아니라 이러한 명령에 대해 피드백을 한 후 뉴런에 다시 알려주는 역할을 한다. 바꾸어 말하면 뉴런 사이의 정보 전달에 참여하면서 함께 소통한다는 뜻이다.

신경교세포는 설득에 능한 달변가와 같아서 뉴런 사이의 교류와 협력을 촉진하는 역할을 하기도 한다. 특히 뉴런 발달 초기에 신경교세포는 뉴런의 이동을 유도하고 축삭돌기와 수상돌기의 성장에 영향을 미칠 수 있는 분자를 분비한다. 신경교세포는 손상되었거나 해체되어 조각난 뉴런을 찾아 없애고 빈틈이 있거나 부족한 부분을 보충한다. 대뇌와 소뇌가 발달하는 과정에서 뇌세포가 구축되고 형성되려면 신경교세포가 원초적인 뼈대를 제공해야 한다.

또한 신경교세포는 시냅스 가소성에서 핵심적인 역할을 한다. 즉, 장시간 등한시되었던 신경교세포가 학습과 기억 등 기본적인 활동에 참여할 수 있다는 뜻이다. 과학자들은 흥분성 뉴런의 활동이 증가할 때 해당 시냅스 부위에서 방출되는 글루타민산이 신경교세포를 자극하면 신경교세포가 D-세린을 방출한다는 사실을 발견했다. D-세린은 짧게는 수시간 길게는 수일간 뉴런이 강화되도록 돕는 역할을 한다. 뉴런이 장시간 강화되는 것은 학습과 기억을 위한 좋은 토대가 된다.

더욱 감탄할 만한 점은 연구자들이 신경교에 줄기세포 같은 능력이 있다는 사실을 발견했다는 것이다. 줄기세포는 원시적이면서 특화되지 않은 세포로 각종 조직 기관을 재생시키는 잠재적인 기능을 지니고 있다. 신경계가 손상되거나 병변이 발생하면 신경교가 각종 성숙한 기능성 세포로 발달하여 손상된 조직을 재생시키기 시작한다.

한 과학자가 인간의 뇌에서 추출한 신경교를 영양액에 넣어 배양시킨 후 쥐의 뇌에 이식했는데, 그 결과 신경교세포가 건강하고 성숙한 뉴런으로 발달했다고 한다. 이 연구 결과는 기존의 관념을 타파했다! 손상된 뉴런도 복원될 가능성이 있다는 사실을 알려주었고 하반신마비나 뇌졸중 등 신경계 질환 치료에 희망을 주었기 때문이다.

과학자들은 실험을 통해 뉴런이 있어야만 생기는 일부 신경교세포 기능들을 발견하기도 했다. 그들은 뉴런 기능을 남겨둔 후 신경교세포 작용을 차단했다. 그 결과 대뇌피질의 국소혈류량에 변화가 나타났다. 대뇌의 혈류량 변화는 대뇌 기능과 매우 밀접한 관계가 있으며 혈류량이 변하면 일련의 뇌 신경질환을 유발한다. 이러한 연구 결과 또한 뇌 신경질환을 이해하고 치료하는 데 새로운 방향을 열어주었다.

'실제로 존재하는 모든 것은 합리적이다.' 과학자들이 신경교세포 기능의 암호를 해독하여 신경교세포가 제공하는 '초특급 서비스'가 무엇인지 찾아낼 수 있기를 희망한다.

아인슈타인 뇌의 "심오한 이치"

시간이 흐르고 과학기술이 진보함에 따라 아인슈타인(그림4-4 참조) 뇌의 '신비로운 비밀들'이 점차 밝혀지고 있다.

미국 캘리포니아대학교 버클리캠퍼스의 신경과학자 마리안 다이아몬드는 아인슈타인의 뇌 조각을 얻은 몇 안 되는 행운의 과학자였다. 그는 아인슈타인과 다른 사람의 뇌 조직을 비교한 결과, 아인슈타인 뇌의 신경교세포와 뉴런의 비율이 보통 사람보다 높으며 공간능력과 논리력을 주관하는 좌측 두정엽 신경교세포가 정상 수량의 두 배에 달한다는 사실을 발견했다. 마리안 다이아몬드는 아인슈타인의 공간능력과 논리력이 보통 사람보다 월등히 뛰어났던 점이 그의 좌측 두정엽 신경교세포 수량과 관련이 있을 가능성이 크다고 지적했다.

또 다른 연구자인 앨라배마대학의 브릿 앤더슨은 기억, 계획수립, 지

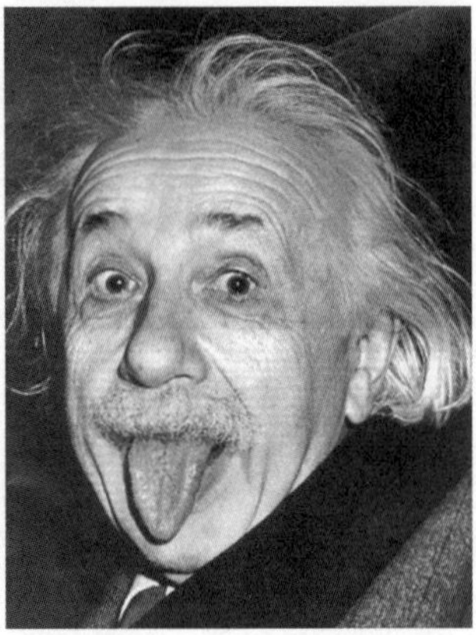

[그림4-4] 아인슈타인의 72세 생일 파티에서 찍은 사진

능 행동 조절, 운동 협응 등과 관련 있는 아인슈타인의 우측 전전두엽에 주목했다. 그는 아인슈타인의 우측 전전두엽의 뉴런 수량과 크기가 보통 사람과 크게 다르지 않은 것처럼 보이나 피질의 두께가 평균치보다 훨씬 얇다는 사실을 발견했다. 다시 말해 아인슈타인의 대뇌피질 뉴런이 보통 사람보다 훨씬 촘촘하고 긴밀하게 연결되어 있다는 것이다.

'신경교세포가 훨씬 많고 뉴런 간 연결이 훨씬 긴밀하다'라는 것은 과학자들이 발견해낸 아인슈타인 뇌에 숨겨진 비밀이다. 그러나 이것이 과연 '최고의 천재'라 불리는 아인슈타인의 '특급 비밀'인지 아닌지는 한층 더 연구가 필요할 것으로 보인다.

정보 소통의 매개인 시냅스 전달

신호 전달은 모든 감각과 지각의 물질적 토대예요.

산소가 부족하면 감각을 통한 인식능력이 둔해지면서 의식이 점차 흐릿해진다. 또한 부주의로 독버섯을 먹으면 입에 거품을 물고 정신이 혼미해지면서 기절한다. 이러한 증상들은 뉴런 사이의 시냅스 전달과 관련이 있다.

'전기신호'와 '화학신호'는 뇌의 신호체계를 구성하는 기본 요소이다.

정보는 특수화된 접점, 즉 시냅스를 통해 전달된다. 하나의 시냅스는 시냅스 전막, 시냅스 간극, 시냅스 후막으로 이루어져 있다. 시냅스 전막과 후막의 두께는 7나노미터 정도에 불과하며, 두 막 사이에 있는 시냅스 간극의 두께는 약 20나노미터이다. 전막과 가까운 축색 말단에는 미토콘드리아와 시냅스 소포가 있다. 시냅스 소포의 직경은 30~60나노미터이며 그 안에는 화학전달물질이 들어 있다. 두 개의 뉴런 사이에 있는 시냅스 간극은 20~50나노미터 정도로 매우 좁다.

신경계 내에서 신호는 주로 '전기신호'에서 '화학신호'로 점프하듯이 도약하여 전달된다. (그림4-5 참조)

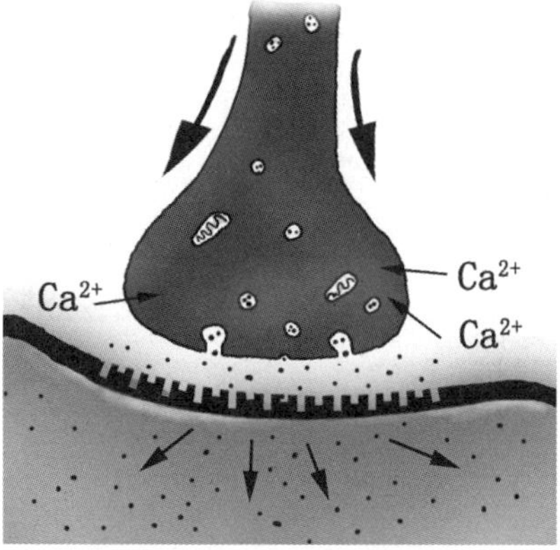

[그림4-5] 시냅스의 신호 전달

시냅스에서 신호를 전달할 때에는 시냅스 전 뉴런에서 시냅스 후 뉴런으로 일방향으로만 전달된다. 시냅스 전 뉴런의 신호 전달 에너지는 시냅스 후 뉴런이 신호를 계속 전달할 수 없을 정도로 에너지가 매우 약하다. 그렇기 때문에 대량의 시냅스 전 뉴런이 신호를 전달할 만한 에너지가 어느 정도 축적되어야만 시냅스 후 뉴런이 계속해서 신호를 전달할 수 있다. 다시 말해 하나의 뉴런이 다른 수백 또는 수천 개의 뉴런이 전해온 정보를 받으면 그 정보를 또 다른 수백 또는 수천 개의 뉴런에 전달하는 것이다.

인간의 희로애락은 결국 뇌 신경계에서 이러한 전기신호와 화학신호가 종합되어 나타난다. 기쁘고 즐거울 때는 세로토닌과 도파민이라는 화학신호가 방출되고, 긴장할 때는 아드레날린이 방출된다.

모든 감각정보는 이러한 전기신호와 화학신호가 전환되는 과정에서 전달되며 시시각각 우리의 생물학적 상태를 결정한다. 모든 화학신호(신경전달물질)는 뉴런 사이를 신속하게 오가면서 우리의 모든 사고와 감정이 뇌의 방대한 뉴런 네트워크로 퍼져나가며 생생하고 다채로운 세계로 전환되도록 한다.

보톡스에 관하여

작은 얼굴에 대한 열풍이 불면서 보톡스 붐이 일기 시작했다. "보톡스 맞았어?"라는 말이 유행어가 됐을 정도이다.

보톡스란 무엇일까? 보톡스는 어떤 작용을 할까?

보툴리누스균이 죽은 후 자기분해되어 생성된 신경 독성 단백질인 보톡스는 신경근 접합부의 화학 시냅스 전달을 파괴하여 근육을 수축시키는 아세틸콜린의 분비를 억제하고 근육을 마비시켜 얼굴을 갸름하게 만든다.

이렇게 설명하면 좀처럼 이해가 안 될 것이다. 이를 좀 더 사실적으로 설명하면, 보톡스의 작용 방식은 검은 독거미나 코브라의 독이 인체에 일으키는 독작용과 유사하다! 검은 독거미나 코브라의 독성은 신경근 접합부의 화학 시냅스 전달을 파괴하여 피부와 근육 조직을 '경직'되게 한다. 보톡스 시술을 받은 여성들이 피부가 매끈매끈하면서 '주름'이 없어졌는데도 부자연스럽게 웃는 이유가 바로 이 때문이다. 그러므로 예뻐지고 싶은 여성이라면 보톡스 시술을 받을 때 '좀비 얼굴'이 되지 않도록 매우 조심해야 한다.

보톡스는 독이 될 수도 있고 약이 될 수도 있다. 과학적인 방법으로 소량의 보톡스를 주입하면 앞에서 말한 '안면근육 경련'과 '뇌졸중 이후 사지 경련 상태' 등의 증상이 효과적으로 개선된다. 보톡스가 '다한증', '타액 과다 분비', '심한 두통' 등의 증상을 뚜렷하게 완화시킨다는 사실을 뒷받침하는 의학적 증거도 갈수록 많아지고 있다. 보톡스는 이러한 환자의 증상을 완화시키고 심신의 고통을 경감시키는 데 간편하고 효과적인 치료수단임이 분명하다. 다만 사용량 선택과 부작용을 억제하기 위해 엄격한 가이드라인에 따라 시술이 진행되어야 한다.

보톡스는 '보툴리눔 독소'라고도 불리는데 이름에 '독소'가 들어가면 독성이 약하지 않음을 의미한다. 연구에 따르면 독소분자 10개만 있어도 콜린 작동성 시냅스 1개를 충분히 억제할 수 있다. 그렇다면 보툴리눔 독소 1밀리그램으로 2억 마리의 쥐를 죽일 수 있다는 말이 된다.

잘 생각해 보자. 정말로 피부에 독약을 '먹일' 것인가?

신경전달물질이란 무엇일까?

신경전달물질은 인류가 신경학의 세계를 이해하는 공통된 토대예요. 이 공통된 토대가 없다면 뇌신경의 세계를 이해하는 것은 불가능해요.

지금까지 확인된 약 60여 종의 신경전달물질은 가장 기본적인 화학신호이자 뇌의 화학반응과 생물 전기 반응의 물질적 토대이다. 또한 기억을 만들고 재능, 지혜, 창조력을 불러일으키며 정서를 조절하는 핵심적인 물질이기도 하다. 이러한 신경전달물질은 주로 세 종류로 나뉜다.

(1) 유도 아미노산(GABA), 글루타민산, 글리신 등의 아미노산류

(2) 아세틸콜린, 도파민, 세로토닌, 노르에피네프린 등의 아민류

(3) 엔케팔린, P물질, 성장호르몬, 콜레시스토키닌, 엔도르핀 등의 폴리펩티드류

[표4-1] 신경전달물질의 분포 및 생리 기능

신경전달물질		분포	생리 기능
콜린류	아세틸콜린 (Ach)	운동 뉴런	중추 기능에 광범위한 영향을 미침
		시상후복측핵에서 보낸 삼차 뉴런 뇌간 망상 활성계	신경세포를 흥분시키고 학습 기억과 관련 있음
모노아민류	노르에피네프린 (NA)	주로 하위 뇌간에 분포	부위에 따라 흥분, 억제 기능이 다름
	도파민	흑질선조체, 중뇌변연계, 결절 누두 부분	추체외로의 중요한 전달물질
	세로토닌 (5-HT)	솔기핵에 집중 분포	수면, 각성, 정서 반응과 관련 있음
아미노산류	유도 아미노산	피상적 피질, 소뇌 피질 푸르키네세포	억제성 전달물질
	글리신	척수 억제성 뉴런	억제성 전달물질
	글루타민산	감각 구심성 신경	흥분성 전달물질
기타	오피오이드펩티드, 조절성펩티드, 뇌장관펩티드, NO, CO는 중추 신경전달물질 또는 조절물질이 될 수 있음		

최초의 신경전달물질은 20세기 초에 발견되었다. 당시 화학자이자 약리학자였던 헨리 데일(1936년 노벨 생리의학상 수상)은 척수신경에서 방출되고 근육을 수축시키는 아세틸콜린이라는 물질을 발견했다. 아세틸콜린은 알츠하이머 발병에 영향을 미치고 수면과 각성에 중요한 작용을 하며 기억력에 핵심적인 역할을 한다.

콜린 작동성 확산성 뇌 조절계는 기저전뇌와 뇌간에서 비롯된다. 노르에피네프린과 아세틸콜린을 방출하는 뉴런은 구조적으로 폭포와 흡사하여 폭포수처럼 한곳에 모여 뇌간의 작은 부분을 형성한 후 대뇌와 연수를 연결한다.

1950년대에 이르러 노르에피네프린, 도파민, 세로토닌이라는 세 가지 전달물질이 발견되었다.

노르에피네프린은 공포심을 유발하는 원천 물질이자 '맞서 싸울지 아니면 도망칠지를' 결정하는 촉진인자로 알려져 있다. 대지진이나 뜻밖의 사고가 발생하면 눈동자에 초점을 잃고 얼굴이 창백해지며 가슴이 빨리 뛰면서 식은땀이 나고 손발이 벌벌 떨리는 사람이 많다. 가슴이 답답하거나 구역질, 호흡곤란 증세를 보이는 사람도 있다.

이때 머릿속에 가장 먼저 떠오르는 것은 오직 하나뿐이다. '달아나자!' 이러한 반응을 일으키는 물질이 바로 노르에피네프린이다. 주로 뇌의 심층부에 있는 뇌간의 뇌교 부분에 존재하는 노르에피네프린 계통은 인류의 생존에 필요한 감각정보를 선별하고 생존에 해로운 정보가 감지되면 즉각 경계경보를 보낸다. (그림4-6 참조)

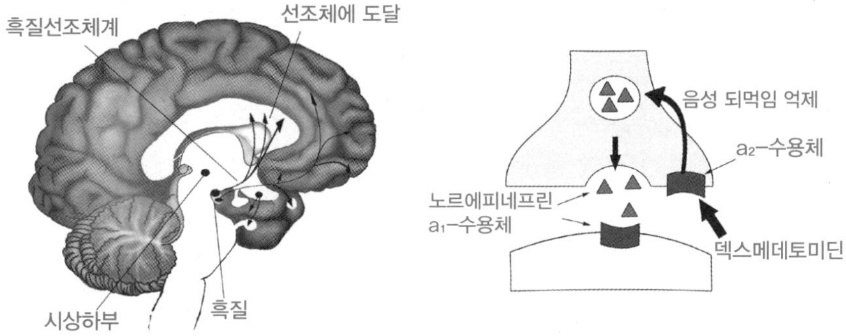

[그림4-6] 노르에피네프린 작동성 확산성 뇌 조절계는 청반에서 비롯된다. 청반 뉴런이 보내는 축삭돌기에서 중추 신경계에 이르는 광범위한 영역에는 척수, 소뇌, 시상, 대뇌피질이 포함된다. 암페타민이나 코카인 등의 약물을 주사하면 이러한 전달물질의 활성이 강화되어 경각심이 향상되면서 지나치게 활동적인 상태를 유발한다.

노르에피네프린은 도파민에서 형성되고 도파민의 전구체는 타이로신이다. 이들 사이에는 기묘한 순환 관계가 있다.

영감의 원천 분자이자 사랑의 마력의 원천(과학자 브랜든 아라고나는 도파민을 '사랑의 묘약'이라고 불렀다)인 도파민은 대단한 매력을 지닌 신경전달물질이다. 도파민은 극도로 흥분되면서 기분을 들뜨게 만드는 정보를 전달하며, 장기적으로 지속되는 강렬한 쾌감과 희열에 '중독'되도록 한다. 노벨위원회 사무국장인 피터슨은 논평에서 '술꾼, 골초, 마약 중독자는 전부 도파민 분비량과 관련이 있다'라고 지적했다.

도파민 확산성 뇌 조절계는 흑질과 복측피개영역에서 시작된다. 중뇌에 있는 흑질과 복측피개영역은 선조체, 변연엽, 전두엽으로 섬유질을 내보낸다.

가장 광범위한 관심을 받는 신경전달물질인 세로토닌은 식품에 함유된 트립토판에서 비롯되며 감정 조절, 정력, 기억력부터 인생관 정립까지 대뇌 활동의 거의 모든 분야에 영향을 미친다. 대표적인 항우울제 '프로작'은 뇌 안의 세로토닌 수치를 높여주는 효과가 있다. 세로토닌에는 우울함이나 환각 등 각양각색의 정신 활동과 연결되는 다양한 경로가 있다. 특히 '통증'과 '수면'에 매우 중요한 영향을 미친다.

정신적인 요인이나 약물 작용 때문에 세로토닌이 고갈되면 통증을 더욱 심하게 느끼고 불면증이 동반된다. 반대로 세로토닌이 증가하면 통증이 완화되면서 수면에 도움을 준다. 이처럼 세로토닌은 마음이 편안해지고 기분을 좋아지게 하는 신경전달물질이다. (그림4-7 참조)

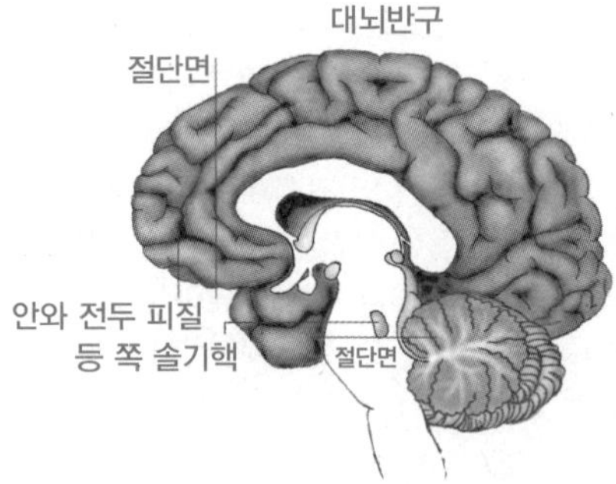

[그림4-7] 세로토닌 작동성 확장성 뇌 조절계는 솔기핵에서 비롯된다. 세로토닌 작동성 뉴런은 주로 뇌간 중심선을 따라 배치된 아홉 개의 솔기핵에 모여 있고 순서대로 뇌 중심선을 따라 배열되어 있다. 모든 솔기핵마다 각 중추(시상하부, 편도체 등 척수와 뇌의 각 영역)로 섬유질을 내보낸다.

파킨슨병과 조현병을 유발하는 원인

파킨슨병과 조현병이 발병하는 데 가장 밀접하게 작용하는 물질은 도파민이다.

도파민은 주로 흑질과 복측피개영역에서 생성되며 흑질의 도파민 분비가 감소하면 파킨슨병을 유발할 수 있다! 복측피개영역에서 분비되는 도파민 수치가 증가하면 어떻게 될까? 연구에 따르면 복측피개영역의 도파민 분비 증가는 조현병을 일으키는 주요 원인 가운데 하나이다.

이처럼 도파민 분비량에 따른 실질적인 영향은 모든 현상에는 양면성이 있다는 사실과 과유불급過猶不及의 진정한 의미를 보여주고 있다.

좌뇌와 우뇌는 어떻게 다를까?

겔만, 그리스인, 플라톤은 질서와 조직적 능력을 탐구하는 좌뇌형 타입이고 파인만, 바빌로니아인, 아리스토텔레스는 패턴을 이해하고 본능을 강조하는 우뇌형 타입이다. 대뇌 자체의 차이에 근거하면 이들의 방법적인 차이는 물리학 이외의 분야까지 확대되며 생활 방식에서조차 어느 정도 차이가 발생한다고 해도 전혀 이상한 일이 아니다. 이것은 생활 방식의 선택에 따른 차이이다.(《파인만에게 길을 묻다》)

우리가 왼손과 오른손을 각각 나누어 다르게 사용하듯이 좌뇌와 우뇌의 기능도 각기 다르다.

좌뇌와 우뇌의 기능적 차이를 인지하는 간단해 보이는 문제를 놓고 인류는 약 200년이라는 시간을 소모했다. 19세기 이전의 사람들은 좌뇌와 우뇌의 차이에 대해 아는 것이 하나도 없었다. 그러므로 우리는 뇌과학 발전을 추구하면서 '좌뇌와 우뇌의 차이'를 블랙홀에서 끄집어낸 과학자들에게 감사해야 한다.

1816년 프랑스 의사 폴 브로카는 우연히 실어증 환자를 만나게 되었다. 원래 정상적인 대화가 가능했던 그는 병에 걸린 후 청각기관과 발음기관이 손상되지는 않았지만 더 이상 말을 한마디도 할 수 없게 되었다. 그가 세상을 떠난 후 그의 시신은 의학 발전을 위해 기증되었는데, 환자의 시신을 부검한 브로카는 그의 좌측 전두엽 조직에서 심각한 병변을 발견했고 이 때문에 그가 말을 할 수 없게 되었을 것이라고 여겼다. 이후 브로카는 과학계를 뒤흔든 〈인간은 좌뇌를 사용해서 말을 한다〉라는 논문을 발표한다.

1950년대 미국의 생물학자 로저 스페리 박사 연구팀은 분할 뇌 실험(동물이나 인간의 좌뇌와 우뇌 사이에 있는 모든 연결을 절단하는 방식)을 실시하여 좌뇌와 우뇌의 기능을 조사했다. 과학사에서 상당히 특별했던 이 실험에서는 다수의 정교한 실험을 바탕으로 '이미지'적인 추리를 했다. 이 실험에서 연구팀은 수술을 통해 중증 뇌전증 환자의 좌뇌와 우뇌 연결부에 있는 뇌량을 절단한 후 환자의 왼쪽 시야를 가리고 오른쪽 시야에 그림이나 도형을 보여주었는데 환자는 그림의 내용을 수월하게 설명했다. 그러나 환자의 오른쪽 시야를 가리고 왼쪽 시야에 숫자나 그림을 보여줬을 때는 가장 간단한 내용임에도 불구하고 환자는 그것이 무엇인지 말로 설명하지 못했다.

스페리 박사 연구팀은 최종적으로 좌뇌와 우뇌에 기능적 차이가 존재한다는 과학적 결론을 도출했고, 좌뇌와 우뇌의 구체적인 분업(그림4-8 참조) 체계를 이론화했다. 스페리는 이러한 성과를 인정받아 1987년 노벨 생리의학상 수상의 영예를 안았다.

좌뇌는 언어, 개념, 숫자, 분석, 논리적 사고 등의 기능을 담당한다. 좌뇌적으로 사고하는 사람은 논리적 사고와 언어 표현 방면의 학습과 업무에 재능이 있다. 그래서 좌뇌가 발달한 사람은 논리적이고 조리 있게 일을 처리하는 편이다. 자세히 관찰해 보면 주변에서 좌뇌가 발달한 사람들이 비교적 활발해 보인다는 점을 발견할 수 있다. 그들은 각종 인과 관계를 능숙하게 판단하고 통계에 능하며 조직적 능력이 강하고 기술이나 추상적인 업무 완성도가 뛰어나다. 컴퓨터 황제 빌 게이츠도 좌뇌가 편향적으로 발달했다. 학교의 우등생들도 대부분 '좌뇌'를 많이 사용하며

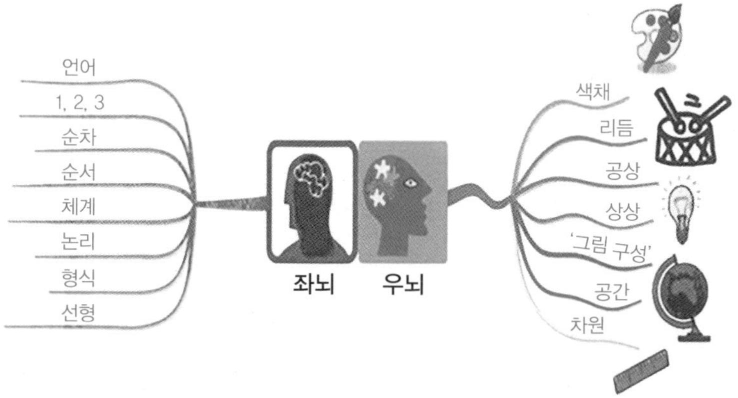

[그림4-8] 좌뇌와 우뇌의 분업 기능도

이들이 좌뇌 우세성을 계속 활용해 나가면 사업이나 취업에서 비약적인 성과를 얻을 수 있다. 그러나 이러한 성격은 '평범한 사람'이 되는 것을 하찮게 여기고 잘난 체하기를 좋아하며 승부욕이 강한 모습도 있어 건강을 해칠 수도 있다. 과로사는 보통 '좌뇌'형 인간에게 많이 나타난다.

예술과 관련 있는 회화, 음악, 리듬 기능을 담당하고 음악 중추가 있는 우뇌는 자연미의 원천이자 상상력, 감정, 감지능력의 방아쇠이다. 여기에 잘 알려지지 않은 우뇌 기능이 하나 더 있는데, 바로 조상에게 물려받은 정보를 저장하고 대대손손 축적된 인류 생존의 지혜의 흔적이 우뇌에 담겨 있다는 사실이 바로 그것이다. 우뇌에 저장된 '조상들의 암호'를 열 수만 있다면 수천만 년 동안 전해 내려온 특별한 지혜와 능력을 활성화시켜 사고의 폭을 넓히고 예리하고 깊이 있는 사람이 될 수 있을 것이다. 그래서 우뇌를 직관 뇌 또는 선천 뇌라고 부르기도 한다.

'우뇌' 주도형 인간에게서는 대체로 '번잡스럽지 않고 초연한' 삶의 정취가 느껴진다. 문예적 기질과 타고난 자질이 많은 그들은 '자유로운' 생활을 추구하며 재능이 넘쳐흐른다.

'순식간에 완성된 곡을 그저 악보에 옮겨 적을 뿐이다'라고 말한 모차르트가 바로 우뇌 사용에 뛰어났던 천재이다. 자, 그럼 한번 생각해 보자. 과연 나는 어느 쪽 뇌를 특히 잘 사용하고 있을까?

뇌가 반만 남은 사람들

현재 의료계는 중증 뇌전증 환자(대부분 아동)를 치료하기 위해 반쪽 뇌 제거술을 실시하고 있다. 뇌의 반을 제거하면 어떻게 살 수 있을까? 뇌의 가소성은 우리가 상상하는 것보다 훨씬 강력하다!

존스홉킨스대학이 실시하는 해부학적 탐구의 특징 중 하나는 바로 반쪽 뇌 제거술이다. 이곳의 환자들은 대부분 5~10세였고 반쪽 뇌 제거술을 받은 최연소 환자는 겨우 생후 3개월에 불과했다. 그러나 반쪽 뇌 제거술은 환자들의 기억력과 성격 발달에 아무런 영향을 미치지 않았다. 최근 연구에 따르면 1975년부터 2001년까지 존스홉킨스대학에서 반쪽 뇌 제거술을 받은 111명의 뇌전증 아동 환자 가운데 86퍼센트가 지금까지 재발없이 건강히 지내고 있거나 약간의 경련은 있으나 치료가 필요 없는 상태이다. 더욱 중요한 사실은 그들의 운동능력과 지능이 전부 정상이라는 점이다.

환자가 아직 어린 나이라면 뇌가 반만 남게 되더라도 전체 뇌의 대부분 기능을 도맡아 관리하면서 충분히 정상적으로 살아갈 수 있다.

왼손잡이와 오른손잡이

백 년 전만 해도 사람들은 왼손잡이가 일종의 병이고 비정상적인 생리현상이라고 생각했어요. 난산으로 태아의 좌뇌가 손상된 탓에 아기가 자주 왼손을 사용하고 말을 더듬거나 지능이 낮다고 생각하는 사람도 있었어요. 하지만 실제로는 절대 그렇지 않답니다. 지능이 낮기는커녕 오히려 재능이 뛰어난 왼손잡이가 수없이 많거든요.

좌우의 차이는 줄곧 존재해 왔다. 15년 전에 사람들은 오른쪽 귀가 기계적이면서 다소 추상적인 소리에 민감하고, 왼쪽 귀가 자연적인 소리에 민감하다는 사실을 발견했다. 그럼 눈은 어떨까? 원래 색채의 변화는 왼쪽 눈이 더욱 잘 포착하고 단어, 숫자, 그림은 오른쪽 눈이 더욱 쉽게 가려낸다. 후각의 경우 왼쪽 콧구멍이 오른쪽 콧구멍보다 약간 더 민감한 편이다.

왼손과 오른손은 어떨까?

우리 주변에는 오른손으로 글씨를 쓰고 일을 하는 데 익숙한 사람이 대부분이기 때문에 주로 왼손을 써서 일하는 사람들은 '왼손잡이'라고 부른다. 미국의 로널드 레이건, 조지 부시, 빌 클린턴 전 미국 대통령들이 왼손잡이이다. 인류에게 왼손잡이는 무엇을 의미할까?

왼손잡이는 특별한 부류로 여겨졌다. 최근에는 왼손잡이와 오른손잡이의 대뇌 구조에 확실한 차이가 있음을 증명한 연구 결과가 발표되었다.

앞서 언급했듯이 대뇌는 대측성으로 지배(좌뇌가 신체 우측의 감각과 운동을 지배하고 우뇌가 신체 좌측의 감각과 활동을 지배함)한다. 그래서 오른손을 잘 쓰는 사람은 좌뇌가 활성화되어 좌뇌가 우세한 편이다. 통계에 따르면 **98퍼센트의 오른손잡이는 언어 기능 중심이 좌뇌**(이성적 영역)에 있는데 이는 오른손잡이가 주로 좌뇌로 사고하고 행동하기 때문이다.

연구 결과 왼손잡이 가운데 **단지 70퍼센트만 언어 기능 중심이 좌뇌에 있었다.** 이 비율은 98퍼센트에 달하는 오른손잡이를 훨씬 밑돈다. **나머지 30퍼센트의 왼손잡이 가운데 약 15퍼센트는 우뇌**(직관적 영역)**에 언어 기능 중심이 있었고 또 다른 15퍼센트는 좌우뇌 모두에 언어 기능 중심이 있었다.** 이러한 점은 오른손잡이와 현저히 다르다.

왼손잡이의 우뇌에 있는 공간인식 능력과 이미지인식 능력, 즉 이미지 사고능력은 세계를 감지하는 대뇌의 최전선에 우뇌를 배치하여 지각 능력을 더욱 강하게 만든다. 물리학자인 아인슈타인은 우뇌가 비교적 발달했으나 좌뇌는 보통이었기 때문에 학창 시절 프랑스어 과목에서 항상 낙제를 받았다. 아인슈타인은 자신의 수많은 과학적 발견이 그의 우뇌적 상상력이 매우 발달한 덕분이라고 했다. 예를 들어 그가 어느 날 작은 산에 올라가 잠깐 눈을 붙였는데 꿈속에서 어떤 빛이 나타나 자신을 우주의 끝으로 데려가 태양 표면에 다다랐다고 한다. 그는 바로 이때 우주가 구불구불하다는 사실을 깨달았다고 한다. 잠에서 깨어난 아인슈타인은 논리에 맞지 않는 이러한 꿈속 장면을 숫자, 공식, 문장으로 표현한 끝에 마침내 그 유명한 '상대성이론'을 발표했다.

왼손잡이는 몸을 훨씬 날렵하게 움직인다. 감지와 지각 기능을 담당하는 우뇌가 왼손을 지휘하므로 왼손잡이는 시공간 감지 기능을 더욱 쉽게 발휘하며 손놀림이 빠르고 정확하며 힘차다. 또한 신경전달 경로로 보면 왼손잡이는 지름길로 가는 편이다. 오른손잡이의 신경전달 경로가 '대뇌 우반구 → 대뇌 좌반구 → 오른손'인 반면 왼손잡이는 '대뇌 우반구 → 왼손'이다. 이처럼 왼손잡이의 뇌는 중추 신경을 통해 신체 왼쪽에 정보를 전달하는 경로가 오른손잡이보다 0.01초 빠르므로 왼손잡이들의 동작이 훨씬 날렵한 것이다.

왼손잡이는 어느 정도 유전에 의한 것이다. 연구에 따르면 부모가 모두 왼손잡이일 경우 아이가 왼손잡이일 확률이 50퍼센트 이상에 달한다. 그러나 아이가 어릴 때는 왼손잡이인지 오른손잡이인지 뚜렷하게 구분할 수 없다. 영유아의 경우 어느 특정한 쪽의 손을 더 잘 사용하지 않을뿐더러 아이에게 장난감을 주면 왼손과 오른손으로 집는 횟수가 거의 비슷하기 때문이다. 아이가 커가면서 어느 쪽 손을 특히 잘 쓰는지 나타나기 시작한다. 그러나 후천적인 교정은 아이의 손 사용 습관에 영향을 미칠 수도 있다. 왼손잡이는 대부분 적응력이 뛰어난 편이므로 오른손도 금방 잘 사용할 수 있게 된다. 연구에 따르면 교정을 받은 왼손잡이들의 대뇌 일부 영역의 활성이 더 강화되었는데 이는 교정을 통해 그들의 좌뇌가 자극을 받았음을 말해주고 있다.

일본의 의학박사 하루야마 시게오는 그의 책 《뇌내혁명》에서 '우뇌를 사용하면 삶의 방식이 달라진다'라는 견해를 펼쳤다. 이러한 면에서 보면 왼손으로 직관적인 영감, 즉 우뇌를 활성화시키는 것은 간단하면서도 지혜로운 방법이기도 하다.

좌뇌와 우뇌가 '대측성으로 지배'하는 원칙은 귀에도 마찬가지로 적용된다. 미국 샘휴스턴주립대학교 연구팀의 최근 연구에 따르면 사랑하는 여인의 왼쪽 귀에 대고 달콤한 말을 하면 그녀의 마음을 훨씬 쉽게 사로잡을 수 있다고 한다. 인간의 왼쪽 귀는 감정적 체험에 훨씬 예민한 우뇌가 통제하기 때문이다.

인체의 좌우 차이에 관한 연구는 현재도 여전히 활발하게 진행되고 있으므로 향후 과학자들의 흥미로운 해석이 더욱 기대된다.

햇빛과 함께하는 하루

'해가 뜨면 일어나고 해가 지면 쉰다'라는 말의 이면에는 엄격한 시계 관리 시스템이 자리하고 있어요.

지구는 매우 규칙적인 환경을 지니고 있다. 해와 달은 밤낮으로 바뀌고 바다에는 간조와 만조가 있으며 봄 · 여름 · 가을 · 겨울 사계절이 존재한다. '적자생존'이라는 말처럼 인간의 생리 기능도 밤낮이 바뀜에 따라 그에 상응하는 변화, 즉 '생리적 서캐디안(circadian) 리듬'이 나타난다.

생리적 서캐디안 리듬(24시간 주기의 생체리듬)은 인간과 동물이 오랜 세월에 거쳐 진화하면서 점차 형성된 것이다. 하지만 많은 동물의 서캐디안 리듬이 결코 정해져 있는 것은 아니다. 박쥐는 낮에는 숨어 있다가 밤이 되면 나오는 동물이라고 알려져 있다. 그러나 핀란드의 박쥐는 오히려 밤에 숨어 있다가 낮이 되면 나온다. 핀란드는 여름에 한낮 기온이 높고 곤충이 많으며 저녁에는 비교적 시원하고 곤충이 적은 편이다. 그래서 먹이를 잡아먹는 박쥐는 대부분 낮에 활동한다. 인류가 진화한 수백만 년 동안 외부환경이 낮일 때 활동이나 식사하기가 훨씬 적절했고 밤에는 수면을 취하거나 위험을 피하는 것이 훨씬 적절했다. 그래서 인류에게는 점차 외부환경에 의지하는 서캐디안 리듬이 형성되었다.

이러한 서캐디안 리듬을 통제하는 생체 시계는 뇌 안에 깊숙이 감춰져 있다. 시상하부는 인간의 수면과 서캐디안 리듬을 조절 · 제어하고 햇빛은 시각기관을 통해 이를 조정한다.

인체의 시상하부에는 잠이 드는 상태와 깨어나는 상태를 조절 · 제어할 수 있는 스위치가 있다. 저녁이 되어 멜라토닌 등 여러 가지 물질의 작용을 받으면 시상하부는 잠이 드는 메커니즘으로 전환되어 각성 스위치를 차단한다. 이때 시상하부 뉴런이 억제되면서 각성 스위치를 안정시키는 작용을 한다. 이렇게 되면 편안히 잠을 잘 수 있다. 낮이 되어 멜라닌 등 여러 가지 물질이 점차 감소하고 시상하부와 대뇌피질의 신경세포가 점차 활성화되면 시상하부에서 각성 스위치가 켜지면서 잠에서 깨어나게 된다.

서캐디안 리듬을 조절하는 생체 시계는 시교차 상핵(SCN)에 있다. 시교차 상핵은 시상하부의 작은 뉴런 집단이다. 일상생활 속에서 햇빛은 시각기관을 통해 시교차 상핵을 통제하기 때문에 우리는 해가 뜨면 일어나고 해가 지면 쉬는 것이다.

인류에게 있어 태양은 가장 중요한 천체임이 틀림없다. 태양이 없으면 생명도 없다.

인체의 양기는 태양에 따라 변화한다. 동틀 무렵 닭이 울기 시작하면 양기가 생성되고 음기는 사라지며 인체의 정력과 활력이 점차 강해진다. 정오가 지나면 양기가 사라지기 시작하고 음기가 점차 강해지면서 인체의 정력도 이에 따라 약해진다. 밤이 되어 양기가 거의 사라지고 음기가 왕성해지면 휴식을 취해야 한다.

현대 과학은 인간의 호르몬 수치, 예를 들어 하루 동안의 부신 피질 호르몬 변화 주기가 일출과 일몰 규칙에 부합한다는 사실을 실제로 증명했다. 아침에 호르몬 수치가 가장 높고, 오전 4시의 분비량이 하루 총량의 40퍼센트를 차지한다. 오후가 되면 분비량이 감소하고 심야에는 거의 멈춘 상태에 가까우며 한밤중에는 다시 점점 증가하기 시작한다. 그래서 보통 아침에는 활력이 넘치면서 쌩쌩하다가도 양기가 줄어들기 시작하는 오후 1시에서 2시가 되면 피곤하면서 졸린 것이다.

프랑스의 지질학자 미셸 시프르는 햇빛이 생체 시계에 미치는 중요성을 깊게 이해하게 된 계기가 있었다. 1962년 '햇빛이 없는 환경'이 인간의 서캐디안 리듬에 얼마나 큰 영향을 미치는지를 연구하기 위해 미셸 시프르는 홀로 암흑천지인 동굴에서 꼬박 205일을 지내보겠다고 선뜻

나섰다. 이러한 시도는 그의 수면 주기를 심각하게 파괴했다. 그는 밤에는 잠들 수 없었고 낮에는 잠에 취해 있었다. 햇빛이 그에게 아무런 영향도 미치지 않는 것 같았다. 여러 해가 지난 후에야 그는 비로소 당시 체험으로 인한 영향에서 벗어날 수 있었다.

자주 시차 적응을 해야 하는 사람은 적절한 시간을 고르는 것이 특히 중요하다. 낮에 도착하면 시교차 상핵을 작동시키고 햇빛에 힘입어 정력을 충전하기에 유리하다. 목적지에 도착한 후 우선 수면을 보충할 생각이라면 밤 비행기를 선택하는 것이 가장 좋다.

햇빛을 따르고 햇빛에 복종하고 햇빛에 적응하면서 햇빛을 충분히 이용하고 하늘과 땅과 동행하는 생활을 해야만 비로소 해와 달과 함께 장수할 수 있다.

정신을 팔게 만드는 "일시 정지 장치"

업무나 회의 도중 또는 수업 중에 종종 정신이 멍해지거나 한눈을 팔게 되는 경우가 있다. 이렇게 되는 이유는 무엇일까?

미국 하버드 경영대학원과 다트머스대학교의 학자들은 연구를 통해 뇌에는 사고 활동을 통제하는 '일시 정지 장치'가 있다는 사실을 발견했다. 뇌가 한가하여 아무 일도 하지 않거나 무료한 '대기' 상태를 자체적으로 느끼면 '일시 정지 장치'가 작동한다는 것이다.

일반적이고 새로운 내용이 전혀 없는 일을 하게 되면 뇌 안에 있는 '일시 정지 장치'가 자동으로 작동하기 시작한다. 이렇게 되면 매우 자연스럽게 '어딘가로 날아가 떠도는' 상태가 되어 마음이 한곳에 집중되지 않고 들뜨기 시작한다.

이것이 바로 직원들이 업무 중 정신을 딴 곳에 팔고 학생들이 수업 중 주의력이 쉽게 흐트러지는 이유이다. 자신이 맡은 임무가 지나치게 무미건조하고 일반적이라고 여겨져 '아무런 흥미도 느끼지 못하는' 심리 상태가 되면 뇌 안에 있는 '일시 정지 장치'가 저절로 작동한다. 이때는 상사나 교사가 호통을 친다고 해도 문제가 해결되지 않는다. 오히려 그들에게 평소와 다른 업무를 맡기는 것이 낫다. 이렇게 하면 더 이상 한눈을 팔지 않을 수도 있다.

뇌파의 하루

인간의 대뇌 활동을 보여주는 뇌파는 피질 세포군 사이에 전위차가 생겼을 때 피질 세포 바깥에서 생성되는 생물학적 전류예요. 뇌파는 대뇌 신경세포의 전기생리 활동이 대뇌피질 표면에 나타난 것이랍니다.

앞에서 뇌파를 델타파, 세타파, 알파파, 베타파의 네 가지 파형으로 구분할 수 있다고 했다. 이 네 가지 파형의 특징에 대해 살펴보기로 하자.

알파파는 기묘한 뇌파이다. 뇌가 완전히 편안한 상태에 있거나 정신을 집중할 때 알파파가 나온다. 안정과 각성 상태와 관련이 있는 알파파는 '마음이 편안해지면서 깊은 사색에 잠길 수 있다'라는 특징이 있다. 알파파가 활성화되면 심신의 에너지 소모가 가장 적고 뇌가 얻을 수 있는 에너지가 비교적 많기 때문에 대뇌 활동이 더욱 빠르고 예민해진다. 이러한 뇌파 상태에 있으면 훨씬 쉽게 잠재의식과 통할 수 있고 영감을 분출시키고 창작의 원천을 활성화시킬 수 있다. 아울러 기억력을 최적의 상태로 향상시키고 자신의 재능과 기량을 최고로 발휘할 수도 있다. '알파파 음악'을 듣거나 '마음속으로 좋은 일을 생각하면' 뇌에 알파파 생성을 촉진할 수 있다.

베타파는 의식적인 뇌파로 피질이 흥분 상태에 있음을 보여준다. 그래서 베타파는 초당 14~30헤르츠로 진동하는 가장 빠른 뇌파이다. 사고, 분석, 말하기, 적극적인 행동 등 정신이 깨어 있는 상태가 유지되면 베타파가 생성된다. 대화를 나누거나 보고를 하거나 논리적 문제를 풀 때 뇌에서는 초당 13~25회의 속도로 정보를 전송하고 받아들인다. 이때 작용하는 것이 바로 베타파이다. 베타파가 활성화되면 경각심이 생기고 주의력이 집중되지만 한편으로는 걱정, 분노, 공포, 짜증, 긴장 등 부정적인 심리 상태가 나타나거나 초조해질 수도 있다. 이뿐만 아니라 베타파가 증가함에 따라 신체는 계속 긴장되고 에너지 소모도 심해지며 체내 면역력도 약해진다. 이렇게 되면 쉽게 지치고 나른해지며 충분한 휴식을 취하지 않으면 스트레스가 생기기 쉽다.

졸리면서 몽롱한 상태이거나 비몽사몽 멍한 상태가 시작되면 뇌파가 초당 4~7회의 속도로 진동하는 세타파가 생성된다. 세타파가 활성화되면 졸린 상태에서 점점 완전한 수면 상태로 넘어가기 시작하고 의식이 중단되면서 신체가 이완된다. 그러나 외부 정보에 의해 암시를 받을 수는 있다. 즉, 흔히 말하는 최면 상태에 빠지는 것이다. 세타파는 깊은 기억을 촉발하고 장기기억을 강화하는 데 도움을 줄 수 있다.

완전히 깊은 수면에 빠지면 대뇌 활동 리듬이 초당 1~3회로 매우 느려진다. 바로 이때 델타파가 생성된다. 델타파가 활성화되면 호흡이 깊어지고 심장박동이 느려지며 혈압과 체온이 내려간다.

하루 중 뇌파의 실제 상태를 살펴보자. 새벽녘 깊이 잠들어 있는 상태(델타파의 세계)에서 갑자기 알람이 울린다. 시간이 없다. 얼른 서두르자(베타파 등장). 긴장감 속에 또 바쁜 하루가 시작됐다(베타파 활성화)! 점심시간에 잠시 휴식을 취해 본다. 음악을 듣거나 산책을 하거나 즐거운 일을 떠올리며 30분 정도 푹 쉰다(알파파 등장). 재충전의 시간이 끝나면 다시 마음의 준비를 하고 오후 업무에 총력을 기울인다(베타파 활성화). 오후에 차를 마시면 기묘한 알파파를 다시 불러일으킬 수 있다. 저녁에 휴식을 취하면 뇌가 저절로 세타파로 조절되었다가 다시 델타파로 바뀐다.

뇌파마다 각각 그에 상응하는 뇌 상태가 있고 이래야만 뇌가 훨씬 수월하게 기능을 완수할 수 있다. 뇌가 어떤 상태에 처했을 때 그 상황에 어울리지 않는 뇌파가 생성되면 인간의 행동에 문제가 나타날 수 있다. 예를 들어, 잠을 자고 싶은데 델타파와 세타파가 생성되지 않으면 불면증이 생길 수 있고, 학습 중에 알파파가 아닌 델타파가 나타나면 학습에 집중할 수 없게 된다.

네 개의 뇌파를 자동차의 기어에 비유한 사람이 있다. 그는 델타파는 1

단, 세타파는 2단, 알파파는 3단, 베타파는 4단에 비유하면서 모든 주행 상태에 적합한 기어는 없다고 지적했다. (표4-2 참조)

[표4-2] 뇌파와 인체의 관계

뇌파	헤르츠	인체의 상태
알파파	8~13헤르츠	학습과 사고에 최적인 뇌파 상태
베타파	13헤르츠 이상	보통 깨어 있을 때의 뇌파는 베타파가 우위임. 적절한 베타파는 주의력 향상과 인지행동 발달에 긍정적인 작용을 함.
세타파	4~7헤르츠	세타파가 활성화되면 의식이 중단되고 신체가 이완되나 외부 정보에 의해 암시를 받을 수 있는 상태, 즉 최면에 걸린 상태가 됨.
델타파	1~3헤르츠	수면의 질의 좋고 나쁨은 델타파와 매우 직접적인 관계가 있음.

영감의 원천인 알파파는 하루 중 휴식을 취할 때 살그머니 나타나 베타파가 일으킨 긴장과 피로를 조절한다. 역사적으로 중대한 발견은 대부분 알파파 상태에서 이루어졌다. 수많은 예술가가 몽롱한 의식 상태에서 창작하기를 좋아했던 이유도 바로 이 때문이다. '안정'은 영감과 창작의 원천이자 하루의 생명력을 일깨우는 촉진제이다.

뇌전증의 특수한 뇌파

뇌파가 비정상적으로 방전되거나 광과민성이 있으면 뇌전증을 일으킬 수 있어요.

'뇌전증'의 본질은 극단적인 동기적 뇌파 활동이다. 즉, 뉴런이 갑자기 비정상적으로 과도하게 방전을 일으켜 뇌 기능이 저하되는 증상이다. 그래서 뇌파 검사를 하면 이러한 동기적 뇌 활동이 비정상인지 아닌지를 명확히 파악하고 신경세포들의 발작 부위를 쉽게 찾을 수 있다.

갑자기 의식을 잃거나 사지 경련, 입에 거품을 물거나 고래고래 고함을 지르는 등의 증상을 보이는 사람이 있다면 '뇌전증'에 걸렸을 가능성이 매우 높다. 물론 좀 더 자세한 검사가 필요하겠지만 **뇌전도 검사는 지금껏 뇌전증 진단에 가장 적합한 검사로 꼽히며** 뇌전증이 발생한 위치와 그 성질을 측정하는 데 과학적인 근거를 제공한다.

임상에서는 뇌파의 비정상적인 방전 방식에 따라 뇌전증의 발작 유형을 각기 다르게 분류한다. 뇌파가 폭발적으로 강해지거나 진폭이 크고 리듬이 빠르거나 간헐적으로 못처럼 뾰족한 물결, 날카로운 물결, 뾰족하면서 느린 물결 등이 나타나면 보통 '강직간대 발작(대발작)'으로 간주하고 전신에 경련이 일어나면서 의식을 잃는 특징이 있다.

뇌전도 양쪽에 대칭적이며 동시에 큰 진폭이 초당 3회 정도 나타나고 뾰족하면서 느린 물결을 보이면 '결여 발작(소발작)'에 해당하며 짧고 빈번한 의식장애를 보이는 특징이 있다.

눈여겨 볼만한 것은 광과민성 뇌전증이라는 특수한 유형이다.

빛의 자극도 뇌전증을 유발할 수 있다는 사실을 아는 사람은 거의 없었다! 1946년 과학자 그레이는 초당 20~50회 정도 빛이 깜빡거리면 질병을 유발할 수 있다는 연구 결과를 〈네이처〉에 발표했다. 그럼에도 이 기사는 1997년에 발생한 '폴리곤 사건'에는 경각심을 주지 못했다.

1997년 12월 16일 일본의 지상파 채널인 TV 도쿄에서는 〈포켓몬스터〉 제38화 '전뇌전사 폴리곤'이 방영되고 있었다. 당시 빠른 속도로 번쩍이는 장면이 지나치게 많았던 탓에 프로그램을 시청하던 일부 아이들이 이상 증세를 보이며 쓰러지는 사건이 발생했다. 이로 인해 685명의 아이가 병원으로 실려 갔고, 이 애니메이션은 전 세계에서 한 번에 가장 많은 뇌전증 환자를 발생시킨 텔레비전 프로그램이 되었다.

그러나 이러한 비극은 여기에서 끝나지 않았다. 2007년 6월 4일 영국에서는 현란한 색과 번쩍이는 화면이 지나치게 빠르게 전환되는 부적절한 장면으로 편집 · 제작된 2012 런던올림픽 홍보 영상이 공개되었는데 당시 영상을 보던 일부 사람들이 뇌전증 발작을 일으켰던 것이다.

2011년에 개봉된 영화 〈브레이킹 던 파트1〉에서도 비슷한 현상이 일어났다. 영화에서 붉은색과 흰색 빛이 지나치게 빠르게 깜빡이는 장면을 본 여러 명의 관객이 뇌전증 발작을 일으켜 병원으로 호송되었다.

이제는 뇌전증을 유발하는 이러한 빛의 자극으로부터 자기 자신과 아이를 보호하는 방법을 익혀야 한다. 텔레비전을 보거나 게임을 할 때는 실내의 밝기를 유지하는 것이 좋다. 텔레비전이나 게임기에 너무 가까이 다가가지 말고, 빠르게 전환되는 화면들을 너무 집중해서 보지 않도록 유의해야 한다.

수면과 꿈에 관한 이야기

우리가 잠을 잘 때 뇌에서는 서로 다른 종류의 잠이 반복되고 있어요.

2억여 년 동안 모든 조류와 포유동물은 각자의 수면 패턴을 지니고 있었다. 수면은 정교한 대뇌의 기본적인 기능이며, 포유동물, 조류, 어류 등의 생물에게 보편적으로 존재하는 자연적인 휴식 상태이다. 심지어 무척추동물인 초파리도 수면 현상을 보인다. 인생의 약 3분의 1은 잠을 자면서 보내고 그중 4분의 1은 기묘한 꿈을 꾸는 상태로 보낸다.

수면은 대체 어떤 것일까? 잠들어 있는 내내 꿈을 꿀 수 있을까?

현재 학술계에서는 수면이 주로 정력과 체력을 회복하기 위해 휴식을 취하는 것이라고 여긴다. 과학자들은 우리가 잠을 잘 때 두 개의 다른 뇌파가 서로 교차하면서 나타나는 시간 위상을 발견했다. **그중 하나는 비급속 안구운동 수면 상태로 서파수면이라고도 한다. 또 다른 하나는 급속 안구운동 수면 상태로 렘수면이라고도 하는데 보통 이 단계에서 꿈을 꾼다.**

서파수면: 전체 수면 과정에서 '안구를 빠르게 움직이는' 급속 안구운동 수면 단계를 제외하고 안구를 움직이지 않는 수면 시간을 서파수면이라고 통칭한다. '비급속 안구운동 수면'이라고도 하는 서파수면은 주로 잠든 지 얼마 지나지 않아 발생하고 대부분 초저녁부터 자정까지 이

른 밤에 나타난다. 하루의 일과를 마친 후 체력적 · 정신적으로 소모가 큰 상태가 되면 생체 시계는 자연스럽게 우리 뇌가 잠들도록 유도하고 뇌 부위의 온도를 낮추며 신체를 휴식 단계로 접어들게 한다. 이것은 체력 회복에 도움이 되며 신체를 유지하고 보호하는 데 상당히 중요하다. 서파수면 단계에서는 뇌파 리듬이 하루 중 가장 낮은 위치에서 진동하고 심리 활동도 가장 저조하다. 그러나 신체는 활동적일 수 있으므로 잠꼬대나 몽유병 증상을 보이기도 한다.

스탠퍼드대학의 유명한 수면연구가 윌리엄 디멘트 교수는 서파수면 단계를 일컬어 **'몸은 깨어 있고 뇌는 자는'** 상태라고 했다.

숙면은 흔히 말하는 '단잠', '꿀맛 같은 잠'을 일컫는다. 숙면에 빠지면 신체 활동이 감소하고 근육의 장력이 이완되지만 무의식적으로 몸을 뒤척이거나 손가락 근육을 실룩거릴 수 있다. 또한 감각자극에 대한 민감도가 매우 낮아져 숙면에 빠진 사람을 외부 자극으로 깨우기 쉽지 않다. 처음에 외부 자극이 나타나면 꿈에서 일어난 일로 착각하며, 자극이 계속되어야만 깊은 잠에서 깨어난다. 잠이 들면 체온이 점차 내려가기 시작하고 숙면에 빠지면 체온이 최저점에 도달했다가 다시 상승한다.

서파수면 단계가 끝나면 급속 안구운동 수면 상태로 들어간다.

렘수면: 급속 안구운동 수면 단계에서는 안구운동을 통제하는 근육과 내이의 작은 근육군이 특히 활발하게 움직이며 안구가 빠르게 움직인다. 그래서 이러한 발작성 급속 안구운동 수면 단계를 렘(REM, Rapid Eye Movements)수면이라고 부른다. 주로 늦은 밤에 집중적으로 나타나는 렘수면은 수면 과정에서 발생하는 격동적인 상태이다. 렘수면 상태의 뇌전도는 정신이 깨어 있을 때의 뇌파와 유사하다.

렘수면 단계에서는 신체 기능이 강해지기 시작하고 심장박동수가 증가하며 호흡이 빨라지고 혈압이 높아지며 뇌 혈류량과 산소 소비량도 뚜렷하게 증가한다. 이뿐만 아니라 몸을 뒤척이는 횟수도 많아지고 얼굴과 손가락 근육이 실룩거리는 횟수도 증가하며 남성은 발기가 되기도 한다. 렘수면 단계에서의 안구운동은 생동감 있는 꿈속의 광경을 정확하게 예시하고 있다. 꿈은 바로 렘수면 단계에서 꾸게 된다. 이때 잠자고 있는 사람을 깨우면 90~95퍼센트가 꿈을 꾸고 있었다고 말하며 자신이 꾼 꿈의 내용을 대체로 분명하게 기억한다.

그럼 이제 수면 주기에 대해 알아보자.

정상적인 성인의 경우 잠이 들면 우선 서파수면 단계에 접어들어 70~120분 동안 숙면을 한 후 바로 급속 안구운동 수면 단계로 전환되어 약 5~15분간 렘수면에 빠져든다. 이렇게 한 단계가 끝나면 다시 비급속 안구운동 수면과 급속 안구운동 수면 단계가 반복된다. 전체 수면 과정은 보통 4~6단계가 주기적으로 전환되면서 진행된다. 이것이 바로 수면의 전반적인 과정이다.

잠꼬대, 몽유병, 수면공포, 가위눌림

잠을 자면서 자기도 모르게 헛소리를 중얼거려 본 경험이 있을 것이다. 그러나 이러한 잠꼬대는 아무런 의미 없는 말이거나 뒤죽박죽인 경우가 대부분이다. 간혹 잠재의식 깊은 곳에 있는 감정이 잠꼬대를 통해 표현될 때도 있다.

수면 중에 보행하는 것을 몽유병이라고 한다. 약 40퍼센트의 사람이 아동기에 몽유병 증세를 보이며 11세 정도에 많이 나타난다. 몽유병은 보통 숙면 단계에서 나타나므로 몽유병 증상을 보이는 사람을 깨우기는 매우 어렵다. 가장 좋은 방법은 몽유병 증상을 보이는 사람의 손을 끌고 침대로 데려가는 것이다. 이튿날 아침 몽유병 증상을 보인 사람은 대부분 전날 밤에 있었던 일을 기억하지 못한다.

수면공포라고도 불리는 수면 중 소리를 지르는 증상은 5~7세 아동에게서 가장 흔히 나타난다. 아이가 한밤중에 갑자기 날카롭게 소리를 지르고 마치 깜짝 놀란 것처럼 몸을 떨거나 바동거리는 행동을 보이면 허겁지겁 달려온 부모는 그저 속수무책이다. 십여 분 정도 지나면 아이는 다시 평온한 모습으로 잠을 잔다. 이튿날 잠에서 깨어난 아이는 밤에 자면서 언제 소리를 질렀느냐는 듯 전과 다름없이 신난 모습이다. 이런 증상은 아이가 성장하면서 점차 사라지니 너무 신경 쓰지 않아도 된다.

가위눌림은 다소 복잡한 증상이다. 가위에 눌릴 때 표면적으로는 평온하지만 실제 느낌은 전혀 그렇지 않다. 가위에 눌리면 보통 무거운 물건이 몸을 짓누르는 것처럼 꼼짝할 수 없고 숨이 막힐 듯이 가슴이 답답하며 몹시 공포스럽지만 손끝 하나 까딱할 수 없다. 깨어나고 싶지만 그것도 쉽지가 않다. 가위눌림이 풀리면 어떤 악몽이었는지 분명하게 기억난다. 가위눌림 증상은 꿈을 꿀 때처럼 항상 급속 안구운동 수면 단계에서 나타난다. 이렇게 실감 나면서도 복잡한 꿈속 현상에 대한 합리적인 해석은 현재까지 없는 상태이다.

알아봅시다

남자와 여자의 뇌에 어떤 일이 벌어진 것일까?

'남자는 화성에서 왔고 여자는 금성에서 왔다'라는 말이 있을 정도로 남녀 간에는 큰 차이가 있답니다. 남자와 여자의 차이는 나로부터 비롯돼요. 바로 나, 대뇌가 여러분의 모든 것을 주관하고 여러분을 남자로 만들 것인지 아니면 여자로 만들 것인지도 결정한답니다.

평소 남녀 사이에는 이러한 경향이 자주 나타난다.

남자는 구기 시합과 게임을 좋아하고 여자는 쇼핑과 수다를 좋아한다.

남자는 한 번에 한 가지 일만 하기를 좋아하고 여자는 동시에 여러 가지 일을 하는 것을 좋아한다.

남자는 여자들이 남자들을 찾아와 이야기하는 것은 단지 문제를 해결하기 위함이며 여자들의 말은 대부분 투덜거리는 불평 또는 하소연이거나 아무 의미 없이 그냥 한번 해보는 소리에 불과하다고 여긴다.

남자와 여자 사이에는 이루 다 말할 수 없는 이야기가 있다.

남자와 여자는 뱃속에 있을 때부터 다른 운명을 타고난다. 임신 6주 차에 접어들면 남성 유전자가 움직이면서 테스토스테론 생성을 촉진하고 대뇌에 호르몬 체인을 이루어 남성 성징 형성을 촉진하라고 전달한다.

남성 유전자가 움직이지 않으면 배아는 저절로 여성의 신체적 특징이 나타나도록 발달되어 난소와 시상하부에 여성의 생장 발육을 조절하는 성선축을 형성한다.

보통 생후 48개월부터 남녀의 뇌 구조와 기능에 뚜렷한 차이가 나타나기 시작한다.

최근 연구 결과 남성의 신체가 크기 때문에 뇌 크기도 여성에 비해 남성이 약간 큰 것으로 밝혀졌다. 좌뇌와 우뇌를 연결하는 남녀의 뇌량 크기도 다르다.

1982년 6월 〈사이언스〉에 게재된 연구 결과에서는 여성의 뇌량 끝부분이 남성보다 약 20퍼센트 정도 크다고 지적했다. 바꾸어 말하면 양쪽 대뇌반구를 연결하는 여성의 신경섬유가 남성보다 크다는 뜻이다. 이렇게 본다면 여성의 좌뇌와 우뇌의 협업 정도가 훨씬 뛰어나며, 남성의 우뇌는 훨씬 독립적이고 전문화되었다고 추측할 수 있다.

여성이 동시에 여러 가지 일을 할 수 있는 반면 남성은 한 번에 한 가지 일만 집중할 수 있는 이유는 바로 이 때문이다. 여자아이가 남자아이보다 언어발달이 빠르고 말을 적게 더듬는 이유와, 남자아이가 훨씬 집중력이 좋고 어떤 분야의 대가로 성장하기 훨씬 쉬운 이유도 바로 이것 때문이라고 볼 수 있다.

연구에 따르면 **여성은 인간의 사고를 주관하는 대뇌 회백질이 남성보다 15퍼센트나 많다.** 이러한 연구 결과는 여성이 남성보다 훨씬 감정적이라는 사실과 중년 남성의 자기 통제 능력이 동년배 여성보다 떨어진다는 사실을 뒷받침한다.

그러므로 현재 의학기술이 상당한 수준까지 발달했더라도 '성전환' 수술은 반대의 성性이 되려는 사람에게 시각적인 변화를 가져다 줄 수는 있지만 본질적으로 남성은 결코 여성이 될 수 없고 여성도 결코 남성이 될 수 없다. 어떠한 수술이나 호르몬 치료 또는 여성화된 양육도 태아 시기부터 발달하여 형성된 뇌의 남성적 속성과 여성적 속성을 바꿀 수 없기 때문이다.

존(조안나)의 성전환 이야기

1973년 〈타임〉에 게재된 이야기이다.

존은 1965년에 건강한 사내아이로 태어났다. 불행히도 그는 재래식 방법으로 포경수술을 받던 도중 전기인두에 성기가 새까맣게 타버리는 사고를 당한다.

사고 이후 치료를 위해 백방으로 알아보던 존의 부모는 어느 날 텔레비전에서 '성전환' 수술에 관한 뉴스를 보게 된다. 수술과 호르몬 치료로 아이의 성별을 완전히 바꿀 수 있다는 기사였다. 이 의료수술의 전제조건은 아이가 출생할 당시 중성中性이어야 하며, 후천적인 경험과 해부학적 구조의 차이가 최종적으로 남녀의 차이를 만든다고 가정한 것이다.

존의 부모는 그들에게 구세주가 나타났다고 생각했다. 의사의 물리적 거세 수술과 성형수술, 성장단계의 에스트로겐 치료, 충분한 여성화 양육 환경이 존을 완벽한 여성으로 만들어줄 것이라고 굳게 믿었다. 이제 존은 조안나가 되어 정상적인 생활을 할 수 있을 것이라 확신하였다.

그러나 존의 성별을 바꾸는 것은 시작부터 난관에 부딪혔다. 그는 수술을 받았음에도 불구하고 여성화되지 않았다. 게다가 여자아이의 옷을 입는 것과 여자아이들이 하는 놀이를 극도로 싫어했다. 조안나의 모든 행동은 그야말로 대단히 남자아이다웠다. 이런 탓에 그의 어린 시절은 결코 즐겁지 않았다.

커 가면서 조안나는 점점 남자아이들이 아닌 여자아이들에게서 인기를 끌었다. 조안나는 자신이 선천적으로 남자아이였다는 사실을 알지 못했는데도 늘 자신이 남자이기를 갈망했고 어른이 되면 근육이 발달한 남자가 되기를 바랐다. 그는 자기 자신이 여자아이의 몸 안에 갇힌 남자아이라고 생각했다.

조안나가 14세가 되었을 무렵 그녀의 부모는 더 이상 자식의 고통을 보고만 있을 수 없었다. 그리고 마침내 어린 시절에 있었던 일을 전부 아이에게 들려주었다. 그 당시 존은 호르몬 치료를 계속 받던 중이라 갈수록 여자아이처럼 자라고 있었다. 그럼에도 출생에 관한 진실을 알게 된

존은 성전환과 관련된 모든 치료를 즉각 중단하고 다시 남자아이가 되는 수술을 받겠다고 했다.

여러 해 동안 존은 유년 시절의 경험으로 인해 생긴 정서적 문제를 해결해야 했다. 다행히 나중에 그는 결혼도 하게 되었고 현재 아내와 함께 아이를 키우며 살고 있다.

'이러한 극적인 상황은 …… 통상적인 남성화와 여성화된 외모를 …… 바뀌게 할 만한 강력한 근거가 되기는 하지만, 유전자가 결정하는 심리적 · 행동적 측면의 성 특징은 결코 바꿀 수 없다.'

〈타임〉에서는 이러한 문장으로 이야기를 마무리 지었다.

제5장

누구의 뇌에
'병'이 생겼을까?

환각지란 대체 무엇일까?

미국의 신경학자 라마찬드란의 저서 《라마찬드란 박사의 두뇌실험실》에는 이런 이야기가 나와요. 톰이라는 한 고등학생 운동선수가 오토바이 사고로 한쪽 팔을 잃었어요. 하지만 톰은 절단된 팔이 여전히 존재한다고 생각했어요. 팔을 휘휘 내저을 수도 있고 물건을 만질 수도 있다고 생각했죠. 심지어 '팔을 뻗어' 커피 잔을 잡을 수 있다고도 여겼어요. 라마찬드란 박사가 갑자기 톰 앞에 놓여 있는 컵을 가져가려고 하자 그는 놀라며 '이런, 제 컵을 왜 빼앗아가세요!'라고 외쳤어요.

그는 팔을 잃었기 때문에 감각도 있을 수 없고 통증도 있을 수 없다. 더군다나 팔이 있다는 느낌이 들 리도 없다. 누구나 상식적으로 이렇게 생각한다.

하지만 현실은 당신이 상상한 것보다 훨씬 기이하고 신비롭다.

사고 등의 원인으로 한쪽 팔을 잃은 사람들은 절단된 팔이 아직 원래의 자리에 존재한다고 여긴다. 따라서 여전히 통증도 느끼고 팔을 흔들어 움직일 수도 있다. 절단된 팔과 관련 있는 뇌 영역을 자극하면 절단된 팔에 뚜렷한 통증을 느끼기까지 한다.

이와 같은 현상은 의학적으로 '환각지'라고 일컬으며 '환상사지'라고도 한다.

잃어버린 팔임에도 왜 계속 감각이 느껴지는 걸까?

어떻게 해서 계속 팔을 '흔들어 움직일 수 있다'라고 생각하는 걸까?

라마찬드란은 이러한 기이한 현상에 깊이 매료되었고 그의 새로운 발견 덕분에 '환각지'에 대한 합리적인 해석이 가능해졌다.

그림5-1의 체감각피질 투영도를 보면 얼굴과 손 부위의 감각 영역이 서로 인접해 있고, 뇌의 가소성이 항상 우리에게 놀라움과 기쁨을 가져다준다는 사실을 알 수 있다. 팔을 잃은 후 환각지 증상을 보이는 사람의 감각피질 영역은 상당 부분 재구성된다. 재구성되는 과정에서 얼굴 부위의 신경섬유는 피질의 손 부위 영역을 점령한다. 이렇게 되면 얼굴에서

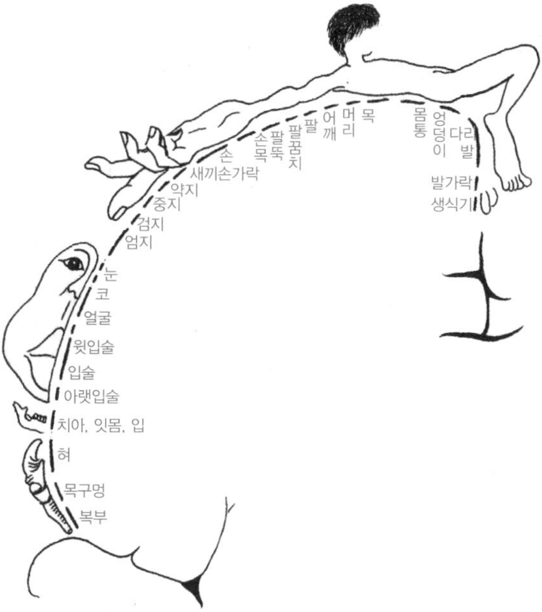

[그림5–1] 대뇌피질의 감각 영역

전해진 정보는 피질의 얼굴 영역뿐만 아니라 손 영역에도 전달된다. 얼굴과 손이 서로 연결됨으로써 얼굴 부위에 자극을 받으면 절단된 손에도 감각이 느껴지는 것이다.

사지가 절단되면 시간대별로 환각지가 형성되는 메커니즘에 다소 차이가 생기는데 이는 대뇌피질 기능이 재구성되는 것과 관련이 있다. 대뇌피질 기능이 어느 정도 재구성되면 장시간 환각지 현상이 형성되고 환각지가 생성된 영역을 자극한다.

그래서 사지가 절단된 사람의 신체 일부 영역을 자극하면 환각지 증상을 유발할 수 있다. 이러한 영역을 유발영역이라고 한다. 일반적으로 팔이 절단된 사람의 유발영역은 주로 양쪽 얼굴 부위, 목 부위, 가슴 윗부위, 등 윗부위이다. 허리 부위, 하복부, 양쪽 하체에는 유발영역이 없다. 다리가 절단된 사람의 유발영역은 주로 허리 부위와 복부, 남아 있는 하체이다. 사지가 절단되어 뚜렷한 통증을 느끼는 사람은 환각지통을 일으키는 유발영역의 범위와 수가 많을수록 대뇌피질 기능도 대대적으로 재구성된다.

라마찬드란 박사와 톰(17세, 고등학생, 교통사고로 한쪽 팔을 잃음)이 나눈 대화를 살펴보자.

라마찬드란 박사가 톰의 뺨을 자극하며 말했다. "느낌이 어떠니?"
"제 뺨을 만지고 계시네요."
"그리고 또?"
"어! 정말 이상해요." 톰이 말했다. "선생님은 잃어버린 제 엄지손가락도 만지고 계세요. 너무 웃겨요."
라마찬드란 박사는 톰의 윗입술에 면봉을 가져다 대며 물었다.
"지금은 어딜 만졌지?"
"제 집게손가락을 만지셨어요. 그리고 윗입술도요." 톰이 대답했다.
"정말? 확실해?"
"틀림없어요. 집게손가락과 윗입술에서 무언가가 느껴져요."
"여긴 어떠니?" 라마찬드란 박사는 톰의 아래턱을 가볍게 만졌다.
"잃어버린 제 새끼손가락을 만지셨네요."

라마찬드란은 이를 통해 환각지 증상을 보이는 사람이 웃거나 하품할 때마다 그의 얼굴 부위 신경과 서로 인접해 있는 감각피질의 손 영역까지 전달되고, 활성화된 손 부위의 중추가 명령을 보내기 때문에 절단된 팔이 여전히 존재한다는 착각을 일으킨다고 추측했다.

주술사의 뇌에는 무슨 일이 생긴 것일까?

감각의 문이 정화되면 세상은 우리에게 있는 그대로 무한히 드러날 것이다.(영국의 시인이자 화가, 윌리엄 블레이크)

주술사나 무당은 신비한 능력을 지닌 존재이다. 그들은 기이한 감각기관과 신비한 힘을 사용해 자신들이 공언한 대로 각양각색의 영체靈體를 보고 세상을 뒤집어놓을 만한 예언을 한다.

고고학자들과 인류학자들은 조사를 통해 옛날부터 지금까지 세계 여러 곳에 있는(특히 멕시코 지역의 인디언) 주술사가 '마법의 버섯'이라는 독버섯을 즐겨 먹었다는 사실을 발견했다. 이 마법의 버섯은 '환각 버섯'이라고도 불린다. 보통 주술사들은 일정한 양의 환각 버섯을 섭취한 후에야 주술을 부리기 시작했다. 환각 버섯은 그들이 신과 소통하고 미래를 점치고 예언하며 주술을 부리는 매개가 되었다.

대체 버섯이 주술사의 몸에서 어떤 작용을 일으켰길래 그들이 신비한 힘을 갖게 된 것일까?

마법의 버섯에는 환각 성분이 함유되어 있다. 환각 작용이 일어난 대뇌는 꿈을 꿀 때의 대뇌와 비슷한 상태가 된다. 해마와 전방 대상 피질 안에 있는 대뇌 영역은 인간의 감정, 기억과 밀접한 관계가 있다. 마법의 버섯을 섭취하면 환각 작용으로 인해 이러한 대뇌 영역 활동이 점차 동기화된다. 즉, 대뇌 영역들이 서로 협력을 펼치며 활동하게 된다는 뜻이다. 이러한 대뇌 활동의 유형은 꿈을 꾸고 환각을 일으킬 때의 뇌 활동과 유사하다.

뇌 신경과학자들은 다년간의 연구를 통해 **주술사가 지닌 신비한 힘의 원천 중의 하나가 세로토닌이라는 사실**을 밝혀냈다.

세로토닌은 가장 광범위하게 연구되고 있는 신경전달물질이자 뇌의 중요한 화학적 전달자이다. 세로토닌은 주로 뇌간 중심선을 따라 배치된 아홉 개의 솔기핵에 모여 있고 모든 솔기핵마다 각 중추(시상하부, 편도체 등 척수와 뇌의 각 영역)로 섬유질을 내보낸다. 세로토닌은 최초에 혈청에서 발견되었기 때문에 혈청소라고도 불린다.

수많은 진균과 식물에는 세로토닌이 함유되어 있다. 인간은 음식을 통해 세로토닌을 생성하는 트립토판을 섭취해야 한다. 주술사가 환각 버섯을 섭취하면 버섯 안에 함유된 주요 분자가 세로토닌으로 전환되고 이 '세로토닌류'는 모든 감각기관의 정보 통로인 시상을 통해 결정, 계획과 관련 있는 전두엽에 도달한다. 마지막으로 세로토닌은 전두엽에서 작용하여 주술사를 환상의 경지로 이끈다.

환각제와 마찬가지로 정신 상태에 영향을 미치는 약물도 똑같은 작용을 한다. 정좌나 벽곡 상태에서 일어나는 환상도 이러한 정보 경로를 거쳐 나타난다.

세로토닌은 비단 환각뿐만 아니라 많은 건강 문제와도 관련이 있다. 스트레스, 수면 부족, 영양불량, 운동 부족으로 세로토닌 분비가 저하되면 주의력 결핍, 피로, 만성 통증, 압박감과 권태감 증가 등이 쉽게 나타나고 나중에 가서는 우울증이나 강박증을 유발한다.

육류, 우유, 견과류 등 단백질 함량이 풍부한 식품은 뇌의 세로토닌 수치를 높이는 효능이 있다. 햇볕도 세로토닌 수치 증가에 도움이 되므로 햇볕을 쬐는 시간을 늘리면 세로토닌 분비를 촉진할 수 있다. 일부 스포츠 활동도 대뇌의 트립토판 수량을 늘려 세로토닌 분비를 증가시키는 데 도움이 된다. 좌선이나 기공 등 규칙적이면서 간단한 운동을 하면 세로토닌 분비를 촉진할 수 있다.

주술사는 세로토닌을 이용해 환각의 문을 열지만 보통 사람은 세로토닌으로 자신의 신체를 보호할 수 있다.

파킨슨병의 근본적인 원인

최근 들어 우울증, 후각 감퇴, 변비, 수면장애 등의 비운동 증상도 파킨슨병의 흔한 증상에 해당한다는 사실이 주목받고 있어요. 이러한 증상들은 연합해서 나타나 환자의 삶의 질을 파괴해요.

앉아서 텔레비전을 보고 있는데 한쪽 손가락 끝이 갑자기 떨린다. 옆에 있던 해바라기씨를 깠더니 떨리는 증상이 곧바로 없어졌다. 이러한 떨림은 보통 움직이지 않을 때 나타난다. 긴장하면 증상이 더 심해지고 편하게 움직이면 증상이 경감되며 잠을 자면 증상이 사라진다. 그래서 이러한 떨림을 정지 시 떨림이라고 한다.

처음에는 이러한 작은 증상이 나타나도 전혀 개의치 않을 것이다. 그러나 서서히 팔 전체가 떨리기 시작하고 반대쪽 다리까지 떨린다면 이야기가 달라진다. 이렇게 되면 몸의 움직임이 느려지고 근육도 뻣뻣해지기 시작하며 마치 가면을 쓴 것처럼 얼굴에 표정이 없어진다. 자발적으로 침을 삼키지 못해 침을 흘리게 되고 말하는 목소리도 단조롭고 무미건조해진다. 갈수록 기분이 가라앉고 글씨도 점점 작게 쓴다. 손발의 움직임이 굼뜨고 유연하지 않으며 밤에는 몸을 돌리기도 어려워 누군가의 도움이 있어야만 한다. 나중에 가면 걷는 것조차 힘들어질 수 있다. 발을 땅에 끌면서 걷고 보폭이 좁아진다. 걸음이 갈수록 빨라져 걸음을 멈추기가 쉽지 않다. 몸의 균형을 유지하기도 어려워 조금이라도 평평하지 않은 길에서는 금방 넘어지고 만다.

이것이 바로 파킨슨병의 전형적인 증상이다. 파킨슨병의 발병률은 나이가 들수록 점차 증가한다. 전 미국 대통령 트루먼, 독재자 히틀러, 전설의 복서 알리도 파킨슨병을 앓았다.

떨림, 둔한 행동, 근육경직 등 전형적인 운동장애 증상을 보이는 이 무시무시한 병은 200여 년 전 영국의 의사 제임스 파킨슨이 발견했다.

그럼 대체 뇌의 어느 곳이 잘못되었길래 이러한 고통을 겪게 되는 것일까? 파킨슨병을 유발하는 원인을 살펴보기로 하자.

대뇌 중심의 가장 깊은 부분에는 두 개의 검은 수염처럼 보이는 긴 띠 모양의 특수한 뇌세포 집단이 있다. 특이하면서도 눈에 띄는 이 검은 긴 띠는 흑질이라고 부른다. (그림5-2 참조) 파킨슨병에 걸리면 이 두 개의 수염 모양의 구조가 매우 흐릿하면서 모호해지고 색도 사라져 희끗희끗해진다. 정상적인 상황에서 흑질의 주요 기능은 도파민(뇌세포 사이에 정보를 전달하는 주요 신경전달물질 가운데 하나로 사랑의 '묘약'이라고 불림)을 생성하는 것이다. 흑질 안에 있는 핵심 세포가 죽으면 도파민 분비량이 부족해지고 더 나아가 운동장애를 일으킨다. 연구에 따르면 대다수 파킨슨병 환자들은 흑질에 있는 80퍼센트 이상의 도파민 뉴런이 괴사했으며 **흑질 도파민 작**

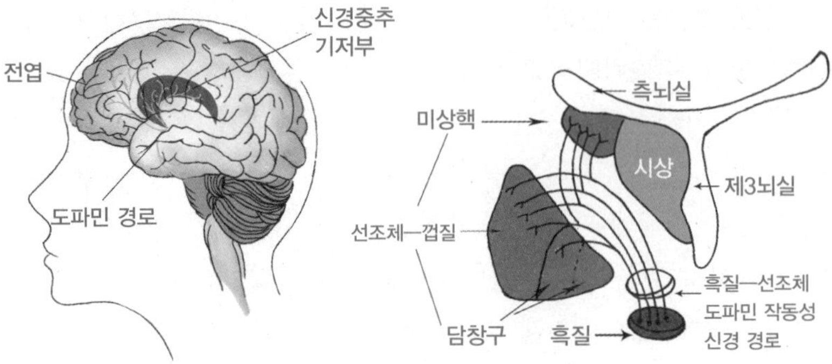

[그림5-2] 흑질의 해부학적 구조도

동성 뉴런의 집단적 죽음이 파킨슨병의 원인인 것으로 나타났다.

현재 파킨슨병의 일반적인 치료는 도파민을 대체하는 방식으로 진행된다. 최근 몇 년 동안 파킨슨병 치료에 주로 사용된 레보도파는 파킨슨병에 걸린 환자의 평균 수명을 확실히 연장시키는(5년에서 12년으로 증가) 효과가 있다. 그러나 레보도파는 파킨슨병 증상과 운동장애와 관련된 질병이 폐렴이나 순환계질환 등으로 진전되는 것만 완화시킬 뿐이다. 레보도파로는 흑질 세포의 괴사를 막을 수 없고 완치는 더더욱 불가능하다.

파킨슨병을 완치하려면 아직 시간이 좀 더 필요하다. 연구자들이 우리에게 좋은 소식을 전해 주기를 기대해 본다.

파킨슨병, 조현병과 음식 섭취와의 밀접한 관계

'음식물과 뇌의 밀접한 관계'는 줄곧 모호한 상태였다. 음식물과 뇌는 정말로 서로 영향을 미칠까? 만일 그렇다면 어떤 영향을 미치는 걸까? 1970년대 후반에 이르러서야 비로소 음식물과 뇌의 관계를 증명하는 연구 결과들이 많아지기 시작했다.

매사추세츠공과대학의 연구자가 가장 먼저 '음식물과 신경전달물질' 사이의 밀접한 관계를 발견했다. 수많은 음식물 성분은 신경전달물질 조절, 뇌 활동과 인간의 행동 변화를 일으키는 방면에서 일부 약물과 같은 효과를 나타낸 것으로 밝혀졌다.

이때부터 신경전달물질의 합성 경로, 작용 과정, 신경전달물질이 개인의 인격과 행동에 미치는 잠재적 영향 등에 관한 연구는 점차 획기적인 진전을 이루기 시작했다.

파킨슨병과 조현병의 주범인 도파민은 음식물에 함유된 타이로신에서 변화되어 생성될 수 있다. (표5-1 참조)

타이로신 → 도파민 → 노르에피네프린

[표5-1] 타이로신 함량이 높은 식품

식품군	식품 종류
채소	토마토, 잠두, 제비콩
과일	감귤, 파인애플, 바나나, 무화과
육류	동물의 간, 소고기, 소시지, 햄
수산물 및 가금류	정어리 절임, 전갱이, 참치, 갈치, 농어, 준치, 황조기, 고등어, 잉어, 굴, 게, 전복, 가라지, 송화단(오리알이나 달걀을 삭힌 중국 음식)
음료	차, 카페인이 함유된 음료, 백주, 과실주, 맥주
발효식품	묵은 식초, 된장, 삭힌 두부(취두부), 백김치, 김치

이와 비슷하게 기억력과 관련된 주요 신경전달물질인 아세틸콜린이 생성되려면 콜린이 없어서는 안 된다. 달걀노른자 등 콜린 함량이 풍부한 식품을 자주 섭취하면 기억력을 강화시킬 수 있다.

대뇌의 수많은 신경전달물질과 밀접한 관계가 있는 비타민, 미네랄, 지방산 등의 영양분도 대부분 음식물을 통해 생성된다.

현재 과학자들은 **우리가 무엇을 먹느냐에 따라 대뇌 뉴런에서 생성되고 방출되는 신경전달물질의 유형과 대뇌에서의 최종 귀착점이 달라진다**는 기본적인 결론을 얻었다.

알츠하이머병은 왜 걸리는 것일까?

'친애하는 미국 국민 여러분, 최근에 저는 제가 초로기 치매를 앓는 수백만 미국인 가운데 한 명이라는 사실을 알게 되었습니다. 이 소식을 접한 후 낸시와 저는 이를 평범한 한 시민에게 일어난 개인의 일로 여겨야 할지 아니면 공인으로서 여러분에게 알려야 할지를 놓고 결정을 해야만 했습니다.'(1994년 전 미국 대통령 로널드 레이건이 국민에게 전하는 공개서한의 일부 내용)

미국인들은 그들이 사랑한 레이건 전 대통령의 두서없는 글을 보고 사태가 그리 간단치 않다고 생각했다.

1994년 알츠하이머병(초로기 치매)으로 확진을 받은 레이건 전 대통령은 친필 서한을 공개해 미국 국민이 용기를 내어 알츠하이머병에 맞설 것을 호소했다.

초로기 치매는 서서히 발병하여 인지기능을 심각하게 저하시키는 퇴행성 뇌 질환이다. 이러한 질환은 파킨슨병과 마찬가지로 나이가 들수록 발병률이 점차 높아지고 특히 65세 이상의 노인에게 많이 나타난다. 최근 유행병학 조사에 따르면 85세 이상의 노인 3~4명 중 한 명이 초로기 치매를 앓고 있다. 그러나 보기 드물게 이른 시기에 발병하는 사람도 있다. 가령 가족성 알츠하이머병은 보통 65세 이전에 시작된다. 1907년 독일의 신경병리학자 알로이스 알츠하이머가 이 질병을 최초로 기록했다.

그의 기록에 따르면 51세 여성에게 처음 나타난 병의 증상 가운데 하나는 그녀가 남편에게 강한 질투심을 보였다는 것이다. 오래지 않아 그녀는 기억력이 점점 심하게 떨어졌다. 집으로 돌아가는 길도 찾지 못했고 계속 왔다 갔다 하면서 물건을 끌고 온 후 그 안으로 들어가 숨어버렸다. 가끔 누가 자신을 죽이러 온다면서 크게 소리를 지르기도 했다.

병원에 입원해 있는 동안 그녀의 증상은 더욱 심해졌다. 그녀는 시간과 장소를 분간하지 못했다. 때때로 아무것도 이해가 안 된다고 말하며 매우 혼란스러워했고 이성을 잃었다. 간혹 의사의 회진을 공식적인 귀빈 방문으로 간주하거나 진료가 끝나지 않았는데도 미안해하며 사과했다. 평소에 그녀는 의사가 수술할까봐 두려워 고래고래 소리를 질렀고 극도로 분통을 터뜨리면서 의사가 자신을 해치면 그를 내쫓아버리겠다고 큰 소리쳤다. 그녀는 거의 온종일 정신착란 증세를 보였다. 담요와 침대 시트를 바닥에 홱 던지고는 왔다 갔다 끌고 다니면서 남편과 딸의 이름을 큰 소리로 부르고 또 불렀다. 환청 증세를 보이기도 했다. 그녀는 늘 끔찍한 목소리로 몇 시간 동안 계속 소리를 질렀다. 결국 그녀의 몸은 완전히 마비되었고 갓난아기처럼 침대에 누워 지내야 했다. 고유한 인격은 없고 육체만 남은 인간이 된 것이다.

병에 걸리면 영혼을 빼앗긴 것처럼 더 이상 내가 아닌 내가 되고 만다.

과학자들은 초로기 치매 환자를 해부한 결과 그들의 **대뇌 부피가 감소하고 무게도 줄어들며 뇌구**腦溝(뇌에서 도랑처럼 파인 부분)**가 깊어지면서 넓어지고 뇌회**腦回**가 오그라들며 신경반**(베타 아밀로이드를 포함하는 축삭돌기가 뭉쳐 생긴 병변)**, 신경섬유 엉킴, 뉴런 손실, 신경아교증이 나타난다**는 사실을 발견했다.

현재 초로기 치매를 치료하는 목적은 뇌내 아세틸콜린(기저전뇌는 아세틸콜린의 원천 중 하나임) 수치를 높이기 위해서이다. 그러나 파킨슨병 치료 효과와 마찬가지로 이 치료법은 유용하지만 전뇌 세포가 죽어가는 과정을 막을 수는 없다. 즉, 증세를 완화시킬 수는 있지만 완치는 불가능한 치료법이다.

이러한 점에서 볼 때 초로기 치매 치료 역시 희망적이지 않다. 과학자들이 최대한 빨리 돌파구를 찾아 환자와 환자 가족들의 고통을 경감시켜 주기만을 바랄 뿐이다.

팽이버섯의 효능

레이건 전 미국 대통령이 공개서한을 발표하기 십 년 전인 1984년 4월 28일 당시 중국 중앙고문위원회 주임이었던 덩샤오핑은 베이징에서 레이건 전 미국 대통령과 회담을 나눴다.

국빈 만찬장에서 덩샤오핑은 특별히 레이건 대통령을 위해 '황금비단실[彩絲金鈕]'이라는 유명한 요리를 대접했다. 회담을 마치고 미국으로 돌아간 레이건 대통령은 늘 이 요리를 머릿속으로 되새기며 감탄해 마지않았다. '황금비단실'이라고 하니 뭔가 대단한 요리처럼 들리지만 사실 이 요리는 지극히 평범한 재료인 팽이버섯으로 만든 요리이다.

팽이버섯은 크기는 작지만 영양 가치가 매우 높은 식품이다. 총 아미노산 함량도 단위 건조 무게의 20퍼센트 정도를 차지하며 18종의 아미노산(그중 8종은 필수 아미노산)이 함유되어 있다. 그중 리신, 아르기닌, 류신은 특히 아동의 골격 성장과 지능 발달에 도움이 된다.

또한 팽이버섯은 식이섬유가 풍부해 담즙산을 흡착시키고 콜레스테롤을 낮추며 위장의 연동운동을 촉진하는 효능이 있어 자주 섭취하면 고지혈증 환자에게 상당한 도움이 된다. 이밖에 팽이버섯은 아연 함유량이 비교적 높은 편이므로 지능 발달과 뇌 건강을 촉진하는 효과가 있다. 그래서 일본 등 여러 나라에서는 '지능을 높이는 버섯', '머리를 좋게 하는 버섯'이라고 불린다. 자, 이제 덩샤오핑이 왜 국빈 만찬에서 특별히 레이건 대통령에게 '팽이버섯' 요리를 대접했는지 알겠는가?

초로기 치매에 효과적인 식품

이번에는 치매와 전혀 관련이 없다고 생각될만한 두 가지 영양물질인 비타민B군과 에스트로겐에 대해 말해볼까 해요.

'비타민B군'은 소홀하기 쉬운 영양소이다. 실제적으로 많은 연구를 통해 알츠하이머병 환자들은 비타민B군 함량이 보편적으로 낮은 수준이라는 사실이 밝혀졌다.

신진대사 질환 전문가 리리李利 박사는 다음과 같이 말했다.

"비타민B군과 알츠하이머병의 관계를 간과하고 있다는 사실에 주목할 필요가 있다. 기억력 상실, 인지장애, 성격장애, 우울증 등과 같은 뇌 기능 퇴화는 비타민B군 결핍과 연관이 있다. 이것은 신경학계가 이미 공인한 바이다. 영양불량, 알코올 중독, 악성 빈혈과 같은 일부 질병 등은 전부 뇌 기능을 퇴화시킬 수 있다."

아래의 관계도를 보면 비타민B군의 작용을 이해하는 데 도움이 될 것이다.

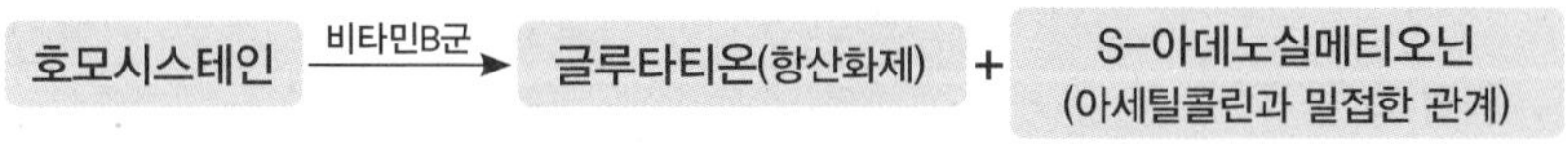

[그림5-3] 호모시스테인 전환 관계도

높은 농도의 혈청 호모시스테인은 심혈관질환과 뇌졸중을 발생시키는 위험 요소이자 습관성 유산이나 임신 초기 유산을 유발하는 위험 인자이다. 그리고 호모시스테인 수치가 높으면 노화를 촉진하고 노인의 골절률을 증가시키며 인지기능 장애를 일으키고 노인성 치매와 조현병을 유발할 수 있다.

비타민B군의 중요성은 바로 이때 드러난다! 비타민B군은 호모시스테인의 적대적 관계를 우호적 관계로 전환시킬 수 있다!

우리 몸은 호모시스테인을 처리할 비타민B군(비타민B1, 비타민B2, 비타민B3, 비타민B5, 비타민B6, 비타민B12, 엽산)이 필요하다. 비타민B군은 호모시스테인을 매우 유용한 두 가지 물질인 '슈퍼 항산화제' 글루타티온과 '기억 분자'인 S-아데노실메티오닌으로 전환시킨다. 이렇게 되면 유리기로 인한 손상을 막고 기억력을 향상시키는 데 도움이 된다.

특히 중요한 사실은 매일 비타민B군을 보충해야 한다는 것이다! 비타민B군은 수용성이므로 우리 몸에 흡수되고 남은 여분의 비타민B군은 체내에 저장되지 않고 완전히 체외로 배출된다.

비타민B9인 엽산의 산酸은 라틴어로 'folium'이며 '나뭇잎'이라는 뜻이다. 엽산의 비타민 성분이 대부분 녹색 채소에 함유되어 있기 때문이다.

실제로도 그렇다. 엽산은 녹색 채소, 신선한 과일, 육류, 콩류, 견과류, 곡류 등의 식품에 광범위하게 함유되어 있다. 엽산 함량이 8퍼센트에 달하는 키위는 '천연 엽산제'라고 불린다. 알로에는 녹색 채소 가운데 엽산 함량이 가장 높은 식품이라고 할 수 있으며 브로콜리, 당근 등도 엽산이 풍부한 식품이다. 이밖에 귀리, 간, 달걀에도 엽산이 많이 들어 있다.

비타민B1은 혈액순환과 당질 대사를 촉진하여 인체의 감각과 지각, 대뇌를 활발히 하는 데 도움이 된다. 비타민B1은 토마토 · 귤 · 바나나 · 포도 · 배 · 키위 등의 채소와 과일, 소맥배아 · 흑미 · 발아미 등의 곡류, 대두 · 땅콩 · 호두 · 밤 · 돼지고기 · 닭 간 등과 같은 견과류와 육류에 많이 들어 있다.

비타민B2는 적혈구를 형성하여 눈의 피로를 완화시키는 효과가 있다. 비타민B2는 일반 식품에는 그다지 많이 함유되어 있지 않으나 돼지고기, 달걀, 장어, 민물 게 등에 풍부하게 함유되어 있다. 특히 동물의 간은 비타민B2 함량이 가장 높다. 이밖에 버섯, 미역, 김 등 식물성 식품 가운데 균류나 해조류에도 비타민B2가 많이 들어 있다.

비타민B6는 체내의 수많은 주요 효소계의 조효소로서 여러 종류의 대사 반응, 특히 아미노산 대사에 참여한다. 트립토판 합성, 함황 아미노산 대사, 불포화지방산 대사 등의 생리 과정은 뇌세포의 탈탄산 효소 작용에 없어서는 안 되는 부분이다. 비타민B6는 효모에 가장 많이 들어 있고 미강과 쌀에도 비교적 풍부하게 함유되어 있다.

코발라민이라고도 불리는 비타민B12는 유일하게 금속원소를 함유한 비타민이다. 항빈혈 작용에 필수적인 비타민B12는 신경 손상을 방지하고 정상적인 생장 발육을 촉진하며 신경 탈수초를 방지하는 효과가 있다. 비타민B12는 미생물 합성을 통해 생성되므로 고등식물에는 비타민B12가 거의 없다. 동물성 식품에만 함유되어 있고 특히 동물의 간, 육류, 달걀류, 굴, 유제품 등의 식품에 비교적 풍부하게 함유되어 있다.

비타민B3, 비타민B5, 비타민B7, 비타민B9은 주로 당근, 바나나, 밀, 효모, 달걀노른자, 동물의 간, 동물의 신장, 육류, 우유, 대두, 곡류, 땅콩, 호두 등에 함유되어 있다.

정제된 식품을 과다 섭취하면 결코 수준 높은 생활을 할 수 없다는 사실에 유의해야 한다. 당과 정제 탄수화물(흰 빵, 밀가루 면, 흰 쌀밥, 대다수 가공식품)을 지나치게 많이 섭취하면 체내에 극히 적은 영양분만 흡수될 뿐 비타민B군은 소화 과정에서 전부 소모되고 만다!

비타민B군 외에 **에스트로겐도 뇌에 도움이 된다**는 사실을 증명한 연구 결과가 많다. 특히 에스트로겐은 기억력을 유지하고 회복하는 데 도움이 된다. 에스트로겐이 여러 종류의 신경전달물질의 활성을 높이기 때문이다. 그중 기억력과 밀접한 관련이 있는 신경전달물질인 아세틸콜린의 활성을 크게 향상시킨다.

에스트로겐이라는 단어를 들으면 여성과 밀접한 관련이 있다는 사실이 바로 머릿속에 떠오른다. 에스트로겐은 여성의 생식기관 발육과 성숙을 촉진하는 주역이자 2차 성징과 정상적인 생리 주기를 자극하고 유지하는 총사령관이다. 최근 연구에서도 에스트로겐은 강력한 항산화제로 뉴런 사이의 연결을 증가시키고, 뇌세포가 유리기 등의 화학물질로 인해 파괴되지 않도록 보호하는 역할을 한다는 사실이 증명되었다. 세포학 연구에 따르면 에스트로겐은 일부 뇌세포의 독성물질을 줄일 수 있다. 예를 들어, 초로기 치매를 유발하는 분자인 글루타민산과 베타 아밀로이드라고 불리는 물질(유리기 과다 생성)을 막아내는 것이다. 에스트로겐은 이러한 독성 작용을 억제할 수 있다!

에스트로겐 결핍은 초로기 치매를 유발하는 중요한 요인 가운데 하나라는 사실이 이미 입증된 바 있다. 미국의 임상 실험 연구 결과 폐경 이후의 여성에게 에스트로겐을 보충하자 알츠하이머병 발병률이 뚜렷하게 감소했다. 현재 임상에서는 알츠하이머병(초로기 치매) 여성 환자 치료에 에스트로겐을 활용하고 있는데 효과가 상당히 좋은 편이다.

콩류, 특히 대두에는 식물성 에스트로겐이 대량 함유되어 있어 체내 호르몬 수치 균형을 유지시키는 효과가 있다. 연구에 따르면 대두와 콩으로 만든 제품은 체내 에스트로겐 수치를 양방향으로 조절할 수 있다. 즉, 체내 에스트로겐 수치가 지나치게 낮으면 에스트로겐 분비를 증가시킬 수 있고, 에스트로겐 수치가 지나치게 높으면 에스트로겐 분비량을 감소시키는 것이다. 대두를 자주 섭취하면 에스트로겐과 관련 있는 여성의 암을 효과적으로 예방할 수 있는 이유가 바로 이 때문이다.

이밖에 신선한 로열젤리, 아마씨, 곡류, 해바라기씨, 참깨, 양파, 포도주, 땅콩잼 등과 같은 식품에도 일정량의 에스트로겐이 함유되어 있다. 그러나 에스트로겐이 함유된 식품의 효과는 사람에 따라 다르므로 지나치게 많이 섭취하지 않는 것이 좋다.

초로기 치매는 어떻게 예방할 수 있을까?

초로기 치매를 예방할 수 있는 지름길은 없다. 평소 생활 습관을 바꾸는 것이 초로기 치매를 예방하는 가장 간단한 방법이다.

최근 발표된 연구에 따르면 노년층이 되면 보통 뇌세포 기능이 감퇴하기 시작하지만 그렇다고 뇌 구조 자체가 사라지는 것은 아니다. 뇌세포가 스스로 죽어 간다고 하기보다는 정상적으로 전달되지 못해 점점 기능을 잃게 되는 것이다. 바꾸어 말하면 세포 간 연접 작업 효율 저하가 초로기 치매를 유발하는 주요 원인이다.

중국의 유명 예능프로그램인 '최강대뇌最强大腦'에는 오십이 훌쩍 넘은 나이에도 높은 지능을 자랑하는 사람들이 많이 출연했다. 지능은 철저하게 '용불용설'의 원칙을 따른다. 게임, 여행, 일, 독서, 글쓰기 등 어떤 활동을 통해서든 뇌를 자주 사용하고 단련시켜 항상 활동적인 상태를 유지해야 한다.

최근 뇌를 많이 사용하면 할수록 신경세포 간의 연결이 더욱 활발해진다는 연구 결과가 발표되었다. 신경과 의사들도 뇌를 많이 사용할수록 뇌 기능이 저하되는 시기가 점차 늦춰진다고 입을 모아 강조한다.

항상 뇌를 단련시키고 꾸준히 뇌를 사용하고 적절한 음식을 섭취하여 뉴런이 섬유소로 변성되는 것을 방지해야만 알츠하이머병을 예방할 수 있다.

'칼은 갈아야 녹슬지 않고, 사람은 배워야 뒤처지지 않는다'는 옛말처럼 머리는 계속 써야 치매에 걸리지 않는다.

마약으로 통증을 치료한다?

이 놀라운 이치는 1970년대에 발견되었다.

아편은 누구나 익히 알고 있다. 일찍이 4천여 년 전 고대 수메르인은 아편을 '쾌락의 식물'이라고 불렀다. 그런데 놀라운 발견은 아편 자체가 아니라 아편과 대뇌 통각 수용체의 결합에서 비롯되었다.

보통 외상성 자극을 받으면 대뇌는 신체를 지켜야 한다는 본능에 의해 반응이 빨라지고 그에 적합한 진통 효과를 내는 신경전달물질을 생성하여 외상으로 인한 통증을 억제한다.

1970년대에 이르러 통증 자극을 받았을 때 생성되는 진통 효과를 내는 신경전달물질이 아편 흡입 시 생성되는 쾌감을 주는 신경전달물질과 유사하다는 놀라운 사실이 밝혀졌다.

물론 통증으로 인한 신경전달물질 분비량이 아편에는 크게 못 미치지만 통증 정도가 심해지면 진통 효과를 내는 해당 신경전달물질이 배로 늘어난다. 중증 외상을 입은 사람이 처음에 통증을 느끼지 못하는 이유는 바로 이 때문일지도 모른다.

그럼 이렇게 신기한 작용을 하는 신경전달물질은 대체 무엇일까?

그것은 바로 '쾌감을 주는 호르몬'인 엔도르핀이다. 내인성 모르핀이라고도 불리는 엔도르핀 가운데 효과가 가장 강력한 것은 베타 엔도르핀으로 진통 효과가 모르핀의 5~6배에 달한다.

뇌내 모르핀이라고도 불리는 엔도르핀은 모르핀류의 내재성(뇌하수체에서 분비) 생화학 합성 호르몬이다. 엔도르핀은 통각 수용체와 결합하면 모르핀이나 아편과 같은 진통 효과와 쾌감이 생성된다. 통증 자체가 체내의 엔도르핀 분비를 자극하여 통증이 경감되는 것이다. 그러므로 어떤 의미에서 보면 엔도르핀은 천연 진통제인 셈이다. (그림5-4 참조)

엔도르핀 연구자이자 노벨 생리의학상 수상자인 로제 기유맹은 체내에서 엔도르핀이 가장 많이 생성되는 영역과 엔도르핀 수용체가 가장 집중된 영역이 학습 · 기억과 관련된 곳이라는 사실을 발견했다. 로제 기유맹

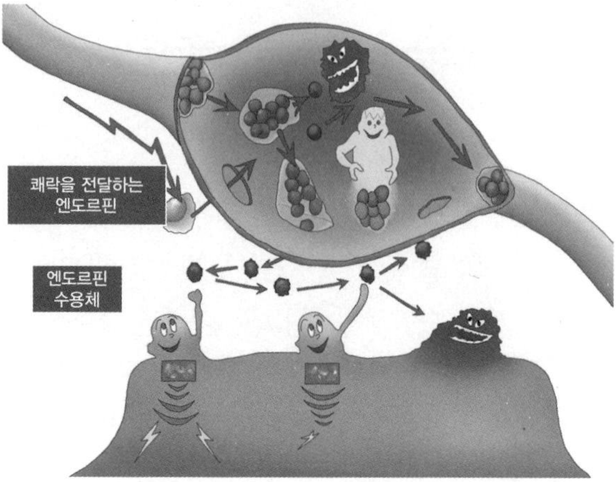

[그림5-4] 엔도르핀의 쾌락 전달 과정

에 의하면 엔도르핀은 나쁜 감정을 조절하고 신경계와 내분비계를 전환시켜 통증을 완화하며 학습 성과를 향상시키고 기억력을 강화시켜 준다. 또한 엔도르핀은 흥분의 물결을 일으켜 슬픔에 맞서게 하고 창의력을 왕성하게 하여 업무 효율을 향상시키기도 한다.

우리 몸이 슬픔과 고통의 자극을 받으면 내인성 아편양 펩티드가 분비되어 저절로 통증에 대응하게 된다. 통증이 심해질수록 분비량도 많아져 점점 통증을 느끼지 않게 되기도 한다.

바로 이러한 원인 때문에 급성 외상을 입은 사람들이 초반에 통증을 느끼지 못하는 것이다. 최근 중국에서 유행한 때리는 치료법을 받은 사람들이 통증을 느끼지 못하는 이유도 마찬가지이다. 때리는 치료법을 처음 받을 때는 통증을 느끼게 되지만 꾸준히 치료를 받으며 통증을 견디다 보면 아픈 것을 모르게 되고 오히려 몸이 가뿐하면서 기분이 상쾌해진다고 한다.

산모의 분만 통증도 비슷하다. 대부분의 산모는 출산하는 과정에서 내내 통증이 크다고 느끼는 것이 아니라 간헐적으로만 통증이 크다고 느낀다. 왜냐하면 아편과 유사한 물질인 엔도르핀이 분비되어 우리를 보호해 주기 때문이다.

대다수 통증은 불편함을 느끼게 한다. 그러나 너무 심하게 아프면 뚜렷한 통증을 모르고 오히려 가벼운 쾌감이 들 수 있다. 심한 외상을 입은 병사나 운동선수, 중상을 입은 사람들에게서 뚜렷한 통증이 없었다는 소식이 종종 보도를 통해 전해지는 이유는 바로 이 때문이다.

통증이 없는 삶

주사 맞는 것을 몹시 두려워하는 사람이 있다. 아픈 것이 무섭고 통증을 느끼게 하는 물건들을 두려워하는 사람도 있다. 통증이 없다면 얼마나 좋을까!

천성적으로 통증을 느끼는 감각이 없는 사람은 극소수에 불과하다. 이들은 주사는 말할 것도 없고 뼈가 부러져도 통증을 느끼지 못한다.

'통증이 없으면 삶이 정말 행복하겠다'라고 생각할지도 모르겠다. 그러나 통증이 없는 삶은 매우 고통스럽다. 통증을 느끼는 감각이 없는 사람들은 생활 속에서 본인에게 어떤 위험이 다가올지 전혀 의식할 수 없기 때문이다. 이들은 아무리 작은 상처도 피할 수 없다.

예를 들어, 그들은 오랜 시간 같은 자세를 유지하거나 어기적어기적 걸어도 불편함을 느끼지 못한다. 걷다가 발에 못이 박혀도 전혀 느끼지 못한다. 그래서 그들은 대부분 스스로 느끼지 못하는 각양각색의 외상으로 인해 일찍 목숨을 잃는다.

캐나다의 한 여성은 태어날 때부터 통증을 느끼는 감각이 없었지만 이것 말고는 다른 감각 장애 없이 매우 똑똑했다. 게다가 일찍부터 특별 훈련을 받아 위험 상황을 피하는 방법도 터득했다. 그러나 그녀는 관절과 척추 사용이 적절치 못해 퇴행성 병변이 생겼고 결국 28세의 나이로 생을 마감했다.

통증은 우리의 삶에서 중요한 부분을 차지한다. 지나치게 피로해진 자세를 바꾸어 관절 손상을 예방하라고 일깨우며, 위험 상황을 피하고 손상된 신체 부위를 쉬게 하라고 깨우쳐 준다. 그래서 통증은 고통스러우면서도 기쁘다고 말하는 것이다.

사랑의 화학물질

사랑의 이면에서는 화학물질의 향연이 펼쳐지고 있어요.

우선 들쥐 이야기를 살펴보자.

들쥐는 꿋꿋하게 '충절'을 지키는 동물이다. 일단 암컷과 교배를 한 수컷 들쥐는 오직 '아내'가 제일이고 절대 '다른 여인'과 바람을 피우지 않겠다는 원칙을 충실히 지킨다. 인간과 매우 비슷하게 '일부일처제'를 지키며 살아가는 들쥐의 생활방식은 연구자들의 흥미를 강하게 불러일으켰다.

1980년대 신경 내분비학자 휴 카터는 연구를 통해 들쥐의 애정이 뇌하수체에서 분비되는 호르몬인 옥시토신에서 비롯된다는 사실을 발견했다. 카터는 그의 추론을 증명하기 위해 들쥐의 뇌에 옥시토신 생성을 억제하는 화학물질을 주입하여 옥시토신 분비를 차단했다. 그 결과 들쥐의 생활방식에 변화가 나타났다. 들쥐들이 곧바로 그동안 사랑했던 반려자를 버리고 다른 들쥐들을 사귀기 시작한 것이다.

이후에 관련 연구자들은 여러 차례 실험을 통해 들쥐에게서 사랑의 화학 분자를 찾아냈다. 인간의 몸에 빗대어 유추한 그들의 표현에 따르면 사랑의 이면에서는 화학물질의 향연이 펼쳐지고 있었다.

2003년 5월 세계적인 과학잡지 〈디스커버〉에는 '모든 감정과 마찬가지로 사랑도 뇌에서 비롯된다. 우리가 사랑의 감정을 느낄 수 있는 이유는 뇌의 특정한 신경화학 체계 때문이다'라는 글이 실렸다.

뇌의 시상은 인간이 사랑의 감정을 느끼게 하는 중심이며 시상 안에는 큐피드의 화살, 즉 신경전달물질이 저장되어 있다. 이러한 신경전달물질에는 '사랑의 호르몬'이라고도 불리는 도파민, 노르에피네프린, 페닐에틸아민, 옥시토신 등이 있다. (그림5-5 참조)

남녀가 처음 상대에게 호감을 느끼면서 사귀고 싶다는 생각이 들게 되면 인체에 노르에피네프린이 분비되어 수줍어하거나 긴장될 때 나타나는 생리적 반응을 일으킨다. 가슴이 콩닥거리고 손에 땀이 나며 얼굴에 홍

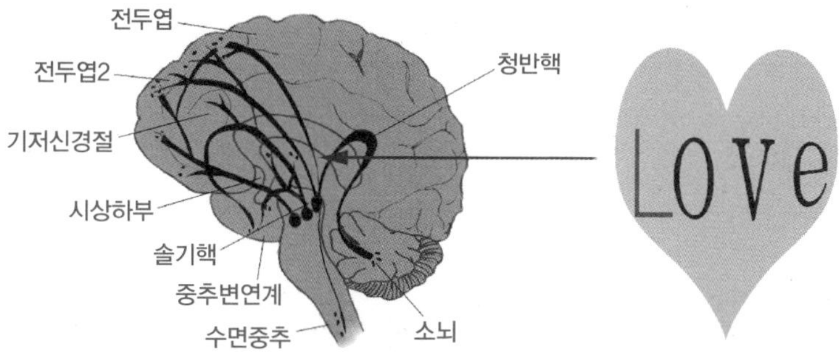

[그림5-5] 사랑의 감정을 느끼게 하는 시상

조를 띤다. 식욕부진이나 불면증 등의 증상이 나타나기도 한다. 그리고 서로를 갈망하는 마음이 생겨나기 시작한다. 갈망하는 마음이 계속 유지되면 남녀는 사랑의 늪에 빠지게 된다. 이때 뇌에서는 도파민이 분비되기 시작한다. 남녀의 사랑에 가장 중요한 화학물질인 도파민은 일시적으로 이성을 잃게 만든다고 하여 '사랑의 묘약'이라고도 불린다. 도파민은 세상의 아름다움을 느끼게 하고 낯선 이에게 미소 짓게 하며 행복이라는 감정을 제대로 느낄 수 있게 해준다. 페닐에틸아민은 초콜릿을 먹은 것처럼 달콤하고 부드럽고 편안한 느낌이 들게 한다.

연애 초기에는 이 세 가지 신경전달물질이 급격히 쌓이면서 홍수를 일으켜 매우 강렬한 쾌감을 느끼게 한다. 또한 이러한 신경전달물질들은 인간의 감정 본능 중추인 변연계에 상당히 큰 영향을 미친다. 특히 상대의 단점을 선명하게 보이지 않게 만드는 세로토닌은 인간을 감정의 동물로 만들고 맹목적으로 사랑에 빠지게 한다. **그래서 흔히들 '사랑에 빠지면 바보가 된다'라고 말하는 것이다.**

그러나 이러한 상태는 그다지 오래 지속되지 않는다.

미국 코넬대학교 생화학박사 신디 하잔은 연구를 통해 사랑의 화학물질의 향연은 18~36개월 정도밖에 지속되지 않는다는 결론을 얻었다. 이 기간이 지나면 인간은 감성과 이성이 균형 잡힌 상태로 돌아가게 되는데 이는 호르몬 변화와 직접적인 관계가 있다. '사랑의 호르몬'은 우리의 감정을 불러일으켜 사랑이 영원히 뜨겁게 불타오를 것 같은 느낌이 들게 한다. 그러나 인간의 몸은 이렇게 과도한 흥분과 자극을 계속 감당해낼 수 없다. 사랑의 정점을 경험하고 나면 신체는 점차 정상적인 대사 수치를 회복하게 된다. 이러한 과정은 보통 1년 6개월에서 3년 동안 지속되며 도파민 분비가 감소할수록 사랑의 감정도 점차 담담해진다.

이때부터 '한 사람만을 오래도록 영원히 바라보며 살아가게 하는' 옥시토신이 생성된다. 이제 남녀 사이에는 안정감과 귀속감이 증가해 사랑이 일종의 습관처럼 되어버린다. **이것이 바로 '사랑'의 감정이 서서히 '가족애'로 바뀐다고 느껴지게 만드는 화학적 토대이다.**

초콜릿이라는 "사랑의 호르몬"

초콜릿 광고는 언제나 부드럽고 달콤한 장면이나 문구로 가득 채워져 있다.

'당신의 마음을 녹여줄 초콜릿, 사랑은 초콜릿처럼'

'당신을 만난 건 내 인생의 행운이야!'

'가장 사랑하는 사람에게만 주세요!'

그저 흔한 광고 문구일 뿐이라고 생각하겠지만 사실 여기에는 과학적인 이치가 숨겨져 있다.

초콜릿은 사랑의 감정을 느끼게 하는 최고의 식품임이 확실하다. 사랑의 호르몬은 주로 도파민, 노르에피네프린, 페닐에틸아민, 옥시토신 등이다. 그중 도파민, 노르에피네프린, 페닐에틸아민의 분비는 뜨거운 사랑을 느끼게 해 주는 달콤한 술과 같다. 공교롭게도 초콜릿은 페닐에틸아민 함량이 가장 높은 식품이다. 그러니 혹시 그녀를 사랑하고 있다면 초콜릿을 한번 선물해 보자. 초콜릿이 그녀를 기쁘게 할 수도 있으니 말이다.

페닐에틸아민이 유발하는 흥분감과 달리 가족애 호르몬인 '옥시토신'의 효과는 더욱 감탄할 만하다.

산모가 출산할 때 뇌하수체 후엽에서 분비되는 옥시토신은 젖 분비를 촉진하고 산모와 아이 사이에 친밀한 친자관계가 형성되도록 돕는 역할을 한다. 또 다른 연구에 따르면 남녀가 사랑을 나누다가 절정에 이르렀을 때도 옥시토신이 분비되는데 이를 통해 남녀 간의 감정이 깊어진다.

따라서 이론적으로 보면 남녀가 사랑을 나누는 횟수가 많아질수록 옥시토신 분비량도 많아지고 남녀 사이의 관계도 더욱 친밀해진다고 할 수 있다.

만성적으로 건강을 위협하는 스트레스

하루하루 바쁘게 살아가는 사람들, 승진이나 시험 등으로 엄청난 압박에 시달리는 사람들, 다이어트 중인 사람들, 수면 시간이 매일 8시간 이하인 사람들은 오랫동안 스트레스를 받으며 지내왔을 가능성이 매우 커요. 그런데 이러한 장기적인 스트레스는 만성적으로 건강을 위협하는 코티솔을 분비시킨답니다.

스트레스 반응은 인간이 진화하면서 생긴 것이다. 원래 스트레스는 맹수, 열악한 기후, 갑작스러운 홍수 등 생명을 위협하는 것들에 대응하기 위한 반응이었다. 이때 스트레스는 코티솔이 분비되도록 시상하부를 활성화시켰고 신체의 스트레스 응답 시스템을 가동시켜 스트레스 자극을 받아 손상되지 않도록 신체와 뇌를 보호했다. 그러나 생활 리듬이 빨라지고 심리적 스트레스가 늘어난 오늘날에는 '업무평가'나 '승진시험' 심지어 '맞선' 등이 일부 스트레스 반응을 유발하여 코티솔 분비를 자극하고 있다.

장기간 만성 스트레스에 시달리게 되면 코티솔은 당신의 건강을 위협하는 침묵의 살인자가 될 것이다. (그림5-6 참조)

스트레스를 받으면 코티솔이 포도당, 아미노산, 지방산을 분비시키고 이 물질들을 혈액으로 전달하여 신체의 정상적인 기능 유지에 필요한 열량을 제공한다. 코티솔 수치는 자체의 생리적인 규칙에 따라 변한다. 이른 새벽에는 코티솔 수치가 가장 낮고, 아침 여섯 시부터 여덟 시 사이

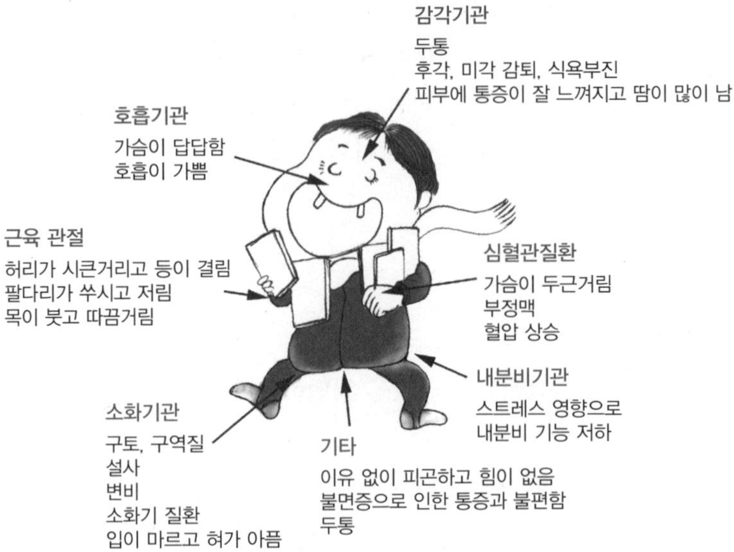

[그림5-6] 만성 스트레스 상태에서 코티솔이 신체에 미치는 영향

에 가장 높으며 이후에는 점차 낮아진다. 장기간 불면증이 지속되는 등의 원인으로 이러한 규칙이 깨지면 코티솔 수치가 내려가야 할 때 오히려 수치가 높아질 수 있다.

코티솔 수치가 단기적으로 상승하는 것은 인체에 해롭지 않다. 코티솔은 신체의 경계심을 높여 주고 반응을 더욱 빠르게 하므로 업무와 생활 속에서 받게 되는 스트레스에 보다 효과적으로 대처할 수 있게 하기 때문이다.

연구에 따르면 코티솔 수치가 높은 상태가 장기간 지속되면 혈당 상승, 식욕 증가, 체중 증가, 성욕 감퇴, 극도의 피로 누적 등의 증상을 유발할 수 있다. 또한 위궤양이나 장염 등 소화기관에 문제를 일으키고 부신 비대증을 유발하며 암 발병률을 높일 수도 있다. 아울러 코티솔 수치가 높으면 특히 해마(학습과 기억에 중요한 뇌 영역) 영역에 영향을 미쳐 시냅스가 점차 사라지게 된다. 시냅스는 정보 처리, 저장, 기억과 관련이 있는 부위이다. 코티솔 수치가 장기간 높으면 시냅스가 대거 감소하거나 사라져 해마 영역 기능이 광범위하게 퇴화하고 지능과 기억력이 이에 따라 저하되며 심지어 기억상실증을 유발하기도 한다.

과학자들은 뇌 영상화 기술을 활용해 전쟁의 공포심을 느끼거나 평소 극도의 긴장과 억압, 폭력에 시달리고 있는 사람들을 관찰한 결과 그들의 뇌에 퇴행성 병변이 나타났다는 사실을 발견했다. 그들은 심한 불안감, 기억력 감퇴, 사고력 장애 등의 증상을 보였고 알츠하이머병 발병률이 특히 높았다.

어떤 의미에서 보면 '스트레스'는 삶을 통제하려는 욕구에서 비롯된다. 사람들은 대부분 스스로 현실의 삶을 통제할 수 있다고 여긴다. 그러나 사실 이것은 일부 성공론이 우리를 오도하기 때문이라고 할 수 있다. 항상 이것저것 따지면서 꼼수를 부린다거나 승부욕이 강하다고 해서 성공을 하게 되거나 인생이 크게 달라지는 것은 아니다. 역사는 늘 상황과 정세에 따라 흘러가며 지혜를 빌어 만들어진다.

욕심을 채우기 위해 너무 계산하고 궁리하면서 살지 않도록 하자. 이러한 마음가짐으로 살아간다면 침묵의 살인자인 코티솔이 만성적으로 건강을 위협해 우리를 죽음으로 몰아갈 것이다.

음식 섭취가 열어주는 쾌락 경로

기분이 가라앉거나 스트레스를 많이 받으면 군것질을 하고 싶어진다. 이럴 때 해바라기씨를 까먹거나 초콜릿을 먹으면 서서히 기분이 풀리는 경우가 있다. 왜 그런 것일까? 그것은 바로 음식을 섭취하면 뇌를 자극해 쾌락 물질이 분비되면서 쾌락 경로가 열리기 때문이다.

음식 섭취가 열어주는 쾌락 경로를 자세히 들여다 보자.

음식을 손에 들고 있는 상태에서는 체내의 쾌감 보상 체계가 가동되기 시작하면서 빨리 음식을 먹고 싶다는 충동이 꿈틀거린다. 바라던 대로 맛있는 음식(특히 탄수화물 함량이 높은 음식)을 먹고 나면 음식물 안의 트립토판이 소화기관을 통해 혈액으로 들어가고 다시 혈액을 따라 뇌로 이동한다. 혈뇌 장벽에서 여러 관문을 통과하고 나면 마지막으로 인슐린의 도움을 받아 순조롭게 뇌 안으로 들어간다. 그런 다음 뇌간에 있는 솔기핵 주위로 모여든 후 '쾌락 전사'인 세로토닌으로 변한다. 이러한 과정을 거쳐 새롭게 생성된 세로토닌은 세로토닌만의 고유 경로를 통해 관련 뇌 영역을 활성화시킨다. 예를 들어, 감정 중추인 편도체는 기분을 더욱 편안하게 하고 시원하면서 후련한 상쾌함을 느끼게 한다.

이것이 바로 음식 섭취가 쾌락 경로를 활성화시키는 과정이다.

이래도 화낼 건가요?

'재상宰相의 뱃속에서는 배도 저을 수 있다'는 중국 속담이 있어요. 그만큼 도량이 넓다는 뜻이죠.

인생에서 십중팔구는 뜻대로 되지 않는다. 바로 당신의 마음가짐이 세상을 결정한다.

주변을 살펴보면 천성적으로 화를 잘 내고 자질구레한 일을 좀스럽게 따지기를 좋아하는 사람들이 있다! 어찌 보면 화를 내는 것은 천천히 자살하고 있다는 것이 아닐까? 분노의 감정은 화를 낸 사람을 이끌고 나방이 불 속으로 뛰어들듯이 불운을 향해 돌진한다.

화가 날 때는 '부정적인 감정은 대다수 질병의 근원이다'라는 말을 떠올리자.

화를 내면 '독성' 호르몬인 '노르에피네프린'이 생성된다는 사실은 이미 연구를 통해 증명된 바 있다. 노르에피네프린이라는 신경전달물질은 주로 교감신경 절후 섬유와 뇌내 아드레날린 작동성 뉴런에서 합성되어 분비된다. 뇌 안에는 비교적 적은 양의 노르에피네프린이 포함되어 있다. 뇌 안에 들어 있는 노르에피네프린은 우울증, 불안장애, 정신장애 등과 밀접한 관계가 있다. 노르에피네프린 함량이 매우 낮으면 정신장애나 우울증이 생길 수 있고, 노르에피네프린 함량이 지나치게 높으면 조증을 유발한다.

화가 나면 정신적인 긴장과 격분을 통제하기 어렵다. 왜냐하면 노르에피네프린이 혈관 수축, 심장박동수 증가, 근력 향상 등의 증상을 일으켜 격분 상태로 만들기 때문이다. 알려진 바에 의하면 노르에피네프린은 뱀의 독에 버금갈 정도로 독성이 강한 물질이다.

사실상 화를 한 번 낼 때마다 스스로 독약을 한 잔씩 마시는 것이나 다름없다. 화를 낼 때마다 노르에피네프린이 분비되는 양은 매우 적지만 화를 자주 내면 독성을 지닌 노르에피네프린이 끊임없이 신체를 해친다. 시간이 지나면 병을 유발하고 노화가 빨라지며 심지어 일찍 죽게 될 수도 있다.

화를 자주 내면 지나치게 신경을 쓰게 되고 쉽게 잠이 들지도 못해 정신이 흐리멍덩해진다. 또한 대뇌에서 흥분과 억제의 균형이 깨지고 뇌세포 노화가 가속화되며 뇌 기능도 약해진다. 특히 화를 심하게 내면 일반적인 사고의 틀을 벗어나 거칠고 과격한 행동을 보이기도 한다. 이러한 행동은 많은 양의 혈액을 뇌로 몰리게 하여 뇌혈관 압력을 증가시킨다. 이때 혈액의 산소 함량이 적고 독소 함량이 많으면 뇌에 산소가 부족하게 되어 뇌세포의 정상적인 흐름에 영향을 미치고 언어와 사고장애를 일으킬 수 있다.

임상 결과 '간기肝氣가 울체되어 원활하게 소통하지 못하는 증상'이 있는 여성은 부인과 질환이 생기기 쉽다. 유선증식, 유선종양, 유방암, 자궁낭종, 자궁근종, 난소종양(예: 기형종) 등 많은 부인과 관련 질병은 나쁜 감정과 상당히 큰 관계가 있다.

마음이 좁은 옹졸한 사람이 쉽게 병에 걸리고 성질이 불같은 사람이 일찍 죽거나 급사할 확률이 높은 이유가 바로 이 때문이다.

그러나 이따금 가볍게 화를 내는 것은 그리 나쁜 일이 아니다. 화를 내는 것은 일종의 감정 해소법으로 뇌를 활성화시켜 원동력을 생기게 할 수도 있다. 과학자들은 가볍게 화를 내는 것은 일부 긍정적인 감정이 뇌에 미치는 영향과 유사하다고 지적한다. 가볍게 화를 내면 좌뇌의 특정 영역을 활성화시켜 정해 놓은 목표들을 열심히 추구할 수 있는 원동력이 생길 뿐 아니라 즐거움과 만족감도 얻을 수 있기 때문이다. 일반적으로 개인의 이익이 침범당하면 화가 나면서 뇌가 활성화되어 적극적으로 자기 자신의 이익을 보호하려고 한다. 이것이 바로 가볍게 화를 내는 것과 똑같은 이치이다.

'신선이라고 해서 특별할 게 없다. 슬픔, 원망, 걱정, 근심 없이 그저 기쁘고 즐겁게 유쾌하게 살면 그것이 바로 신선 같은 삶이다.' 한번 웃으면 뇌신경이 편안해지고, 기분이 좋으면 여러 가지 쾌락 호르몬(약 20여 종)이 분비되어 영감의 원천인 알파파가 생성된다. 이렇게 되면 따스한 봄바람이 불어오듯이 주변 사람들의 기분까지도 덩달아 온화하고 훈훈해진다. 그래서 '한 번 웃으면 한 번 젊어지고 한 번 화내면 한 번 늙는다'라고 말하는 것이다.

하루에 여러 번 웃으면 그 어떤 보양식을 먹는 것보다 건강에 도움이 된다. 자주 웃는 사람이 가장 아름답다! 지나치게 진지한 사람은 화를 자주 내곤 하는데, 마음속에 깊이 숨겨진 화를 잠시 내려두고 너그러우면서 담백한 마음으로 세상을 한번 바라보자. 저항하지 않고 탐하지 않으며 올곧은 마음가짐으로 모든 일을 헤쳐 나가 보자.

앞을 바라보며 모든 일을 해나가면 틀림없이 빛나는 결과를 얻게 될 것이다.

운동을 하면 할수록 즐거움이 배가된다

운동은 정서의 문이다. 운동을 하면 복잡한 고민의 문이 활짝 열리면서 그동안 털어놓지 못했던 마음속 깊은 곳에 숨겨진 감정이 분출된다. 운동을 하면 쾌락 물질인 '뇌내 모르핀' 분비가 자극되는 이유가 바로 이 때문이다!

누구나 운동(파워워킹이나 수영 등)을 처음 시작할 때는 힘들고 피곤하다. 그러나 일단 이 단계를 지나 운동량을 늘리면 체내에 '뇌내 모르핀'이 분비되면서 새로 태어난 것 같은 희열이 느껴진다.

운동이 주는 기쁨과 희열은 오로지 자기 자신만이 느낄 수 있는 것이므로 실로 말로는 형언하기 어렵다.

알아봅시다

뇌의 노화를 늦추는 것은 결코 헛된 꿈이 아니다

'불로장생'에 관한 신화는 그동안 대대로 전해 내려와 몇몇 제국의 군왕이나 일반 백성 사이에 광풍처럼 번져나갔어요. 하지만 긴 세월 동안 노화를 막을 수 있는 사람은 아무도 없었죠. 죽음은 누구에게나 공평하게 찾아온답니다. 노화가 불가피한 것이라면 노화의 속도를 늦출 수는 없을까요? 노화로 인한 고통을 줄일 수는 없을까요? 이번에는 뇌의 노화를 늦추는 것이 결코 헛된 꿈이 아니라는 사실을 알려줄게요.

뇌를 그야말로 무참하게 파괴시키는 것은 '유리기 화학물질'이다. 유리기 화학물질은 정상적인 노화 과정에서 뇌를 손상시키는 주범이다.

네브래스카 의과대학의 명예교수이자 유리기와 노화 이론의 창시자인 덴햄 하만은 유리기가 인체에 미치는 영향을 다음과 같이 묘사했다.

뇌세포를 포함한 체내의 모든 세포는 일생 동안 끊임없이 각종 불안정한 화학물질의 침입을 받는다. 이러한 화학물질을 유리 산소라고 한다. 유리 산소는 인간의 호흡, 섭식, 생존 과정에서 생겨나는 물질이다. 유리기가 신경세포를 침입하면 수상돌기가 다시 움츠러들고 시냅스 구조가 사라져 뉴런의 정보 교류 능력이 크게 저하된다.

나이가 들수록 뇌내 유리기가 왕성하게 늘어나고 뇌의 정상적인 노화로 인한 손상(뇌위축증, 허혈성 뇌혈관질환 등)에 더욱 쉽게 노출된다. 심지어 파킨슨병이나 알츠하이머병 등 신경 퇴행성 질환의 공격을 받을 수도 있다.

미국의 신경학자 러셀 블레이록은 신경계의 노화는 마치 평생 축적된 만성적인 손상처럼 나타나며 이러한 손상은 대부분 공통적인 과정을 되풀이한다고 말했다. 러셀 블레이록은 유리기 손상이 신경계 퇴화를 촉진한다고 지적했다.

다행인 점은 사물의 위상位相이 상호제어한다는 사실이다. 우리의 몸은 결코 유리기에 꼼짝없이 당하고만 있지 않다. 완벽한 조직과 구조로 이루어진 인간의 몸에서 상당량의 슈퍼옥사이드 디스뮤타아제가 생성되기만 하면 과다한 유리기 물질과 균형을 이루어 '노화'로 인한 각종 손상을 막고 알츠하이머병의 진행 속도도 늦출 수 있다.

뇌의 노화를 막는 가장 효과적인 방법이 '항산화제'라는 사실은 이미 연구를 통해 증명된 바 있다.

큰 의미에서 보면 개인의 행동이 노년의 뇌 기능 상태를 결정한다고 할 수 있다. '마음가짐', '음식', '운동'은 항산화제의 동력을 유지하는 원천이다. 그러나 우리는 종종 마음가짐과 생활방식의 중요성은 간과한 채 약물에 지나치게 의존하고 있다.

주위를 둘러보면 낙천적인 사람들이 훨씬 풍부하고 다채롭게 생활하고 신경 퇴행성 병변의 공격도 쉽게 받지 않으며 비교적 수월하게 장수하면서 살아간다. 이는 '긍정적이고 적극적인 생각'과 '즐거운 마음가짐'이 뇌에 엔도르핀과 같은 '쾌락 호르몬'을 분비시키기 때문이다. 이러한 쾌락 호르몬은 기분을 유쾌하고 즐겁게 하며 면역 기능을 크게 향상시켜 유리기 생성을 줄이는 효과가 있다.

노화 방지에서 음식의 효과도 빼놓을 수 없다. 자연적이고 전통적인 음식 섭취는 노화를 방지하는 가장 천연적인 방법이다.

중국인은 광활한 대지에서 대대손손 끊임없이 생장하고 번성해왔다. 여기에는 전통적인 음식 습관도 큰 몫을 했다. 전통적인 음식 습관을 꾸준히 지켜나가면 수천 년 동안 이어져 온 중국 음식의 정수를 누리면서 평생 많은 도움을 얻을 수 있다. 중국 여성들이 동안인 비결이 바로 여기에 있다!

생선, 녹황색 또는 짙은 자주색 채소와 과일, 짙은 녹색 채소, 당근, 양배추, 고구마, 포도, 복분자, 블루베리, 딸기 등 항산화 성분이 다량 함유된 식품과 콩으로 만든 식품은 뇌가 좋아하는 식품이면서 건강 증진과 지능 향상에 가장 핵심적인 역할을 한다.

생선과 육류를 자주 섭취하면 뇌 기능 저하를 막을 수 있다. 연구에 따르면 매주 300그램의 생선과 육류만 섭취해도 인지력 저하 위험도를 55퍼센트나 줄일 수 있다. 이밖에 적당한 운동과 규칙적인 생활도 뇌를 젊고 활동적인 상태로 만들고 유리기 독소를 중화시키는 신경 물질의 분비를 촉진시킨다.

《황제내경》에서는 이렇게 말했다.

'옛사람들은 도를 아는 사람이라면 음양의 이치에 따르고 정확한 양생법에 따라 단련하며 절제 있게 음식을 섭취하고 규칙적인 생활을 하며 함부로 힘에 부치는 일을 하지 않았다. 그러므로 육체와 정신을 모두 갖추어 백 세가 넘도록 천수를 누릴 수 있었다.'

재미있는 사실은 대뇌의 많은 부위가 노화되어도 소뇌는 다행히 그대로라는 점이다. 앞에서 말한 대로 나이가 들수록 유리기가 대뇌피질을 공격해 시냅스 연결이 사라지고 일부 퇴행성 병변이 나타난다.

그러나 소뇌는 젊은 상태 그대로 유지될 수 있다! 소뇌가 운동을 조절하고 호흡과 심장 박동을 조절하는 중책을 담당하고 있다는 점을 고려하면 소뇌가 젊게 유지된다는 사실은 정말 기분 좋은 일이다!

색깔 혁명

입가에 묻은 토마토 자국을 닦을 때나, 초록빛 자태를 뽐내는 브로콜리를 보고 있노라면 식품에서 색이 지닌 의미를 한 번쯤 생각하게 된다.

식품은 고유의 색마다 각기 다른 영양소를 암시하고 있다. 황색, 녹색, 붉은색 채소와 과일은 뇌가 특히 좋아하는 식품들이다.

양파와 같은 황색 식품에는 플라보노이드류의 한 종류인 안토크산틴이 풍부하게 함유되어 있다. 라틴어로 '황색'이라는 뜻의 '플라보노이드류'는 황색 채소와 과일에 많이 들어 있다. 플라보노이드류는 비타민C와 함께 활성산소, 열, 빛으로 인한 노화를 막고 뇌세포의 항산화성을 강화하며 유리기 손상을 효과적으로 감소시켜 노화 속도를 늦춘다.

고추, 당근, 브로콜리와 같은 붉은색과 녹색 식품은 베타카로틴이 풍부하게 함유되어 있다. 베타카로틴을 섭취하면 소화기관을 통해 비타민A로 전환된다. 베타카로틴 섭취는 현재 비타민A를 보충하는 가장 안전한 방법으로 꼽힌다. 단순하게 합성 비타민으로 비타민A를 보충할 경우 과다 섭취하게 되어 중독될 우려가 있기 때문이다. 베타카로틴은 눈과 피부의 건강을 유지하고 야맹증이나 피부가 거칠어진 증상 등을 개선하며 유리기 손상으로부터 신체를 보호하는 데 도움이 된다.

리코펜 함량이 풍부한 토마토는 이미 학계에서 공인된 '항산화 감시자'이다. 많은 여성 스타의 평소 식단에 빠지지 않고 등장하는 식품이 바로 토마토이다.

마흔이 넘으면 자신의 얼굴에 책임을 져야 한다고 했다.

이 말은 마찬가지로 자신의 뇌에도 적용된다.

PART 3

뇌 건강을 위한 식이요법

반응이 가장 빠른 신체 기관은

바로 나예요.

제6장

제대로 알고 먹으면
통제력을 상실한 뇌를
구해낼 수 있다

뇌와 음식의 관계

음식을 통해 뇌에 어떤 영양이 공급되느냐에 따라 뇌의 능력과 생명력이 달라져요.

한때 사람들은 뇌는 음식의 영향을 쉽게 받지 않는다고 생각했다. 이는 잘못된 인식에서 비롯된 것이었다. 그림6-1에서 보이는 것처럼 혈뇌 장벽은 다양한 막으로 구성되어 있어 일반적인 물질은 통과하기 매우 어렵다. 혈뇌 장벽은 혈액 내 영양성분을 엄격하게 식별하여 극소수의 영양물질만 뇌 조직으로 들어가게 한다. 이 상태에서 매우 복잡한 반응이 일어나고 아주 긴 시간이 소모되어야만 인체에 영향을 미칠 수 있다.

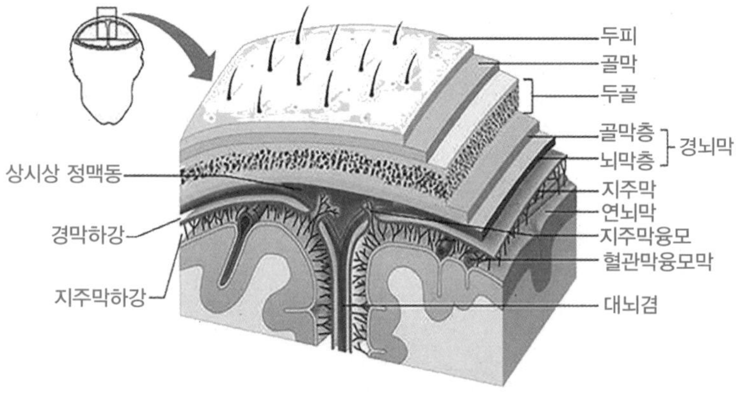

[그림6-1] 혈뇌 장벽은 뇌 모세혈관벽과 혈관벽 바깥쪽에 있는 다양한 세포막으로 이루어져 있다. 이러한 치밀한 조직 구조는 병원균이나 다른 거대분자가 쉽게 통과할 수 없으므로 중추 신경계를 안전하게 보호할 수 있다.

19세기 말 독일의 화학자 파울 에를리히는 실험실에서 혈뇌 장벽을 발견했다. 그는 각성제인 벤제드린을 동물에게 주사한 후 약물이 동물 체내의 각 기관과 조직으로 분포되는 것을 살펴보았다. 그러나 유독 뇌세포에서만 약물의 흔적이 발견되지 않았다. 이후 많은 연구자가 잇달아 약물과 색소를 동물에게 주입해 보았으나 결과는 마찬가지였다. 이러한 현상을 통해 뇌와 다른 신체 조직 사이에는 장벽이 있다는 사실이 분명히 드러났다! 1960년대에 스캐닝 전자현미경이 등장하면서 혈액과 뇌 조직 사이에 특수한 장벽이 있다는 추론이 실제로 증명되었다! 모세혈관 내피, 기저막, 성상교세포의 혈관주위족 등으로 이루어진 이 장벽은 일부 물질(대부분 유해물질)이 혈액에서 뇌 조직으로 들어가는 것을 막아준다. 그래서 오랜 동안 사람들은 음식물이 틀림없이 이렇게 견고한 혈뇌장벽을 통과하기 어려울 것이라고 여겨왔다!

그러나 지난 30여 년 동안 뇌 연구에 종사한 학자들은 음식물이 뇌세포와 뇌 기능에 신속하게 영향을 미쳐 정서 변화를 일으키고 인간의 장기적인 행동에 광범위한 영향을 미친다는 사실을 발견해냈다. 혈뇌 장벽이 음식물을 만나면 재빨리 장벽의 문을 활짝 연다는 것이다!

실제로 우리가 무엇을 먹었느냐에 따라 대뇌 신경세포가 생성하고 방출하는 신경전달물질의 유형이 달라지며, 이렇게 생성되고 방출된 신경전달물질의 최종 귀착점도 달라진다. 영양과 뇌의 밀접한 관계는 영양신경학이라는 새로운 의학 분야를 탄생시켰다. 영양신경학의 탄생은 인류가 가장 간단하고 가장 안전한 방법으로 뇌를 변화시키는 데 밝은 미래를 열어주었다. 미국의 유명한 영양 분야 전문가인 제인 카포의 말처럼 뇌는 끊임없이 생장하고 변화하는 기관이며, 뇌의 능력과 생명력은 대부분 우리가 뇌를 어떻게 대하느냐에 달려 있다.

머나먼 곳으로 떠나 타향살이를 하는 사람이 어쩌다 고향의 음식을 맛보면 마치 강렬한 흥분제를 복용한 것처럼 감정이 고조되고 피곤함이 싹 사라지는 이유는 바로 이 때문이다. 매사추세츠공과대학의 리차드 워트만 교수는 이를 다음과 같이 설명했다.

"음식물에 들어 있는 성분은 뇌에 특별한 영향을 미친다. 당신이 어떤 음식을 먹었을 경우 다른 신체 기관의 기능이나 상태에는 그다지 큰 영향을 미치지 않지만 뇌는 다르다."

올바른 식습관의 중요성

식습관은 인체에 매우 큰 영향을 미쳐요. 나쁜 식습관은 뇌 부위의 대사 기능 장애를 심화시킬 수 있지만 올바른 식습관은 심장에 유익할 뿐만 아니라 뇌에도 도움이 된답니다.

과학자들은 연구를 통해 좋은 식습관을 가지면 우리의 뇌와 뇌혈관을 보호하고 뇌졸중 발생률과 기억력 감퇴 증상을 줄일 수 있다는 사실을 발견했다.

인체는 매우 정확하고 긴밀하게 연결되어 있으며 오묘함으로 가득 찬 에너지체이다. 또한 놀라우면서도 기능이 강한 '방어력과 치유력'도 지니고 있다. 모든 사람의 물질구조는 대동소이하나 신체의 사용 정도가 각기 다르기 때문에 사람마다 체질이 크게 다르다. 흡사 모든 사람이 비슷한 펜을 손에 쥐고 있지만 각자 써 내려가는 글씨와 그리는 그림은 천차만별인 것과 같다. 그러나 신체의 에너지 기능은 상상을 초월한다. 충분히 그 기능을 발휘할 수만 있다면 신경퇴행성질환, 암, 뇌혈관질환 등 고통스러운 중증 질환은 말할 것도 없고 감기 같은 잔병도 거의 발생하지 않을 것이다.

장수 노인들이 어떻게 생활하는지 한번 살펴보자. 제5회 중국 장수 노인 상위 10위권에 오른 노인들은 대부분 백 세가 넘었고 병에 잘 걸리지 않아 입원한 적도 거의 없었다. 그들은 **모두 마음이 편안하고 빈둥거리지 않으며 규칙적인 생활을 하고 채소와 과일 등으로 간단한 식사를 한다는 공통점이 있었다.** 춤과 노래 실력이 뛰어난 127세 아리미한 할머니는 오랫동안 맨발로 길을 걸었다(저절로 발 마사지를 한 셈이다). 120세인 텐룽위 할머니의 장수비결은 '하루에 두 끼만 먹고 매끼를 매우 절제하여 섭취한다. 오전 아홉 시에 아침 식사를 하고 저녁은 오후 여섯 시에 먹는다. 계절에 상관없이 오후 일곱 시면 잠자리에 든다'라는 것이었다.

과학기술이 발전함에 따라 의료수준이 갈수록 향상되고 사람들도 자신의 건강에 관심을 갖기 시작했다. 그러나 그렇다고 해서 질병의 종류가 줄어드는 것도 아니고 질병 발생률이 낮아지는 것도 아니다. 병원은 항상 사람들로 붐비고 사람이 많은 곳마다 질병이 발생하고 있다. 그런데 30여 년 전만 해도 당뇨병 환자는 주변에 많지 않았고 암이란 말도 그리 흔한 것이 아니었다. 그럼 우울증은 어땠을까? 과거에 우울증은 정말 어쩌다 들을 수 있는 말이었다.

그러나 지금은 당뇨병 환자가 수두룩하고 암도 아주 흔하며 우울증 환자도 매우 빠르게 늘고 있다.

우리가 질병으로부터 끊임없이 공격을 받고 고통스러워하면서도 '방어력'와 '치유력'이라는 인체의 무기를 제대로 사용하지 못하는 이유는 적절하지 않은 생활방식과 식습관 때문일 확률이 매우 높다.

서양의 음식과 생활방식이 중국에 유입되기 전까지 갱년기 증상이 있거나 유방암에 걸린 중국 여성은 거의 없었다(이러한 점은 한방약과 콩류 식품 덕분이다). 아울러 전립선암에 걸린 중국 남성도 거의 없었다. 그 당시 중국 농촌 남성의 전립선암 발병률은 2만분의 1 미만이었던 반면 영국 남성의 전립선암 발병률은 이미 10분의 1을 넘어섰었다.

아동의 당뇨병 발생 위험도 유럽의 아동에 비해 훨씬 낮은 편이었다. 생선을 자주 먹는 지역에서는 심장병과 우울증 발생률이 훨씬 낮았다.

이와 같이 질병의 발생률이 매우 낮았던 그 시기에 비해 지금의 식습관은 어떻게 달라졌을까?

패스트푸드, 기름에 튀긴 음식, 군것질, 술과 담배, 커피……

서양의 식습관 유입은 일부 요인에 불과하다. 사회가 발전함에 따라 선택 가능한 오락 방식의 증가, 식품 안전 문제 노출, 만성 바이러스, 각종 방사선의 장기적인 침투, 차가 달리는 속도만큼 빠른 생활 리듬 등은 우리의 건강을 해칠 기회만 호시탐탐 엿보는 위험요소가 되었다.

이러한 시대에는 더더욱 자제력을 발휘하여 좋은 생활 습관과 식습관을 유지해야 한다.

얼마나 멀리 걸어갈 수 있는지는 생각이 결정하고, 얼마나 빨리 달릴 수 있는지는 음식이 결정한다.

우리는 종종 사고를 넓혀 사업을 펼쳐나가기 위해 많은 정력과 돈을 투자하고 있지만 정작 생각의 가장 기본적인 원천인 식습관에 대해서는 등한시하고 있다.

음식물을 섭취하면 '쾌락 전사'인 세로토닌, '사랑의 호르몬'인 도파민, '맞서 싸울지 아니면 도망칠지를' 결정하는 촉진인자인 노르에피네프린, '기억력을 높여주는' 아세틸콜린이 신체에 공급된다. 이러한 신경전달물질의 '흐름'은 지속적이고 안정적이며 전광석화처럼 빠르게 한 사람의 민첩한 사고를 뒷받침한다.

시간은 한 번 가면 다시는 오지 않을 만큼 매우 귀중하다. 우리가 매일 호흡하는 공기, 매일 마시는 물, 매일 먹는 음식도 마찬가지이다. 동시에 두 가지 다른 음식물은 섭취할 수 있을지언정 완전히 똑같은 음식물을 두 번 섭취할 수는 없다.

누구나 음식 앞에서는 단 한 번의 기회만 주어진다.

재능이 넘치고 언변에 능하며 재주가 뛰어난 사람이 되고 싶다면 양질의 식품(생선, 닭고기, 지방이 적은 소고기, 달걀, 콩류, 신선한 채소와 과일, 견과류 등)을 섭취하는 것이야말로 최고의 방법이다. 바로 이러한 식품이 혈액의 흐름을 따라 단계적으로 걸러져 뇌로 들어가면 우리가 하루하루 '위대한 성과'를 올릴 수 있도록 이끌어 주기 때문이다.

아침을 거르면 생기는 문제점

일본의 한 연구기관이 발표한 데이터에 따르면 9~11세 아동 가운데 아침을 먹는 아동이 아침을 먹지 않는 아동보다 주의력이 훨씬 높은 것으로 나타났다. 또한 대학 기숙사에서 생활하는 학생을 대상으로 조사한 결과 아침을 먹는 학생이 그렇지 않은 학생보다 성적이 훨씬 좋았다.

한의학 이론에 따르면 오전 일곱 시부터 아홉 시까지는 비경脾經이 가장 활발한 시간대로 이때 아침 식사를 하면 소화 흡수에 도움이 된다.

중국의 배드민턴 선수 린단은 스스로도 효과를 많이 본 '아침 먹는' 생활 습관을 전파하기 위해 주변 사람들에게 손수 아침밥을 지어주기도 했다! 아침은 뇌의 에너지가 가장 부족한 때이다. 아침을 먹어 에너지를 제대로 보충해야만 뇌가 깨어나고 사고가 활발해진다.

더욱 건강해지고 싶다면 아침을 반드시 챙겨 먹도록 하자!

콩물, 제대로 마시고 있나요?

'뽀얗게 고운 액체를 가마솥에 끓이면 몽글몽글 눈꽃이 피어올라요.' 《본초강목》에도 콩물에 관한 기록이 있어요. '콩물은 소변이 잘 나오게 하고 위로 치솟은 기운을 내려주며 풍사風邪와 열사熱邪를 내리고 모든 독을 풀어준다.'

중국 여성이 왜 동안인지 알고 싶나요? 그 비결 중에는 콩으로 만든 식품을 빼놓을 수 없답니다. 콩류 식품은 그야말로 최고의 건강식품이라고 할 만해요.

콩물이라고 하면 아득히 오래전 이야기를 하지 않을 수 없다. 2000여 년 전 서한의 회남왕 유안의 모친은 병에 걸려 식욕을 잃어 어떤 것을 먹어도 맛이 없었다. 이에 효자였던 유안은 어머니가 좋아할 만한 맛있는 음식을 만들기 위해 애태우며 고심했다! 그러던 중 유안은 불린 콩을 갈아 만든 콩물이 달고 맛있다는 사실을 알게 되었다. 콩물을 맛본 그의 어머니는 맛이 뛰어나다며 몹시 기뻐했다. 그래서 그는 매일 어머니를 위해 콩물을 끓였고 결국 어머니의 병도 빠르게 호전되었다! 이때부터 콩물은 민간에서 유행하기 시작했고 점차 중국의 독특한 콩물 문화를 형성하게 되었다. 우유에 함유된 유당을 흡수하지 못하는 유당불내증은 백인에게서 가장 적게 나타나며 아시아인 가운데 70퍼센트는 유당을 흡수하지 못한다. 그러나 콩물의 성분은 100퍼센트 흡수된다!

여성은 일정한 나이(보통 50세 전후)가 되면 폐경이 진행된다. 이때부터 에스트로겐과 프로게스테론 수치가 떨어지기 시작하며 병(골다공증, 유방암, 심장병)에 걸릴 위험도 증가하기 시작한다. 이뿐만 아니라 열이 올랐다 내렸다 하는 조열潮熱, 피로, 두통, 과도한 분노, 불면증, 우울증, 생리불순, 성욕저하 등의 쇠약 증상도 나타난다.

콩에 에스트로겐과 유사한 식물 추출물인 이소플라본이 다량 함유되어 있다는 사실은 많은 연구 결과를 통해 증명되었다. 이소플라본은 조열 발생률과 조열 증상의 심한 정도를 감소시키며 식물성 에스트로겐은 암을 예방하는 효과가 있다. 중국의 전통 음식에는 식물성 에스트로겐이 풍부하게 함유되어 있다(예를 들어 중국 고유의 음식인 두부). 아주 오래전 중국에 유방암이나 전립선암에 걸린 사람이 거의 없었던 이유는 바로 이 때문이었을 것이다.

그래서 전문가들은 갱년기 여성에게 증상 완화를 위해 평소 '에스트로겐(이소플라본과 붕소 함유 식품)'을 자주 섭취하라고 권한다. 통계에 따르면 매일 두부나 두유 등의 식품을 통해 30~50밀리그램의 이소플라본을 섭취하고 사과, 콩꼬투리, 포도 등 붕소가 다량 함유된 식품을 섭취하면 에스트로겐 수치 저하를 막을 수 있다.

콩물에는 마그네슘, 칼슘 등의 미량원소가 풍부하게 함유되어 있다. 이러한 미량원소는 혈액 내 지방을 없애고 뇌 혈류를 개선하며 뇌경색과 뇌출혈을 예방하는 효과가 있다. 콩물에 함유된 레시틴이라는 물질은 뇌세포가 죽어가는 것을 늦추어 뇌 기능을 향상시키는 데 도움이 된다.

요즘에는 가정용 콩물 제조기도 보급되고 있어 집에서도 직접 콩물을 만들 수 있다. 그러나 콩물을 만들 때 불린 콩을 사용하느냐 불리지 않은 콩을 사용하느냐를 놓고 고민하는 사람이 많다. 일단 콩을 불리면 콩물의 양은 많아지고 비지는 적어진다. 불린 콩은 분쇄가 잘 되어 콩물이 더욱 곱게 만들어지고 맛이 훨씬 좋다. 사실 불린 콩과 불리지 않은 콩으로 만든 콩물의 영양성분 함량에는 뚜렷한 차이가 없다. 불린 콩을 사용하려면 섭씨 20~25도의 실온에서 12시간 정도 불리는 것이 가장 좋다. 이렇게 하면 콩이 물을 충분히 흡수할 수 있기 때문이다. 콩을 불리는 시간을 더 늘려도 효과는 마찬가지이다.

당분은 콩물의 영양성분을 파괴할 수 있으므로 콩물을 마실 때는 설탕을 넣지 않도록 유의한다.

또한 콩물은 달걀과 함께 섭취하지 않도록 한다. 달걀을 소화하려면 트립신이 필요한데 콩물에는 트립신 억제제가 함유되어 있기 때문이다. 이

성분은 장의 트립신 활성을 억제하고 감소시켜 체내의 달걀 소화 흡수에 영향을 미치고 영양학적 가치를 떨어뜨린다.

어떤 식품을 곁들이든 반드시 푹 끓인 콩물을 섭취해야 한다. 그렇지 않으면 단백질의 소화 흡수에 영향을 미칠 수 있다. 푹 끓이지 않은 콩물을 섭취하면 식중독을 유발하고 구역질, 구토, 복통, 복부팽만, 설사 등의 위장 질환을 일으킬 수 있다.

콩물은 공복에 마시지 않는 것이 바람직하다. 콩물은 탄수화물 함량이 비교적 낮은 편이므로 인체에 충분한 열량을 공급할 수 없다. 인체에 열량이 부족하면 콩물에 함유된 단백질이 열량으로 전환되어 소모되기 때문에 신체에 도움이 되지 못한다. 그러므로 콩물은 찐빵, 만두, 빵과 함께 섭취하는 것이 가장 좋다.

쌀밥은 콩류 식품과 궁합이 가장 좋은 음식이다. 콩물을 마실 때 쌀로 만든 식품을 함께 섭취하면 가장 균형 잡힌 아미노산 섭취가 가능하다. 콩에 결핍된 아미노산은 쌀을 통해 보충하고 쌀에 결핍된 아미노산은 콩을 통해 보충할 수 있기 때문이다.

따라서 콩과 쌀밥을 함께 섭취하면 아미노산을 가장 균형 있게 섭취할 수 있다.

마시던 콩물은 냉장고에 보관하는 것이 가장 좋으며 보온병에는 보관하지 않도록 한다. 따뜻하고 습한 보온병의 내부 환경으로 인해 세균이 번식하기 쉽기 때문이다. 또한 콩물의 사포닌 성분이 병 안의 물때를 용해시켜 콩물이 쉽게 오염될 수도 있다. 이렇게 변질된 콩물을 마시면 건강을 해칠 수 있다.

콩물을 자주 마시는 사람은 특히 콩물에 함유된 억제제, 사포닌, 렉틴 성분에 주의해야 한다. 이러한 성분을 장기간 섭취하면 아연 섭취에 영향을 미칠 수 있으므로 콩물을 자주 마신다면 아연을 따로 보충해 주어야 한다.

대다수 유행병학 연구에서는 두부와 같이 콩으로 만든 제품이 유방암 발생률을 감소시킨다는 사실을 증명했다. 이러한 사실은 남성에게도 마찬가지로 유효하다. 1998년 미국의 1만 2천 명의 남성을 대상으로 실시한 연구 결과 콩물을 자주 마시면(1일 1회 이상) 전립선암 발생 위험을 70퍼센트 낮출 수 있다고 한다.

콩물은 질병을 예방하는 효과가 있지만 콩물 섭취를 삼가야 하는 환자도 있다. 가령 통풍 환자는 콩물을 적게 마시는 것이 좋다. 통풍은 푸린 대사이상으로 인해 발생하는 질병이다. 그런데 콩물은 푸린 함량이 매우 높으므로 통풍 증상에 영향을 미칠 수 있다. 소화불량, 잦은 트림, 위장 기능이 저하된 사람도 콩물을 적게 마셔야 한다. 콩물이 위산 분비 과다를 유발하여 증상이 심해질 수 있고, 효소 작용으로 가스를 유발하여 복부팽만을 일으킬 수 있기 때문이다. 수술 후에도 콩물을 마시면 안 된다. 환자의 면역력이 매우 약하고 위장 기능이 회복되는 중이므로 콩물을 마시면 구역질이나 설사를 유발하기 쉽다.

이처럼 콩물은 영양이 풍부하고 좋은 점이 많은 식품이지만 무엇보다 제대로 알고 마시는 것이 중요하다!

한의학에서 보는 콩물

한의학에서는 콩물이 맛이 달고 성질이 어느 한쪽으로 치우치지 않았으며 허한 것을 보양하고 열을 내리며 폐의 열을 식히고 열로 인해 생긴 담을 없애는 효능이 있다고 여긴다.

현대 의학으로 보면 콩물은 식물성 단백질, 인지질, 비타민B1, 비타민B2, 비타민B3가 다량 함유되어 있고 철과 칼슘 등의 무기질이 풍부한 식품이다. 콩물의 철 함량은 우유의 여섯 배에 달하고, 콩물에 함유된 칼슘은 남녀노소 모두에게 필요한 성분이다. 이밖에도 콩물에는 독특한 식이섬유, 이소플라본(유방암, 직장암, 결장암 예방 효과) 등의 영양성분이 함유되어 있다. 이러한 영양성분은 고지혈증, 고혈압, 관상동맥질환, 뇌졸중, 빈혈, 동맥경화증, 천식 등을 방지하는 효과가 있다. 그래서 의학계에서는 콩물을 '심뇌혈관 건강에 좋은 음료'라고 부르며 미국과 유럽에서 콩물은 '식물성 우유'로 평가받고 있다.

뇌에 필요한 지방산

인간은 살찌기 위해 진화된 것이 아니에요. 그러니 본인의 입을 잘 관리해야 해요.

‘지방’은 그다지 환영받는 단어가 아니다. 그러나 뇌에 꼭 필요한 영양성분 가운데 지질(지방)이 약 60퍼센트를 차지하며 단백질과 소량의 포도당(5퍼센트 정도), 비타민, 미량원소가 나머지 35퍼센트를 차지한다는 사실은 미처 몰랐을 것이다. 필수 지방산은 우리 몸에 열량을 제공하고 정신건강을 촉진할 수 있다. 체내에 필수 지방산이 부족하면 노화, 우울증, 주의력 결핍, 자폐증, 피로, 기억력 감퇴, 기타 행동 장애를 쉽게 유발한다. (그림6-2 참조)

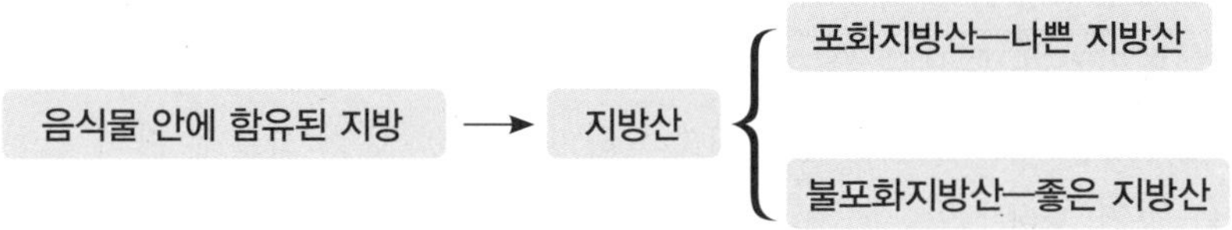

[그림6-2] 지방이 지방산으로 전환되는 반응

이처럼 필수불가결한 영양소인 ‘지방’에 대해 사람들은 왜 긴장을 하는 걸까? 그것은 바로 쉽게 변형되는 ‘포화지방산’ 때문이다!

현재 학계에서는 지방산을 포화지방산과 불포화지방산으로 나눈다. 이러한 분류는 ‘수소 원자’의 수와 상태에 따른 것이다. 수소 원자의 수가 적은 것이 불포화지방산이다. 불포화지방산은 상온에서 액체 상태(식물성유지, 올리브유 등)로 존재한다. 뇌의 ‘제2의 영양 보조원’인 불포화지방산은 뉴런의 ‘건축자재’이자 ‘호위무사’이다. 즉, 세포벽의 주요성분이자 뉴런의 기본 구성 요소이다. 이뿐만 아니라 충실하게 건강을 지키는 호위병인 불포화지방산은 혈액순환을 원활하게 하고 염증을 없애면서 만성병을 격파시키는 ‘폭탄’이기도 하다!

불포화지방산 가운데 하나인 DHA가 바로 그러하다. 체내에 DHA가 결핍되면 생장 발육이 느려지고 불임이나 지적장애 등을 유발할 수 있다.

연구에 따르면 적절히 DHA를 보충하면 기억력이 현저히 향상된다. 우리 주변에는 DHA가 비교적 풍부하게 함유된 식품이 매우 많다. 생선에는 단백질과 칼슘이 다량 함유되어 있고, 콜레스테롤을 분해하고 뇌혈관의 혈액순환을 원활하게 하는 불포화지방산도 함유되어 있다. 생선 비늘에도 기억력 강화, 뇌세포 노화 방지, 혈액순환 촉진에 도움이 되는 레시틴과 여러 종류의 불포화지방산이 많은 편이다. 생선의 눈에는 DHA와 EPA 등의 불포화지방산이 상당히 풍부하게 함유되어 있다. 그래서 생선을 많이 섭취하면 뇌 기능 저하를 예방할 수 있다는 사실이 연구를 통해 밝혀지기도 했다. 영양학자들은 일주일에 최소 3회 정도 생선을 섭취해야 한다고 지적한다. 한편 목이버섯에도 뇌세포와 신경세포에 영양을 공급하는 인지질이 비교적 풍부하게 함유되어 있다.

DHA가 함유된 음식물이라도 가공이나 조리 등에 의해 영향을 받으면 일부 영양소가 유실될 수 있다. 그러므로 조건이 허락된다면 DHA가 함유된 우유, 과자, 식용유 등 DHA가 첨가된 영양 보충 식품을 많이 섭취하는 것이 좋다.

나쁜 지방산이라고 불리는 포화지방산은 많은 수소 원자가 둘러싸고 있는 형태이므로 상온에서 대부분 고체 상태(버터, 치즈, 라드, 축육식품 등)로 존재한다. **'몸은 건강하나 머리는 좋지 않게' 만드는 주범이 바로 포화지방산이다.** 포화지방산은 단백질 등과 같은 다른 영양소에 비해 체내에 훨씬 쉽게 축적된다.

연구 결과 **고지방 섭취 기간이 길어질수록 '무디고 우둔해지기' 쉽다**는 사실이 밝혀졌다.

컬럼비아대학 연구팀이 65세 이상의 피실험자들을 동물성 지방을 가장 많이 섭취한 그룹과 가장 적게 섭취한 그룹으로 나누어 비교한 결과, 동물성 지방을 가장 많이 섭취한 그룹의 파킨슨병 발생률이 가장 적게 섭취한 그룹보다 5배나 높은 것으로 나타났다! 이후 연구자들은 장기간 포화지방산을 섭취하면 기억력과 학습능력이 손상되고 임신과 출산율이 저하된다는 사실을 발견했다!

지방 연소

살이 쪄도 괜찮다. 지방을 근육으로 바꾸면 되니까! 체중이 같은 두 사람이 있다. 한 사람은 뚱뚱해 보이지만 한 사람은 정상으로 보인다. 그 이유는 무엇일까?

지나치게 많은 체지방이 비만의 주범이다. 그러나 체중이 정상인 사람의 몸은 대부분이 근육이다! 체중을 줄이는 가장 좋은 방법은 체내의 불필요한 지방을 전부 근육으로 바꾸는 것이다! 그리고 최종적으로 이 목표를 실현할 수 있느냐 없느냐는 바로 운동에 달려 있다!

체지방 증가는 고지혈증, 지방간, 고콜레스테롤혈증 등과 같은 성인병 유발과 다소 관계가 있다. 고지방 상태에 정신적 스트레스까지 더해지면 고지방은 병원균이 모여 있는 곳으로 곧장 돌진하게 된다.

그러나 아무리 반성하고 자제하고 후회해도 침샘을 자극하는 맛있는 음식의 유혹을 물리치기란 여간 어려운 일이 아니다. 게걸스럽게 닥치는 대로 먹다 보면 좋은 지방산이건 나쁜 지방산이건 전부 뱃속에 채워 넣기 바쁘다. 이것이 바로 인간의 먹는 본능이다.

이렇게 먹는 것을 정말로 멈출 수 없는가? 그렇다면 건강을 위협하는 고지방을 어떻게 막을 수 있을까? 가장 좋은 방법은 운동으로 근육을 강화, 즉 지방을 태워버리는 것이다! 충분한 산소 공급을 통해 지방을 이산화탄소와 물로 전환시켜야 한다.

이제부터 지방을 전부 근육으로 길들여 보자!

시험 기간에 섭취하면 도움이 되는 식품

음식이 지능지수에 매우 중요한 역할을 한다는 사실이 연구를 통해 실제로 증명되었어요.

모든 연령대의 학생은 음식 섭취를 통해 많은 도움을 얻을 수 있다. 그래서 학생들이 먹는 음식의 종류와 시험 점수 사이에는 미묘하면서도 중요한 관계가 있다.

보통 사람들은 학습이나 업무 중에 신진대사가 훨씬 왕성해지기 때문에 배고픔을 훨씬 쉽게 느낀다. 특히 시험 준비 기간에는 심신이 매우 긴장된 상태이고 뇌에서 소모하는 에너지가 배로 늘어난다. 더군다나 밤을 자주 새우는 탓에 뇌가 지치고 피곤해지기 쉽다. 이렇게 시험에 준비하며 뇌의 에너지를 소모하다 보면 금세 허기가 지기 마련이다.

그렇다면 시험 기간에는 무엇을 먹으면 좋을까?

이때에는 음식으로 뇌를 보호해 주어야 한다. 그러나 건강기능식품에 기대를 걸어서는 안 된다. 건강기능식품은 음식의 역할을 대신할 수 없기 때문이다.

사고가 원활하려면 충분하면서도 양질의 신경전달물질을 섭취해야 한다. 이러한 신경전달물질은 주로 생선, 육류, 달걀, 콩류 등 양질의 단백질 식품을 통해 섭취할 수 있다.

아마씨유, 올리브유, 호두 등에 있는 좋은 지방산과, 콜린 함량이 높아 기억력 향상을 돕는 달걀, 생선, 콩류 등의 단백질 식품, 채소와 과일 등 비타민과 미량원소 함량이 높은 식품은 머리를 '똑똑하게' 해준다.

'고단백, 불포화지방산, 충분한 콜린과 비타민 섭취' 외에 두뇌 회전에 직접적인 영향을 미치는 것으로 포도당도 빼놓을 수 없다. 포도당은 대부분 곡물과 채소, 과일 등 탄수화물에서 얻을 수 있다.

'머릿속이 텅 비며 하나도 생각이 안 났던' 적이 있는가? 시험 도중이나 다른 사람과 이야기를 나누던 중 갑자기 '머릿속이 하얘지면서' 익숙했던 기억이 통째로 사라져버린 듯 아무것도 생각나지 않는 경우가 있다. 마치 순간적으로 뇌의 퓨즈가 끊어진 것처럼 사고 능력을 완전히 잃게 되는 것이다.

'머릿속이 하얗게 되면서 아무 생각이 들지 않으면' 뇌가 저혈당 상태라는 뜻이다. 이러한 증상은 흡수가 빠른 탄수화물을 과다 섭취하고 흡수가 느린 탄수화물은 섭취가 부족하기 때문에 나타난다. 체내에 섭취된 탄수화물은 포도당으로 전환되는 속도에 따라 흡수가 빠른 탄수화물과 흡수가 느린 탄수화물로 나뉜다.

흡수가 빠른 탄수화물은 에너지를 빠르게 방출하면서 소모도 빨리 되는 탄수화물이다. 과자나 가당 음료 등 단맛과 짠맛이 나는 간식류, 기름에 튀긴 식품, 흰 빵, 흰 쌀밥, 과자, 케이크 등 정제된 식품은 맛이 훨씬 좋아 학생들에게 인기가 많다. 이렇게 흡수가 빠른 탄수화물을 섭취하면 포도당이 연소되는 화력이 빠르게 강화되었다가 순식간에 소멸된다. 이렇게 되면 전력을 다해 정상에 올랐다가 금세 바닥으로 떨어지는 것처럼 정력에도 기복이 생긴다.

이처럼 체내 탄수화물에 격렬한 변화가 나타나면 체내의 에너지가 쉽게 소모되고 주의력이 결핍되면서 집중력이 떨어지고 피로감을 느끼게 되며 무심결에 '머릿속이 하얘지면서 멍한 상태'가 된다.

흡수가 느린 탄수화물은 주로 현미, 벼, 밀, 옥수수, 보리, 귀리, 수수 등의 곡물, 통밀빵, 콩류, 아몬드나 헤이즐넛 등의 견과류, 과일, 당근, 고구마, 브로콜리, 양파 등의 채소에 들어 있다. 이러한 식품에 함유되어 있는 탄수화물은 안정적이면서 꾸준한 상태에서 포도당을 연소시켜 정력이 지속되도록 돕는다.

따라서 공부를 하다가 잠깐 쉬는 시간에 과일이나 통밀빵, 견과류 등을 섭취한다거나 고단백 콩류를 곁들이면 학습에 필요한 영양을 제대로 섭취할 수 있다.

이밖에도 인체에는 40여 종의 영양소가 필요하다. 표6-1에서 보이는 것처럼 인체에 필요한 영양소는 주로 각종 곡물, 육류, 달걀류, 유류, 과일 채소류 등에서 비롯된다. 영양 섭취 시에는 살코기, 골수, 달걀류, 유류, 참깨, 대추, 사과 등 단백질, 비타민, 구리, 철 등의 미량원소 함량이 풍부한 식품을 많이 섭취하는 것이 좋다. 그리고 옥수수나 좁쌀 등의 잡곡을 혼합하여 섭취하는 것이 가장 좋다. 이렇게 하면 비타민B군 섭취를 늘릴 수 있기 때문이다. 음식은 오래오래 씹고 천천히 삼켜야 한다. 허겁지겁 먹으면 소화를 담당하는 위 부위에 혈액이 집중되어 짧은 시간 동안 뇌에 산소가 부족해지기 쉽다.

[표6-1] 일일 추천 식단표

	추천 식단	기본조건	비고
아침	곡물빵, 우유, 요거트, 콩물, 삶은 달걀, 저지방 햄 또는 소고기, 닭고기, 신선한 채소주스 또는 과일주스	단백질과 비타민을 반드시 섭취한다.	아침은 균형 잡힌 영양 섭취, 점심은 전반적인 영양 섭취, 저녁은 가벼운 영양 섭취를 중점으로 한다. 식품 조합과 영양의 균형은 밀접한 관계가 있다. 매끼 면 음식을 먹으면 지방과 소량의 단백질과 탄수화물만을 섭취할 수 있을 뿐이다. 그러므로 과일, 육류나 콩으로 만든 식품을 함께 섭취하여 단백질, 비타민, 식이섬유를 보충하는 것이 가장 좋다. 영양 과다 섭취보다 전반적인 영양 섭취가 중요하다.
점심	주식(볶음밥, 닭고기 볶음면 등), 생선 · 육류 메뉴(생선, 소고기 스테이크, 돼지갈비 등), 채소 메뉴(콩류, 녹색 채소 등)	각종 영양소 섭취가 가능한 식품군을 완전히 갖춘다.	
저녁	면, 죽, 콩류, 간단한 요리, 과일(간혹 청주나 와인을 반주로 곁들인다.)	간단하면서 담백하고 지방이 적고 소화가 잘 되는 식품으로 60~70퍼센트만 배를 채운다.	

단, 식품 중에는 알레르기를 유발하는 종류도 많으므로 한 번도 먹어본 적이 없는 식품은 가급적 섭취하지 않는 것이 좋다. 또한 시험 기간에는 평소 섭취하던 식품을 위주로 먹되 위생에 각별히 주의해야 한다. 스스로 자신만의 영양사가 되어 보자. 그것이 바로 똑똑해지는 지름길이다.

지능 테러리스트

최근 연구를 통해 일부 식품이 '지능 테러리스트'라는 사실이 밝혀졌다. 이러한 식품은 뇌의 지능 중심 영역을 공격해 인체의 활동 단계를 교란시킨다. 특히 민감도가 높은 아이가 섭취하면 초조하고 불안하며 공격성이 강하고 쉽게 흥분하게 만든다. 이렇게 되면 지능지수가 평균 수준에만 머물게 되고 높은 성적을 올릴 수도 없게 된다.

먹으면 먹을수록 어리석고 멍청해지기를 바라는 사람은 아무도 없다. 그러니 음식물에 함유된 '지능 살인자'를 철저히 물리쳐야 한다!

우선 인공색소와 인공향료가 첨가된 식품은 섭취하지 않도록 한다. 이러한 성분은 식품에 '화려한 색과 매력적인 향'을 선사한다. 그러나 이렇게 자극적인 입맛에 빠져버리면 '지능 테러리스트'가 뇌를 습격할 수 있다. 설령 아주 소량만 섭취하더라도 뇌에는 돌이킬 수 없는 상처를 입힐 만큼 위험하다.

알레르기 반응을 쉽게 유발하는 식품도 섭취하지 말아야 한다. '알레르기' 자체는 곧 일부 식품 등 외인성 침입에 대한 신체의 격렬한 반항을 의미한다. 최근 붉은색, 황색, 푸른색으로 착색된 일부 식품과 우유, 초콜릿 등 보존 기간이 너무 길어지면 신선도가 떨어지는 식품이 아동의 알레르기 반응을 쉽게 유발한다는 사실이 밝혀졌다.

단 음료를 좋아하는 한 남성은 평소 목이 마르면 음료수만 마셨다. 그는 음료수 외에 다른 뜨거운 음료나 물은 전혀 마시지 않았다. 어느 날 혈액검사를 해보니 그의 혈액이 우윳빛으로 변해 혼탁해졌다는 사실을 발견했다. 이를 본 의사와 간호사는 너무 놀라 멍해지고 말았다! 나중에 자세히 물어 보니 그가 음료수만 마셨다는 사실을 알게 되었다!

먹을거리가 차고 넘치는 요즘 세상에서는 식품을 선별하여 섭취하고 자제할 줄 아는 방법을 익혀야 한다. 그래야만 자기 자신을 지킬 수 있다!

달걀에 대한 모든 것

한 알의 달걀에서는 하나의 생명이 부화되어 탄생해요. 이러한 생명력을 지닌 식품이 또 어디 있을까요?

이미 최저 생활수준을 벗어난 사람들에게서 달걀의 가치는 영양 순위에서 점차 밀려나고 있다. '달걀은 콜레스테롤 함량이 너무 높아서 많이 섭취하면 혈액 내 지방이 높아지고 동맥경화를 유발할 수 있다!' 이것이 사람들이 달걀을 거부하는 이유이다.

한 알의 달걀에서는 하나의 생명이 부화되어 탄생한다. 이러한 생명력을 지닌 식품이 또 어디 있을까?

달걀은 고단백 식품 가운데 하나이다. 달걀에 함유된 아미노산 비율이 인체의 생리적 요구에 매우 적합하고 인체에 쉽게 흡수되기 때문에 달걀의 단백질 이용률은 무려 98퍼센트 이상에 달한다! 다른 식품에서는 결코 대적하기 어려울 만큼 체내 이용률이 높은 달걀은 '적은 노력으로 큰 성과를 거둘 수 있는' 최고의 식품이다.

달걀노른자에 함유된 레시틴, 트리글리세라이드, 콜레스테롤, 비텔린은 신경계 생장 발육과 매우 밀접한 관계가 있다. 연구에 따르면 달걀은 영유아의 대뇌 발육을 촉진하고 노년층의 지능 감퇴 속도를 늦추며 기억력을 개선하는 효과가 있다. 레시틴은 기억력을 향상시키는 '아세틸콜린'의 원료가 된다. 그래서 의학자들은 레시틴을 노인성 치매의 구세주라고 여긴다.

한편 뇌에서 정보를 전달하는 물질인 아세틸콜린의 함량이 많으면 많을수록 정보 전달 속도가 빨라진다. 그러므로 아세틸콜린은 기억력과 인지능력을 유지하는 데 중요한 역할을 한다. 아세틸콜린 섭취가 부족하면 기억력 상실 위험이 증가한다. 달걀에는 레시틴뿐만 아니라 뇌의 노화 과정을 늦추는 데 도움이 되는 콜린도 풍부하게 함유되어 있다.

인지질에서 분리되어 나온 콜린은 피부 노화 방지 효과가 있어 피부가 부드럽고 매끈하면서 탄력이 생기게 한다. 또한 달걀에는 일정량의 철분도 함유되어 있어 얼굴이 볼그레하면서 혈색이 좋고 윤기 나게 하는 효과도 있다.

달걀은 '완전식품'이므로 고기를 섭취할 때 채소를 곁들여 먹는 것처럼 다른 식품과 함께 섭취하지 않아도 된다. 칼슘, 인, 철, 비타민A 함량이 높고 비타민B군도 매우 풍부한 달걀에는 인체에 필요한 다른 비타민과 미량원소도 많이 함유되어 있기 때문이다. 이러한 비타민과 미량원소는 모든 영양소가 수월하게 소화되도록 돕는다!

일본의 연구자들은 달걀에 루미플라빈과 루미크롬이라는 항암물질이 함유되어 있다는 사실을 발견했다. 달걀 한 알에는 약 10마이크로그램의 루미플라빈이 들어 있다. 루미플라빈과 루미크롬은 후두암과 림프종을 유발하는 EB 바이러스의 증식을 억제하는 효과가 있다.

한마디로 말하면 달걀에는 인체에 필요한 모든 영양물질이 거의 함유된 셈이다. 그래서 달걀은 '이상적인 영양 창고'라고 불린다. 꾸준한 달걀 섭취는 장수하는 사람들의 양생 비결 가운데 하나이기도 하다.

그러나 영양소가 풍부한 달걀이라도 정확하지 않은 방법으로 섭취하면 영양성분 흡수에 영향을 미칠 수 있다. 달걀을 날로 섭취하는 것이 훨씬 영양가가 높다고 말하는 사람이 많지만 사실 이것은 잘못된 생각이다. 인체의 날달걀 소화율은 익힌 달걀보다 훨씬 낮고, 일부 병원균과 병원체가 달걀껍데기의 작은 구멍을 통해 달걀 안으로 들어갈 수도 있다. 그래서 날달걀을 섭취하면 건강에 좋지 않고 발열, 구역질, 구토, 설사 등의 증상을 일으킬 수 있다.

달걀흰자에는 아비딘이 함유되어 있다. 인체에 유해한 염기성 단백질인 아비딘은 장에서 비오틴과 결합하여 인체에 흡수되지 않는 복합물질이 된다. 그래서 날달걀을 섭취하면 달걀흰자가 장에서 비교적 많은 복합물질을 생성하여 영양소 흡수를 방해한다. 장기간 이런 상태가 지속되면 영양소 결핍증을 유발할 수 있다. 그러나 달걀을 충분히 익혀 먹으면 아비딘이 완전히 파괴되어 영양소 흡수에 영향을 미치지 않는다.

뜨거운 물에 담가둔 달걀을 섭취하는 것도 잘못된 방법이다. 뜨거운 물로는 일부 아비딘만 파괴될 뿐 달걀 안에 있는 세균을 완전히 죽일 수 없기 때문이다. 콩물에 달걀을 넣어 마시거나 콩물에 달걀을 익혀 수란으로 먹는 것도 올바르지 않은 달걀 섭취법이다. 흰색 달걀을 먹는 것이 갈색 달걀을 먹는 것보다 낫고, 크기가 큰 왕란을 먹는 것보다 작은 방목란을 먹는 것이 낫다는 속설도 있다. 그러나 이 역시 잘못 알고 있는 사실이다. 갈색 달걀이든 흰색 달걀이든, 작은 방목란이든 큰 왕란이든 영양성분에는 별 차이가 없기 때문이다.

부화용 종란이 보양 효과가 뛰어나기 때문에 자주 섭취하면 신체가 튼튼해지고 노화를 방지할 수 있다고 여기는 사람들도 있다. 달걀은 부화기간 동안 영양분이 파괴되지 않기 때문에 종란은 단백질 함량이 비교적 높고 일부 영양물질도 많이 함유되어 있다. 종란에 위장 개선, 식욕 증진, 항노화 효과가 있는 것은 틀림없는 사실이다. 그러나 시중에 판매되는 종란은 온도와 습도가 적절하지 않거나 병균 감염으로 껍데기 안에서 죽은 달걀이 대부분이다. 이러한 종란에는 대장균, 포도상구균, 살모넬라균, 프로테우스 불가리스 등 많은 병균이 들어 있어서 세균성 이질이나 장티푸스 등의 질병을 일으키기 쉽다. 이뿐만 아니라 종란에는 영양성분이 별로 없다. 원래 달걀에 함유된 단백질, 지방, 비타민 등의 영양성분은 대부분 수정란에서 활용되고 소모되기 때문이다.

극도로 피곤하고 기억력이 떨어진다고 느껴지면 달걀 한두 알을 삶아 섭취해 보자. 달걀이 지닌 영양성분의 힘이 초콜릿보다 강하고 커피의 효과보다 뛰어나다는 사실을 알게 될 것이다.

달걀은 하루에 몇 개를 섭취하는 것이 적당할까?

보통 달걀은 하루에 1~2개 정도 섭취하면 충분하다. 육체노동과 정신노동에 종사하는 사람들은 하루에 2~3개 정도 섭취해도 좋다. 임산부, 산모, 수유 중인 산모, 신체 허약자, 수술 후 회복 중인 환자는 양질의 단백질 섭취를 늘려야 하므로 매일 3~4개의 달걀을 섭취하는 것이 좋다. 단, 지나친 섭취는 좋지 않다.

당분 함량이 적은 식품

"20년 전 중국을 방문했을 당시 중국에는 맥도날드나 KFC도 없었고 자동차도 적은 편이었어요. 사람들이 신체를 단련할 기회도 비교적 많았죠. 당시 중국에서 2형 당뇨병은 그다지 큰 문제가 아니었어요. 하지만 지금은 맥도날드나 KFC가 도처에 널려 있고 곳곳이 자동차 천지예요. 신체를 단련할 기회도 많이 줄어들었죠. 이제 2형 당뇨병 치료는 중국에서 초미의 급선무가 되었답니다. 건강한 생활방식을 되찾는 것이 당뇨병 발병을 줄이는 가장 좋은 방법이에요."(장 클로드 음바냐 국제당뇨병연맹 회장)

아무리 뛰어난 인공적인 경관도 자연경관의 아름다움과는 비교 대상이 되지 못한다. 우리가 섭취하는 식품도 마찬가지이다. 인위적인 간섭은 대부분 자연의 조화를 당해낼 수 없다.

그렇다면 정제 식품은 우리 몸에 어떠한 영향을 미칠까?

연구에 따르면 정제 식품은 가공 과정에서 영양성분이 유실되므로 인체에 에너지도 공급하지 못하고 신체 자체의 비타민과 무기질도 소모해버린다.

일상생활에서 가장 광범위하게 사용되고 있는 설탕이 바로 좋은 예이다. 설탕은 보통 사탕수수와 사탕무에서 추출한 당밀을 정제하여 만든다. 설탕을 제조하는 과정에서 비타민B1, 비타민B2, 비타민B3, 비타민B5, 비타민B6, 엽산 등은 거의 유실되고 구리와 마그네슘 등의 미량원소만 남는다.

설탕은 신체에 극소량의 비타민과 미량원소만 공급할 뿐 신체에 있는 많은 영양소를 소모해버린다는 사실이 연구를 통해 증명되었다.

흰 쌀, 흰 밀가루, 흰 설탕——이 세 가지 '3백 식품'이 당신의 하루 세끼를 거의 지배하고 있지는 않은가?

미국에서의 최근 연구에 따르면 매일 300그램 이상 흰 쌀을 섭취한 중국 여성의 당뇨병 발병 위험이 78퍼센트나 높아진 것으로 나타났다. 그래서 당뇨병 전문가들은 당뇨병 환자뿐만 아니라 정상인도 이 '3백 식품'을 절제해야 한다고 지적한다!

'3백 식품'은 왜 위험 식품에 해당하는 것일까? 벼나 밀 등의 식량 자체에는 비타민B군과 무기질이 풍부하게 함유되어 있다. 그러나 기계적 가공 과정에서 이러한 영양소는 쉽게 파괴된다. 정밀하고 하얗게 가공되는 식품일수록 영양소 유실이 많아진다. 그래서 섬유질이 거의 없는 도정한 쌀이나 정제된 면을 섭취하면 매우 빠르게 소화 분해되어 혈당 수치가 급속히 상승한다.

혈당 수치가 상승하면 곧바로 문제가 나타난다. '당분'은 필수적인 영양소 가운데 하나이지만 당분 함량이 지나치게 많으면 독성이 커져 동맥, 신장, 눈, 심지어 뇌세포까지 파괴시킬 수 있다.

또한 당분은 병균이나 만성 염증 등을 일으키는 세균의 자양분이 되어 이러한 질병이 오랫동안 낫지 않게 한다.

우리는 오랜 세월 동안 '정제 식품'으로 인해 엄청난 대가를 치러 왔다. 유행병학 연구에서는 당뇨병을 앓는 노년층 환자가 치매에 걸릴 위험이 보통 노년층보다 2배 높은 것으로 나타났다.

최근 들어 당뇨성 뇌병증이 점차 주목을 받고 있다. 당뇨성 뇌병증은 주로 당뇨로 인해 뇌 부위의 손상이 유발하는 증상들을 일컫는다. 임상에서는 주로 학습능력 저하, 기억력 감퇴, 언어 · 이해 · 판단 능력 저하 등으로 나타난다. 표정에 활기가 없고 냉담하며 반응이 느린 증상이 동반되며 심한 경우 거동이 불가능하다. 고삼투압성 비케토산성 당뇨병 혼수, 당뇨병성 케토산증, 유산산증, 당뇨병성 저혈당, 당뇨병성 뇌혈관질환 등 당뇨성 뇌병증의 조기 발견이나 조기 확진이 불가능하면 심각한 결과를 초래하고 생명까지 위태로워질 수 있다.

혹시라도 당뇨병으로 진단받게 되면 당뇨성 뇌병증에 걸릴 위험이 도사리고 있다는 사실에 유의하자!

혈당 균형을 유지하는 생활 비법

2005년 조지워싱턴대학은 혈당 대사장애 환자에게 희망을 주는 반가운 연구 성과를 발표했다. 운동이 혈당 수치를 낮출 수 있다는 것이다!

연구자들은 당뇨병 발병 가능성이 매우 큰 혈당 대사장애 환자들을 약물 그룹과 운동 그룹으로 나누었다. 약물 그룹은 매일 메트포르민을 복용했고(하루 2회 850밀리그램씩) 운동 그룹은 매일 20분씩 신체를 단련했다. 3년 후 연구자들은 매일 꾸준히 운동한 피실험자 가운데 혈당 대사장애 증상이 완전히 사라진 환자가 거의 절반에 달한다는 사실을 발견했다. 그 효과는 메트포르민을 복용한 약물 그룹의 세 배에 육박했다!

이후 연구자들은 '운동치료'를 받은 환자들에게 '당분 함량이 적은 식품'을 꾸준히 섭취하도록 했다. 당뇨병 환자들은 고섬유질, 저지방 식품을 섭취하면서 매일 러닝머신에서 45~60분 동안 뛰었다 걷기를 반복했다. 그런데 겨우 3주 만에 절반가량 환자의 당뇨병 관련 증상이 눈에 띄게 호전되는 놀라운 결과가 나타났다!

질병은 두려워할 것이 없다. 두려운 것은 질병을 지배하는 자가 의사도 아니요 환경도 아니요 약물은 더더군다나 아니며, 바로 자기 자신이 질병을 지배한다는 사실을 전혀 깨닫지 못하는 사람이다!

먹으면 먹을수록 젊어지는 식품

'산소화'는 노화의 주요 원인 가운데 하나로 꼽히고 있어요. 혹시 피부 노화를 촉진하는 '산소화'가 어디에서 시작되는지 알고 있나요? 본론으로 들어가기 전에 산소, 산소화, 항산화가 무엇인지 자세히 설명해 줄게요.

산소는 나쁜 점은 전혀 없고 좋은 점만 있는 것으로 여겨져 왔다. 그래서인지 '산소 섭취'가 요즘 유행하는 건강법이기도 하다.

정상인은 1기압 순산소 환경에서 24시간밖에 살지 못하고 2기압 순산소 환경에서는 최대 1.5~2시간 머물 수 있다. 이때 핵심적인 뇌 영역이 공격을 받으면 생명의 리듬이 불규칙해지고 정신이 혼란스러워지며 기억을 잃게 된다.

최근 몇 년간 과학자들은 산소가 인간에게 양날의 검과 같다는 사실을 발견해냈다. 인간은 산소가 있어야만 호흡할 수 있고 에너지를 연소시킬 수 있다. 우리가 섭취한 음식물에 함유된 영양소는 산소의 연소 과정을 거쳐 에너지로 전환된다. 그러므로 산소는 음식과 물보다 훨씬 중요하다고 할 수 있다. 그러나 한편으로 산소는 활성산소의 형태로 신체의 관련 조직과 뇌를 공격해 노화를 진행시키고 병에 걸리게 한다. 심지어 암이나 신경퇴행성질환의 마수에 걸려들게 해 끝내 죽음에 이르게도 한다.

철이 공기 중에 오래 노출되면 산화되어 녹슬게 된다는 것은 누구나 아는 상식이다. 그렇다면 신체 기관도 철과 같은 일반 금속처럼 녹이 슬까? 장기간 산소에 노출된 인체 조직도 부식되어 녹이 슬까?

최근 알려진 바에 의하면 인체도 '녹이 슨다'.

이러한 부식은 세포 단면에 나타난다. 분자 단계에서 산소와 체내 각종 물질이 화학반응을 일으키면 활성화 물질, 즉 활성산소가 생성된다. 소량의 활성산소는 인체에 유리하다. 그러나 양이 지나치게 많아지면 불필요한 활성산소가 인체의 관련 조직을 공격하고 서서히 인체 조직을 '부식'시켜 생체막 지질 산화 반응을 일으킨다. 말하자면 인체 관련 조직이 '녹스는' 것이다. 이러한 산화 반응이 심근에 나타나면 심근 세포가 노화되고 심기능이 저하되어 심혈관질환을 유발할 수 있다. 혈관 벽에 나타날 경우 혈관 노화와 혈관 경화를 일으켜 동맥경화가 생길 수 있다. 뇌를 공격하면 뇌혈관질환을 유발하고 지능 저하, 기억력 감퇴를 쉽게 일으켜 치매에 걸릴 수 있다. 피부에 축적되면 검버섯이 생길 수 있다.

다행인 점은 우리 주변에는 산화로 인한 신체 기능 저하를 막을 수 있는 항산화 식품이 매우 다양하다는 것이다!

식물은 대부분 항산화 성능이 강하다. 특히 당근, 토마토, 올리브, 고구마 등 짙은 색(황록색, 자홍색)의 식물이 그러하다. 식물은 햇볕을 쬐어 광합성을 해야만 생장하고 성숙할 수 있다. 그래서 식물 체내에는 자연적으로 햇볕을 막는 구조가 형성되어 있다. 매일 짙은 색 채소를 섭취하면 피부가 맑아지면서 은은한 광채가 난다.

그중 토마토는 최고의 항산화 식품으로 꼽힌다. 중국 신장 웨이우얼 자치구에 거주하는 122세 투루푸 아이마이티 할아버지는 80세에 아들을 낳고 82세에는 딸을 낳았다. 그의 장수 비결은 매끼 토마토를 섭취하는 습관에서 비롯되었다. 그는 어떤 음식이든 토마토를 넣어 먹었고 벽에는 말린 토마토를 잔뜩 걸어놓아 요리할 때마다 편리하게 가져다 사용했다. 포도, 복분자, 블루베리, 딸기 등 색이 알록달록한 과일도 항산화 효과가 뛰어나다. 유럽과 미국에서 큰 인기를 끌고 있는 블루베리는 '항산화의 제왕'이라고 불린다. 세계보건기구가 선정한 10대 슈퍼푸드에 유일하게 포함된 과일이 바로 블루베리이다. 〈타임〉에서는 '블루베리는 다른 어떠한 과일이나 채소보다도 항산화 물질이 많이 함유되어 있다'라면서 블루베리의 효능을 칭송했다.

콩으로 만든 제품을 자주 섭취하면 점점 젊어질 수 있다. 단백질 함량이 풍부한 콩으로 만든 제품은 대표적인 알칼리성 식품이다. 콩으로 만든 제품은 체내의 산성을 중화시키고 신체를 건강한 상태로 유지할 수 있도록 돕는 효능이 있다. 또한 콩에 함유된 불용성 식이섬유는 콜레스테롤을 효과적으로 낮추어 주고, 일부 수용성 식이섬유는 체내의 노폐물을 배출하는 데 도움이 된다.

효능이 뛰어난 알칼리성 식품인 시금치는 엽산 함량이 풍부하고 어느 정도 항산화 작용도 한다. 시금치를 많이 섭취하면 체질 강화, 체내의 불필요한 독소 배출, 나쁜 정서 완화, 피부 보호 효과가 있다.

유제품에는 칼슘, 비타민, 단백질, 칼륨이 풍부하게 함유되어 있다. 각종 영양소가 골고루 함유된 유제품은 신체를 젊은 상태로 유지할 수 있도록 도와준다. 요거트에 함유된 프로바이오틱스는 장내 미생물 균형에 도움을 준다. 요거트를 자주 섭취하면 인체 소화 기능을 강화하고 장을 보호하며 근육과 피부를 보호하고 피지 분비를 효과적으로 억제할 수 있다. 요거트를 싫어하는 사람은 탈지유나 치즈를 대신 섭취하는 것도 괜찮다.

견과류는 식이섬유와 단백질 함량이 높다. 불포화지방산도 풍부하게 함유되어 있어 심장에 이롭고 항노화 효과도 있다. 그러나 견과류는 지방 함량과 열량이 높기 때문에 적당량만을 섭취해야 한다. 아몬드, 땅콩, 호두, 헤이즐넛 등 견과류의 하루 섭취량은 25그램 미만으로 제한하는 것이 좋다.

생명은 타오르는 촛불과 같다. 산소와 결합하여 격렬하게 타오를수록 그만큼 노화도 빨라진다. 노화에 맞서는 중요한 방법은 바로 항산화이다. 그리고 여성의 젊음은 날마다 무엇을 먹느냐에 따라 크게 달라진다.

식품의 신선도가 갖는 의미

오이를 공기 중에 3시간 정도 놓아두면 약 50퍼센트의 비타민C가 유실된다. 참외는 24시간도 채 되지 않아 35퍼센트 정도의 비타민C가 유실된다.

이처럼 신선도는 식품의 항산화 능력을 지탱하는 초석이 된다. 신선하지 않은 식품 자체는 산소의 침입을 받은 것이기 때문에 '하룻밤 지난 차는 마시지 말라', '하룻밤 지난 밥은 적게 먹어라'라는 말이 생긴 것이다.

잘라낸 채소와 과일도 대부분 공기와 접촉하면 일부 영양소가 빠져나가거나 공기 중의 세균이 침투해 변질될 수 있다. 심지어 잘라내지 않은 채소와 과일이라도 시간이 점점 지나면 비타민과 무기질이 대거 유실될 수 있다.

공기, 빛, 열은 식품의 영양성분을 빼앗아가는 주범이다. 따라서 음식물은 직사광선을 피해 서늘한 곳에 보관하되 일주일을 넘기지 않는 것이 가장 좋다. 이렇게 해야만 식품의 신선도를 유지할 수 있다.

노화를 늦추는 식품들

피부 관리는 얼굴을 아름답게 해주는 기술이에요. 또한 여성의 본능이자 여성들이 자기 자신을 아끼고 사랑하는 최고의 방법이기도 하죠. 여성이라면 인생의 여정에서 어떤 일을 만나든 아름다움을 절대 포기하지 않을 의무와 책임이 있어요!

직장인들은 매일같이 비교적 밀폐된 공간에서 일한다. 실내 공기가 제대로 순환되지 않으면 많은 먼지와 병균 등의 유해물질이 인체의 근육과 피부가 호흡을 하는 모공 속으로 서서히 침투한다. 그런 다음 그 깨끗하고 좁은 구멍 속에서 제멋대로 자라나 모공을 막아버린다! 그리고 모공을 오염시킨다! 모공의 순수한 자유를 빼앗아버리는 것이다! 이렇게 되면 얼굴색이 어두워지고 원래의 광택을 잃게 된다. 누렇고 칙칙해진 얼굴은 삶에 대한 사랑, 품격에 대한 갈망, 아름다움을 추구하는 마음을 전부 앗아간다.

티 없이 맑고 깨끗했던 얼굴을 유지하고, 눈 깜짝할 사이에 지나가 버리는 젊음을 조금이라도 더 붙잡아 두려면 외적인 관리만으로는 턱없이 부족하다. 나이든 여성이 얼마나 우아하고 고상할 수 있는지는 전적으로 자기 자신이 어떻게 하느냐에 달려 있다. 여기서 음식은 결코 빼놓을 수 없는 중요한 역할을 한다. 이에 대해 중국의 여배우 구이야레이는 다음과 같이 말했다.

"저는 모든 면에서 비교적 잘 관리하고 있어요. 특히 먹는 것에 신경을 쓰는 편이죠. 그래서 동년배 여성들처럼 살이 찌거나 병에 걸리지 않는가 봐요."

그녀의 음식 섭취에는 매우 특별한 비결이 있다. 그것은 바로 '세 가지 과일'을 매일 섭취하는 것이다. **구이야레이는 여러 해 동안 사과, 바나나, 토마토를 꾸준히 섭취해 왔다. 촬영 장소가 어디든 아무리 바빠도 그녀는 하루도 거르지 않고 과일을 섭취했다.** "과일은 면역 기능을 강화시키는 효과가 있고 미용에도 좋아요. 남들은 하루에 건강보조식품을 여러 개씩 챙겨 먹지만 저는 그동안 과일 섭취로 건강을 지키고 외모를 관리해 왔어요. 그래도 마찬가지로 효과를 톡톡히 봤어요."

과일 외에도 건강한 아름다움을 위한 식단에서 빼놓을 수 없는 식품이 매우 많다. 여성의 피부 미용에 도움이 되는 식품들을 살펴보자.

1. 달걀류

음기를 북돋고 노화를 늦추는 효과가 탁월하다. 달걀흰자를 이용한 마사지팩도 주목을 받고 있다.

2. 동물의 껍질(돼지껍질, 닭껍질, 생선껍질, 자라껍질 등)

돼지껍질의 미용 효능은 2천여 년 전 후한의 명의 장중경이 저술한 《상한론傷寒論》에 '돼지껍질은 혈맥을 조화롭게 하고 피부를 촉촉하게 한다'라고 기록되어 있을 정도로 뛰어나다. 영양학자들의 분석에 따르면 돼지껍질 100그램당 26.4퍼센트의 단백질이 함유되어 있는데 이는 돼지고기의 2.5배에 달한다. 특히 돼지껍질에는 콜라겐과 엘라스틴 함량이 풍부하다. 이러한 단백질 성분은 피부의 수분 유지를 강화하고 피부의 탄력을 높여 주름을 줄이거나 없애주는 효능이 있다. 또한 여린 피부에 도움이 되며, 피부의 건조함과 주름을 효과적으로 방지할 수도 있다.

3. 채소 · 과일 · 견과류(토마토, 오이, 리치 등)

수분이 부족하고 건조한 피부는 얼굴에 주름이 생기게 되는 주된 원인이다. 신선한 채소와 과일에 함유된 비타민C와 비타민E는 천연 항산화제로 피부의 표피와 진피 세포의 활력을 강화시키고 피부의 빠른 노화를 막아주는 효과가 있다. 아울러 채소와 과일에 함유된 철, 구리 등 무기질도 체내의 혈액순환을 촉진하고 피부에 충분한 영양을 공급하며 주름이 잘 생기지 않게 한다. 호두, 참깨, 땅콩, 해바라기씨 등의 견과류는 핵산과 불포화지방산이 풍부해 얼굴의 주름을 없애고 거친 피부를 부드럽고 매끄럽고 탄력 있게 만든다.

4. 찻잎

'신농씨가 백 가지가 넘는 풀을 맛보고 어느 날 72가지 독에 중독되었는데 차를 마시니 해독되었다'라는 전설이 있다. 찻잎은 해독 작용이 탁월하다. 찻잎에 풍부한 천연 항산화제인 차 폴리페놀은 활성산소를 없애 노화를 늦추고 피부 미용과 장수에 도움이 된다.

5. 꿀

맛이 달고 성질이 어느 한쪽으로 치우치지 않은 꿀은 예로부터 신체를 강화하고 독을 없애며 피부 미용에 좋은 식품으로 꼽혔다. 《신농본초경神農本草經》에는 '꿀을 오래 복용하면 몸이 가뿐해지고 기억력이 좋아지며 늙지 않고 장수할 수 있다'라고 기록되어 있다. 꿀에는 비타민B2, 비타민C, 과당, 포도당, 맥아당, 자당, 양질의 단백질, 칼륨, 나트륨, 철, 천연향료, 유산, 말산, 디아스타아제, 옥시다아제 등 여러 가지 성분이 풍부하게 함유되어 있다. 폐와 장을 촉촉하게 하고 위를 튼튼하게 하여 소화를 도와주는 꿀은 먹기도 편하고 효과적이면서 안전한 식품이다. 시간에 맞춰 장기간 꿀을 꾸준히 복용하면 거친 피부를 촉촉하고 부드럽게 가꿀 수 있다.

6. 올리브유

올리브나무와 생명에 관련된 설화는 성경에 나오는 노아의 방주 이야기에서 시작된다. 노아가 날려 보낸 세 번째 비둘기가 올리브나무 가지를 입에 물고 '방주'로 돌아왔을 때 올리브나무 가지가 의미하는 생명의 메시지는 세상 모든 사람들에게 전달되었다. 한편 이집트의 여왕 클레오파트라는 권력에 집착했을 뿐만 아니라 올리브유에도 빠져 있었다. 그녀는 날마다 온몸에 올리브유를 발랐다. 올리브유가 피부 미용에 효과가 있다는 기록이 있었던 탓에 후대에도 그것을 모방하는 이가 적지 않았다. 실제 나이를 가늠하기 어려울 정도로 동안의 미모를 자랑하였던 배우 소피아 로렌은 올리브유와 토마토 섭취로 젊음을 유지하였다고 한다. 엘리자베스 테일러, 마릴린 먼로, 덩리쥔 등도 피부 관리를 위해 올리브유를 즐겨 먹었다.

최근 연구에 따르면 올리브유는 뇌혈관질환 발병률을 현저히 낮추는 효과가 있고 항산화 성분이 상당히 풍부한 것으로 밝혀졌다.

하늘의 뜻과 대자연의 이치는 마음대로 할 수 있는 것이 아니다. 아름다워지려면 입으로 들어가는 음식도 아무거나 먹을 수 없다!

기분을 즐겁고 상쾌하게 해주는 식품

"인간의 감정은 교향악과 같다. 그중 세로토닌은 지휘자가 손에 쥐고 있는 지휘봉이라고 할 수 있다."(노스웨스트대학 정신의학자 제임스 스톡카드)

음식은 인간의 감정에 영향을 미친다. 기분이 우울할 때 달달한 음식을 먹었더니 기분이 점점 나아지는 경험을 해본 사람이 많을 것이다. 사실 평소에 맛과 영양이 조화를 이루는 음식들을 고루 섭취하면 음식이 감정에 미치는 부정적인 영향을 줄일 수 있다. 섬유소가 풍부한 채소를 많이 섭취하면 심리상태가 평온해진다. 반면에 포화지방산이 많이 함유된 라면이나 크림 케이크를 과다 섭취하면 초조한 기분이 든다.

무엇보다 강조하고 싶은 것은 세로토닌이 풍부한 식품이다. 쾌락 전사인 세로토닌은 가장 광범위하게 연구되고 있는 신경전달물질이다. 세로토닌은 감정, 정력, 기억력 조절부터 인생관 정립까지 거의 모든 뇌 활동에 영향을 미친다. 쾌락, 영감, 기억은 전부 세로토닌과 떼려야 뗄 수 없는 관계가 있다.

대뇌 신경전달물질인 세로토닌의 결핍은 우울증을 유발하는 직접적인 원인이 된다. 때때로 우울하거나 기분이 가라앉는 사람이 있는가 하면 자기도 모르게 훨씬 심한 우울 상태에 빠지는 사람, 심지어 자살을 생각하는 사람도 있다. 이러한 증상은 대부분 감정과 관련된 대뇌 신경전달물질인 세로토닌의 수치가 지나치게 낮기 때문에 나타난다.

대표적인 항우울제인 '프로작'은 뇌 안의 세로토닌 수치를 높여주는 효과가 있다. 세로토닌의 재흡수를 선택적으로 억제하여 뇌 안의 세로토닌 수치를 높이는 것이다. 이렇게 되면 저조해진 감정이 완화되면서 쾌락을 느끼게 된다.

다행인 점은 식품 섭취를 통해서도 세로토닌을 생성하여 항우울 효과를 기대할 수 있다는 사실이다. 세로토닌의 생성은 식품 안에 함유된 트립토판에서 비롯된다. 그림6-3은 트립토판이 세로토닌으로 전환되는 과정이다.

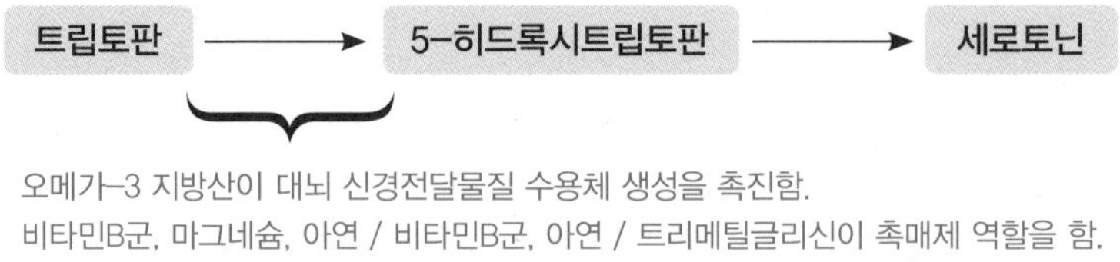

[그림6-3] 트립토판이 세로토닌으로 전환되는 과정

위의 전환 과정에서 볼 수 있듯이 세로토닌은 트립토판에서 생성된다. 체내 세로토닌의 90퍼센트는 소화기 점막에 존재한다. 따라서 쾌락 전사인 세로토닌의 수치를 높이는 가장 간단한 방법은 음식물 섭취를 통해 트립토판을 흡수하는 것이다!

이러한 효능이 있는 식품을 충분히 섭취하면 기분이 금방 좋아진다. 기분을 좋게 만드는 식품들은 표6-2와 같다.

[표6-2] 트립토판 함량이 높은 식품들(100그램당)

식품명	함량(밀리그램)	식품명	함량(밀리그램)
볶은 강낭콩	986	말린 관자	475
자주색 강낭콩	880	콩(황두)	472
그릭요거트	663	말린 새우살	453
호박씨	638	돼지고기보푸라기	438
두부	622	검은콩	399
전란가루	612	김	391
두부피	588	흑임자	367
건어물	577	난황가루	352
마른오징어	576	참깨소스	346
건두부	520	강낭콩	335
콩가루	515	전기 양꼬치구이	327
소고기 장조림	508	두부채볶음	326
대두단백질	482	볶은 해바라기씨	322

이러한 식품에 함유된 영양물질의 효능이 충분히 발휘되기 위해서는 면류, 통밀빵, 현미, 잡곡, 껍질째 구운 감자, 귀리죽 등 탄수화물을 함께 곁들여 섭취하는 것이 가장 좋다. 이렇게 섭취하면 트립토판이 세로토닌으로 빨리 전환되어 고탄수화물, 저단백질의 조합을 통해 순조롭게 뇌로 들어갈 수 있기 때문이다.

비타민B군과 미량원소는 트립토판 흡수 과정에서 대체 불가능한 촉매제 역할을 한다. 사과와 견과류에 풍부하게 함유된 비타민B군은 중추 신경계와 가장 친밀하면서도 활력을 크게 불어넣을 수 있는 호르몬류이다. 연구에 따르면 흰 빵, 밀가루 면, 흰 쌀밥, 대다수 가공식품 등에 포함된 정제 탄수화물은 트립토판을 세로토닌으로 전환시키는 비타민B군을 전부 소모시킨다.

가장 원초적인 식품을 섭취하면 이러한 식품에 함유되어 있는 수준 높은 차원의 효능을 느낄 수 있다!

노년이 되면 주의해야 할 점

나이가 들면 많은 변화가 생긴다. 나이가 들수록 잠이 안 오고 감정을 가라앉히지 못하며 쉽게 긴장하고 흥분하고 화를 잘 낸다.

이러한 면에서 '세로토닌'은 거의 모든 문제와 직결된다.

연구에 따르면 60세가 넘으면 대뇌 세로토닌 특정 수용체 수량이 30세에 비해 60퍼센트나 감소한다. 세로토닌은 최면 효과를 일으키는데, 세로토닌 수용체가 이렇게 많이 줄어들면 어찌 잠을 잘 수 있겠는가!

나이가 듦에 따라 세로토닌의 쾌락 전사 효력도 저하된다. 많은 노인이 갈수록 답답해하고 감정을 억누르지 못하며 쉽게 우울증에 걸리는 이유도 바로 이 때문이다.

세로토닌의 감소는 '신경흥분독소'가 뉴런을 공격하지 않도록 보호해주는 능력이 저하된다는 것을 의미하기도 한다. 이렇게 되면 불가피하게 기억력 감퇴 증상이 동반된다. 이는 결국 세로토닌이 충분하면 노화 과정에서 뇌 손상 발생을 막을 수 있다는 사실을 다시 한 번 확실히 증명하는 셈이다!

다행인 점은 그렇다고 꼼짝없이 당하고만 있을 필요가 없다는 것이다. 우리 주변에는 세로토닌의 활성을 향상시키고 조절할 수 있는 식품이 너무나 많기 때문이다.

잠을 잘 자는 것이 보약

–양생가가 이르기를 '마음을 먼저 재운 후에 눈을 재워라'라고 했다.(《남화경南華經》)

–우리가 문제를 일으켰을 때의 사고방식과 인식 수준으로는 직면한 문제를 해결할 수 없다.(독일의 물리학자 아인슈타인)

우리는 인생의 3분의 1을 잠을 자면서 보낸다. 수면은 생장 발육을 돕고 음식물을 소화시키는 비위 기능에 이로우며 대뇌의 휴식에도 도움이 된다. 수면은 전신의 모든 기관이 힘을 기르고 정비할 수 있도록 주어지는 시간이다. 그래서 한의학에서는 수면을 양생의 으뜸으로 꼽으며 밤에 잠을 자지 않으면 그로 인한 손실이 백일이 지나도 회복되기 어렵다고 여긴다.

'마음을 먼저 재운 후에 눈을 재워라'라는 말을 직역하면 우선 '뇌'를 재우라는 뜻이다. 뇌가 잠들지 못하면 몸의 피로를 아무리 다스려도 소용이 없다. 나쁜 생활방식, 폭음 · 폭식, 운동 부족, 심리불안, 압박감, 걱정 근심, 지나치게 많은 생각, 유전적 경향 등의 원인으로 어둠이 내려앉은 도시에는 이리저리 몸을 뒤척이는 소리로 가득하다.

불면증을 극복하기 위해 가장 먼저 해야 할 일은 '뇌'를 불편하게 하는 문제를 해결하는 것이다. 끝없이 뻗어 나가는 이런저런 잡생각 속에서 뇌를 진정시키고 허튼 생각으로 인한 불안과 초조함으로부터 벗어나도록 해야 한다. 독서, 음악 감상, 심호흡 등 자신에게 맞는 방식을 찾아 불면으로 인한 불안을 없애고, 불안할수록 잠이 오지 않는 악순환의 고리를 끊어내는 것이 중요하다.

불면증을 일으키는 원인 가운데 약물 부족이 불면증을 유발하는 경우는 없다. 그러므로 신중한 약물 복용은 불면증을 극복하는 데 도움이 된다. 부득이한 경우가 아니라면 함부로 약물에 의존하지 않는 것이 좋다. 약물을 복용하면 불면증 증상이 완화되기는 하지만 결코 생활방식까지 바뀌진 않는다. 일단 약물에 의존하게 되면 약물이 수면 기능 자체를 대신하기 때문이다. 이렇게 되면 건강한 수면 습관을 회복하는 데 철통같은 장애물이 더해지는 것이나 다를 바 없다.

따라서 진정한 해결책을 찾는 것이 매우 중요하다. 불면증을 해결하려면 자신만의 생체리듬을 일깨우는 것이 관건이다! 불면증이 있거나 밤을 새우는 사람은 밤 열두 시와 낮 열두 시에 반드시 잠이 들어야 한다. 설사 잠이 오지 않더라도 눈을 감고 휴식을 취하는 것이 좋다. 밤 열두 시에 잠들지 못하면 열두 시 반이 넘어서부터는 정신이 말똥말똥해지기 시작한다. 뜬눈으로 밤을 새우는 것은 대개 이렇게 진행된다. 태양이 우리에게 주는 삶의 법칙을 존중해야만 몸이 정상적으로 돌아간다는 사실을 명심하자.

아울러 적절한 음식 섭취도 수면에 도움이 된다. '세로토닌'류 식품이 바로 천연 수면제이다. 숙면을 돕는 세로토닌은 편안하게 잠들 수 있도록 해준다. 그러므로 심한 '불면'으로 고통받고 있다면 밤에 세로토닌 수치를 향상시켜 숙면으로 이끄는 통밀빵, 견과류, 콩류, 우유 등의 식품들을 섭취해 보자.

우유는 숙면 유도 효과가 가장 뛰어난 식품이다. 우유에 함유되어 있는 트립토판은 잠이 몰려오게 하는 세로토닌으로 전환된다. 이밖에도 우유에는 생리 기능을 조절하는 펩티드류가 함유되어 있다. 그중에서도 중추신경과 결합하여 모르핀과 유사한 마취 · 진통 작용을 일으키는 '오피오이드펩티드'는 전신을 쾌적하고 편안하게 하고 피로 해소와 수면 촉진에 도움이 된다.

저녁으로 좁쌀죽을 먹는 것도 수면에 도움이 된다. 좁쌀에는 트립토판이 풍부하게 함유되어 있다. 트립토판은 뇌세포에서 잠이 쏟아지게 만드는 신경전달물질인 세로토닌을 분비하도록 촉진하고 대뇌 활동을 억제해 쉽게 잠들게 한다. 또한 좁쌀은 포만감이 높아 인슐린 분비를 촉진하고 혈액 내 트립토판 함량을 높이는 효능이 있다.

과일 중에서 바나나는 '천연 수면제'라고 불린다. 바나나에는 세로토닌 외에 근육을 이완시키는 마그네슘도 풍부하게 함유되어 있다.

감자는 트립토판을 방해하는 산소화합물을 제거하여 숙면을 돕는 효과가 있다.

칠면조 고기도 트립토판 함량이 높다. 또 통밀빵은 체내의 인슐린 분비를 촉진하는 효과가 있다. 인슐린이 분비되면 트립토판이 뇌에 도달해 그곳에서 세로토닌으로 전환되도록 돕는다. 그러므로 통밀빵과 칠면조 고기를 곁들여 섭취하는 것은 숙면에 가장 이상적인 음식 궁합이라고 할 수 있다.

꿀은 중추 신경에 진정 작용을 일으켜 긴장된 심리를 없애주는 효과가 있다. 취침 전에 꿀물을 적당량 마시면 수면 유도 효과가 있다.

이밖에 아몬드에도 트립토판과 근육을 이완시키는 마그네슘이 함유되어 있다. 저녁에 아몬드 우유를 한 잔 마시면 불안한 심리를 완화시키고 수면을 촉진하는 데 도움이 된다.

한의학에는 다음과 같은 임상 기록이 있다.

'원인을 알 수 없는 영구적인 불면증'으로 진단받은 한 여자 환자가 있었다. 그녀가 처음 진료를 받으러 왔을 때 그녀의 나이 또래는 이제 막 고등학교에 입학한 학생에 불과했다. 그녀의 불면증에는 유전적인 요인도 없었고 대학입시로 인한 스트레스도 없었으며 신체적 질환도 없었고 환경적인 영향도 없었다. 단지 어느 날인가부터 갑자기 잠이 오지 않기 시작했고 거의 매일 뜬눈으로 밤을 지새웠다.

의사는 그녀에게 아무런 약도 처방해 주지 않았다. 그저 '트립토판'류 식품을 많이 섭취할 것과 취침 전에 우유를 한 잔 마시고 아침에 일어나면 조깅을 하고 낮에는 절대 잠을 자지 말고(잠깐의 낮잠 시간은 제외) 밤에만 잠을 잘 것을 당부했다.

그녀는 의사가 알려준 사항들을 꾸준히 지켜나갔다. 그러자 불면증 증상이 서서히 호전되었다. 나중에 가서는 유명한 대학에 합격했고 그녀의 불면증은 지금까지도 재발하지 않고 있다. 그녀는 수면 습관을 조절하는 과정에서 어떠한 약도 복용하지 않았다. 순전히 음식 섭취와 운동을 통해 자신만의 생체리듬을 일깨웠다!

불면증은 두려워할 것이 없다. 두려운 것은 당신이 어떻게 불면증을 대하느냐이다.

불면증을 없애는 "심호흡"

'호흡'은 인간이 이 세상과 교류하는 가장 친밀한 방식이다. 우리는 시시각각 한순간도 멈추지 않고 호흡한다.

불면증을 유발하는 원인이 다양한 만큼 불면증을 치료하는 방법도 다양하다. '호흡'으로도 불면증을 치료할 수 있다. 믿지 못하겠다면 한번 시도해 보라!

방법은 매우 간단하다. 반듯하게 누운 상태에서 온몸의 긴장을 푼다. 편안한 상태가 되지 않는다면 '머리의 힘을 빼고, 목의 힘을 빼고, 어깨의 힘을 빼고, 팔의 힘을 빼고, 손가락의 힘을 빼고, 몸통의 힘을 빼고, 다리의 힘을 빼고, 발의 힘을 빼고, 발가락의 힘을 뺀다'라고 마음속으로 생각해 보자. 몸이 뻣뻣하고 힘이 잔뜩 들어가 있는 사람은 이렇게 되뇌면서 몸의 긴장을 풀 때마다 뻣뻣했던 근육이 공기 중에 흩어졌다가 다시 가라앉는 것 같은 기분을 느끼게 된다. 온몸이 편안해지면 다시 정수리부터 힘을 뺀다고 생각하고 마음속으로 호흡을 세어본다. 숨을 두 번 들이마시고 한 번 내뱉고, 다시 두 번 들이마시고 한 번 내뱉는다. 자, 이제 잠이 솔솔 쏟아지지 않는가?

마약이 뇌에 미치는 영향

'생명을 소중히, 마약으로부터 멀어지십시오'라는 공익광고가 아니더라도 영화나 드라마에서 강제로 마약을 끊게 된 등장인물의 끔찍한 금단 현상을 보고 마약의 심각성에 대해 인식했던 경우가 있을 거예요. 영화 속에서 보이는 그들은 침을 흘리고 구역질이나 설사를 하고 온몸을 덜덜 떨거나 경련 증상을 보이고 가슴을 쥐어뜯으며 미친 듯이 소리를 질러대요. 마치 이성을 잃고 의식을 상실한 것처럼 자신의 광적인 행동을 전혀 통제하지 못하죠. 대체 마약은 뇌에 어떤 영향을 미치는 걸까요?

1993년 홍콩의 유명 가수 진백강은 마약 과다 복용으로 사망했다.

2005년 9월 영국의 유명 모델 케이트 모스가 코카인을 흡입하는 사진이 신문에 게재된 후 버버리, 샤넬 등의 고급 브랜드들과의 광고 계약이 취소되었고 결국 그의 모든 활동이 중단되었다.

2014년은 더욱 뒤숭숭한 해였다. 마약 복용 혐의로 입건된 스타들이 우후죽순처럼 등장해 대중의 실망감을 극대화시켰기 때문이다.

일단 마약에 중독되면 인생의 앞날은 기본적으로 정해져 있다. 영구차를 타거나 아니면 죄수 호송차를 타거나 둘 중 하나인 것이다.

가만히 활동하다 뜬금없이 마약 혐의로 물의를 일으키는 스타들을 보면 왠지 마약에 대한 호기심이 생기지 않는가? 도대체 마약은 뇌에 어떤 영향을 미치는 걸까?

간단히 말하면 마약은 뇌의 쾌락 중추를 자극한다. 쾌락 중추가 자극을 받으면 신경을 흥분시키고 고통을 억제하며 환각을 일으키고 오감, 정신, 영혼의 다차원적 의식을 일깨운다. 모든 지각은 확대되고, 신선하면서 미묘하고 정교한 체험은 마치 신선의 세계에 들어서 공중에 붕붕 떠다니는 것처럼 기분을 한껏 들뜨게 한다!

마약에 중독되면 대뇌 활동 메커니즘이 바뀐다. 정상적인 대뇌는 밥을 먹거나 섹스 등을 할 때 쾌락과 편안한 감각을 생성한다. 이것이 바로 '쾌락 메커니즘'이다. 이 쾌락 메커니즘은 도파민(쾌감을 주는 신경전달물질로 '사랑의 묘약'이라고 불림)을 통해 전달된다. 정상적인 상황에서 도파민은 뇌의 신경유주세포에 기거한다. 도파민이 방출되면 신경계의 쾌락 수용기와 결합되고 그런 다음 다시 신경세포에 쾌락 정보를 전달하면 최종적으로 인간이 쾌락을 느끼게 되는 것이다.

그러나 마약을 복용하면 도파민이 있는 신경유주세포를 마약 성분이 재빨리 점령한다. 이때 마약과 신경유주세포의 결합 능력은 도파민보다 훨씬 더 강력하다. 기거할 곳이 없어진 도파민은 계속 쾌락 수용기와 결합하는 수밖에 없다. 이렇게 되면 극도의 쾌감을 일으킨다. 이것이 반복되어 오랜 시간이 지나면 인간이 쾌락을 느끼는 감각기관은 갈수록 마약에 의존하게 된다. 만일 마약이 주는 자극이 줄어들면 극도의 불안감과 초조감 등의 여러 가지 증상이 나타난다.

마약을 알려면 우선 개념을 명확히 이해해야 한다. 마약은 어떤 것일까? 이 개념에 대해서는 법률적으로 살펴보는 것이 훨씬 권위적인 해석이 될 것이다. 우리나라를 비롯해 세계 여러 나라에서 법률로 규정한 마약은 아편, 모르핀, 헤로인, 메스암페타민(필로폰), 코카인, 대마초, 중독 가능성이 있는 마취제와 정신과 약물을 말한다.

아편, 모르핀, 헤로인(아편류 가운데 중독성이 가장 강해 '마약의 왕'이라고 불림)은 전부 소아시아가 원산지인 양귀비에서 나온다. 양귀비 열매 안의 우윳빛 과즙을 건조시키면 갈색 또는 흑색의 생아편이 추출된다. 생아편을 가공하면 모르핀이 되고, 다시 화학약품으로 모르핀을 가공하면 헤로인이 된다. 이러한 물질은 주로 아편류의 대용품으로 신경계의 아편 수용체를 자극한다. 아편 수용체가 자극을 받으면 관련 신경계가 과도하게 흥분되면서 반마취 상태가 된다. 이때 느껴지는 쾌감은 평소의 수십 배에 달한다! 머릿속에는 온통 쾌감만 존재하고 다른 느낌은 완전히 사라진다. 시안 사건(중일전쟁 중에 장제스를 감금한 사건)의 주역 장쉐량도 한동안 마약에 깊이 빠졌다. 처음에 그는 아편만 흡입했다. 그러나 아편이 주는 쾌감은 그가 일을 제대로 하지 못하도록 전부 마비시켰다. 나중에 그는 평균 20분 정도 모르핀을 맞아야 하는 지경까지 이르렀다. 팔은 온통 주사 자국이었고 아편 대왕으로 불린 두웨성(중국 상하이 범죄조직 두목)조차 장쉐량의 그런 모습을 보고 아연실색하여 아무 말도 하지 못했다.

가장 위험하면서도 중독성이 특히 강한 것은 바로 헤로인이다. 헤로인은 조금만 중독되어도 평생 끊기가 어렵다. 메스암페타민(필로폰)과 엑스터시는 아편류 효과를 모방한 물질이다. 필로폰은 가격이 매우 비싸기 때문에 이것을 구하는 과정에서 패가망신하거나 살인을 저지르는 중독자가 셀 수 없을 만큼 많다. 마약에 중독되면 삼대가 망한다는 말이 전혀 틀린 말은 아니다!

열대와 아열대 지역이 원산지인 코카나무에서 추출되는 코카인은 중추신경계, 즉 척수, 수질, 대뇌 등에 작용한다. 코카인은 대뇌의 도파민 재흡수를 막기 때문에 정처 없이 사방으로 떠돌아다니는 도파민이 비정상적으로 증가하게 되고 이로 인해 쾌감과 시각적 · 청각적 · 촉각적 환각 증상이 일어난다.

마찬가지로 식물에서 추출되는 대마초는 뇌 안에서 내인성 카나비노이드인 테트라히드로칸나비놀(THC)로 위장하여 쾌감 신경을 자극한다.

현재까지도 논쟁이 이어지고 있는 이러한 마약은 중국과 인연이 상당히 깊다. 중국은 지난 6천여 년 동안 대마초를 재배하고 사용해 왔다. 처음에는 주로 방직업에 활용했으나, 이후 대마초가 쾌감, 기억, 생각, 주의력을 주관하는 뇌 영역에 작용해 3~4시간 정도의 흥분과 쾌감을 일으킨다는 사실을 발견했다. 장기간 대마초를 필 경우에만 중독이라고 여겼기 때문에 대마초를 흡입하는 사람들의 인식은 정신적으로 약물을 이용한다고 여기는 수준이었다. 대마초는 중독성이 비교적 낮은 편이었기 때문에 사람들은 대마초를 활용해 창작적 영감을 일깨우기도 했다. 예를 들면 헤밍웨이나 스티브 잡스가 그랬다. 그러나 연구에 따르면 대마초는 진정한 창의성이 있는 사람에게만 도움이 될 뿐 창의성이 없는 사람에게는 전혀 효과가 없다.

최근 유행하고 있는 리세르그산 다이에틸아마이드(LSD)는 쾌락 전사인 세로토닌의 위조품이다. 신경전달물질인 세로토닌은 체내에서 매우 광범위하게 작용한다. 감정, 정력, 기억력 조절부터 인생관 정립, 우울과 환각 모두 세로토닌과 관련이 있다.

마약을 흡입하면 체중 감량 효과가 있다고 주장하는 사람이 적지 않다! 그러나 이것은 가장 그럴싸한 구실에 불과하다. 마약 흡입으로 인해 없어지는 것은 지방이 아니라 사람의 목숨이다. 중국 공안부의 통계에 따르면 마약 중독자의 사망률이 보통 사람의 15배 이상에 달한다!

어떤 종류의 마약이든 인체에 미치는 작용은 대체로 비슷하다. 그것은 바로 '달콤함'으로 위장해 뇌를 공격하는 것이다. 모든 마약은 고통을 억제하고 쾌감을 강화시키는 신경전달물질과 어울려 뇌를 극도의 희열, 격정, 쾌감의 허상 속으로 빠지게 한다. 동시에 사고, 의사결정, 운동 등을 담당하는 뇌 기능을 강제로 없애고 심지어 고통을 억제시키는 기능까지 완전히 사라지게 한다. 그래서 일단 마약 흡입을 중단하면 극도의 고통이 뒤따르는 것이다.

이처럼 마약은 '달콤한 폭탄'이다! 마약은 쾌락의 허상 속에서 인간을 서서히 폐인으로 만드는 사탕발림일 뿐이다! 한 알의 마약이 곧 하나의 포탄이라고 할 수 있다. 뇌를 조준하고 있는 이 포탄들이 뇌를 폭격할 준비를 하고 있다고 상상해 보라! 이것은 암보다 훨씬 더 끔찍한 방법으로 뇌를 파괴한다!

부디 마약으로부터 멀어지길 바란다.

알아봅시다

뇌 기능을 향상시키는 물질

뇌 기능을 향상시켜 주는 효능을 지닌 자연계에 존재하는 물질 가운데 타우린을 빼놓을 수 없어요. 타우린은 인체에 반드시 필요한 영양소예요. 뇌 기능, 시력, 사고력, 체력을 강화시키는 효능이 있기 때문이죠! 그래서 여러 가지 생물학적 기능을 지닌 타우린은 '건강의 균형을 이룰 수 있도록 도와주는 지지대'라고 불린답니다.

1827년 소의 담즙에서 처음으로 발견된 타우린은 갓 태어난 동물의 뇌에 가장 풍부하게 들어 있는 유리아미노산이다. 성숙하게 자란 뇌에서 타우린은 특이하게도 대뇌피질, 소뇌, 해마, 후각신경구 등 고급 지능 뇌 영역에 분포되어 있고 그 함량은 글루타민산에 버금간다.

타우린을 알아보기 전에 우선 고양이의 눈을 한번 떠올려 보자. 눈이 반짝반짝 빛나고 생기가 넘치는 고양이의 눈은 타우린과 떼려야 뗄 수 없는 관계가 있다. 고양이가 가장 좋아하는 어패류에는 타우린이 풍부하게 함유되어 있다. 1975년 헤이즈 등은 새끼고양이가 타우린 섭취 부족으로 시각기능이 감퇴했고 심지어 실명에 이르게 되었다는 사실을 발견했다. 이후 연구자들은 타우린 결핍이 새끼고양이 소뇌의 비정상적 발달과 관계가 있다는 사실을 발견했다. 이리하여 타우린은 영양학에서 지위를 확보하게 되었다.

체중이 50킬로그램인 사람의 체내에 함유된 타우린은 약 50그램 정도로 체중의 0.1퍼센트를 차지한다. 수정란의 세포분열이 시작될 때부터 타우린은 줄곧 중요한 역할을 하며 평생을 함께한다.

학자들의 연구에 따르면 타우린은 대뇌의 지능 발달과 특수한 관계가 있다. 연구자들은 배아의 뇌 신경세포를 체외에서 배양시킬 때 배양액에 타우린 성분이 없으면 신경세포가 생존할 수 없다는 사실을 발견했다. 추가로 진행된 연구에서는 타우린이 뇌 신경세포의 증식과 DNA 합성을 강력하게 촉진한다는 사실이 밝혀졌다. 또한 타우린은 신경세포의 14-3-3 단백질 합성을 촉진하며 뇌 신경세포의 분화 과정에서도 중요한 역할을 한다.

연구자들은 **타우린이 뇌 신경세포의 생장과 발육을 촉진할 뿐만 아니라 인간의 학습, 기억 능력을 향상시킬 수 있다**는 사실을 발견했다. 동물 실험에서 타우린 함량이 0.6퍼센트인 사료를 섭취한 쥐와 타우린이 함유되지 않은 사료를 섭취한 쥐는 학습능력과 임무완수 능력 면에서 뚜렷한 차이를 나타냈다!

리포푸신은 뇌의 노화 과정에서 나타나는 특유의 물질이다. 뉴런의 세포질에 리포푸신이 많이 축적되면 세포핵과 세포기관이 압축 변형되어 뉴런의 정상적인 대사 기능에 영향을 미친다. 그러나 타우린은 과산화물 제거효소(SOD)의 활성을 증가시켜 뉴런의 퇴행성 병변을 어느 정도 되돌리는 효능이 있다.

타우린은 뇌를 보호하고 뇌 기능을 강화시킬 뿐만 아니라 심장을 강화시키는 효과가 매우 탁월해 혈소판 응집을 억제하고 혈액 내 지방을 없애며 인체의 정상 혈압을 유지하고 동맥경화를 방지할 수 있다. 또한 간과 위장을 보호하는 효과도 뛰어나며 피로해진 각막의 회복력을 높이고 망막 건강과 백내장 예방에 도움이 되며 인체의 면역 기능을 강화시켜 주기도 한다.

이런 까닭에 전쟁터에서 군의관은 항상 타우린을 활용해 병사들의 피로를 해소했고 야간 작전 시 병사들의 시력을 강화시켰다. 일본은 제2차 세계대전 때부터 타우린을 활용해 군대의 작전 능력을 강화하기 시작했다. 일본에서 수십 년 동안 인기를 끌었던 건강보조식품의 주요성분도 바로 타우린이었다.

이제 타우린과 관련하여 생활 속에서 실질적인 도움이 될 만한 이야기를 풀어보겠다! 우리가 어떤 식품을 섭취해야 타우린을 보충하는 데 도움이 될까? 영양학자들은 어패류에 타우린이 가장 많이 함유되어 있다는 사실을 증명해냈다! 고등어, 전갱이, 정어리 같은 바닷물고기와 오징어, 문어, 새우, 굴, 대합, 바지락 등은 타우린 함량이 매우 풍부한 식품으로 꼽힌다.

이쯤에서 빼놓을 수 없는 또 하나의 사실은 거뭇거뭇한 생선 등 부위가 생선 살 부위보다 타우린 함량이 5~10배나 많다는 것이다. 자, 이제 타우린의 효능에 주목해 보자!

모유 수유의 장점은 무엇일까?

모유 수유는 '자연 선택'의 결과이다.

신생아는 타우린 합성 효소가 완전히 발달하지 않았기 때문에 반드시 식품을 통해 타우린을 섭취해야 한다. 산모의 초유에 함유된 고농도의 타우린은 태아, 유아의 중추 신경과 망막 발달에 밀접한 관계가 있다. 그러나 우유에는 타우린이 거의 들어 있지 않으며, 과거의 분유에도 타우린이 함유되어 있지 않았다. 따라서 오랜 기간 이렇게 우유와 분유로 수유를 하면 신생아의 타우린 결핍을 초래하기 쉽다.

타우린 결핍 상태가 장기간 지속되면 유아의 생장 발육 속도가 더뎌지고 지능 발달도 느려질 수 있다.

그 어떤 영양식품도 모유에 대적할 수 없다. 모유에 들어 있는 타우린 성분은 식품으로 대체하기 어려울 뿐만 아니라 모유에 함유된 뇌 발달에 유익한 불포화지방산 DHA 함량도 우유의 약 30배에 달한다.

뉴질랜드의 한 연구팀이 8~18세의 학생 100명을 대상으로 조사를 실시한 결과 8개월 이상 모유 수유를 한 학생은 아동기부터 청소년기까지 표준 지능 검사(읽기 이해, 수학적 능력, 학업 적성, 교사평가, 고교 졸업 시험 포함)에서 줄곧 높은 점수를 받은 것으로 나타났다. 반면에 모유 수유를 하지 않은 학생의 점수는 대체로 평범했다.

모유 대신 영아용 조제분유로 수유를 한다면 그 아이들은 분명히 출발선에서부터 뒤처지는 아쉬움을 갖게 될 것이다.

PART 4

뇌 건강을 위한 훈련

기회는 준비된 뇌에게만 주어진다

제7장

모든 것은
뇌가 책임지고 결정한다

당신은 가장 똑똑한 사람 중의 하나이다

유전적 요인과 태아 발육 시기의 상황은 당연히 대뇌 구조에 영향을 줄 수밖에 없어요. 하지만 이것이 결코 당신의 지능과 성격 또는 운명을 결정할 수는 없답니다. 음식, 교육, 생활방식 등의 환경적 요인도 마찬가지로 뇌 기능에 상당한 영향을 미치기 때문이죠. 어쨌든 '유전자는 뇌를 만드는 벽돌과 진흙에 불과해요. 뇌를 만드는 진정한 건축가는 바로 환경이랍니다.'

모든 것은 결국 뇌가 결정한다.

인간의 성격이 결정되는 것은 사실 뇌 구조를 통해 이미 오래전에 어느 정도 드러났다. 영국, 이탈리아, 미국의 과학자들은 연구를 통해 인간의 성격이 대뇌 구조와 밀접한 관련이 있다는 사실을 발견했다. 대뇌 각 영역의 형상과 크기는 성격에 영향을 미칠 수 있으며, 대뇌 구조도 성격이 변함에 따라 바뀔 수 있다.

대뇌 구조가 성격을 결정하고 성격이 운명을 결정한다. 그러나 모든 것은 결국 뇌가 결정한다.

인생의 많은 기회는 스스로 잡아야 한다. 그러기 위해서는 지식을 쌓고 신체를 단련해야 하는데 이 두 가지의 공통점은 바로 뇌 구조를 바꿀 수 있다는 것이다. 사실 대뇌의 형태는 대개 본인의 노력에 달려 있다.

뇌를 훈련하는 방법은 매우 다양하며 그다지 어렵지도 않다. 몸에 익은 생활방식을 살짝 바꾸기만 한다면 말이다. 예를 들면 정신이 나간 것처럼 멍해 있기, 큰 소리로 낭독하기, 손을 바꿔서 밥 먹기, 낮잠 많이 자기, 반복해서 기억하기, 적당한 운동 등이다.

기회는 준비된 뇌에게만 주어진다.

제7장에서는 간단하고 편리한 뇌 훈련법을 살펴보기로 하겠다.

인류는 끊임없이 지식을 추구해 왔다. 뇌 건강에 도움이 되는 적절한 방법을 선택하면 뇌 에너지가 우리의 상상을 훨씬 뛰어넘는다는 사실을 알게 될 것이다! 일찍이 18세기에 다윈은 야생동물의 뇌와 가축의 뇌 크기가 다르다는 사실을 발견했다. 야생동물의 일부 뇌 영역이 가축보다도 15~30퍼센트나 컸던 것이다. 이러한 사실을 통해 야생동물은 춥고 고달픈 생존 환경 때문에 뇌의 잠재 에너지를 계속 개발하지 않을 수 없었고 이로 인해 야생동물의 뇌가 가축보다 더 크게 형성되었다는 점을 짐작할 수 있다.

2001년 세계적인 과학 학술지 〈네이처〉에는 복잡한 환경에서 생활한 쥐가 비교적 단조로운 환경에서 생활한 쥐보다 해마(기억을 담당하는 뇌 영역) 치상회에 훨씬 많은 신생 뇌세포를 지니고 있다는 연구 결과가 발표되었다. 해당 논문에서는 이러한 연구 결과가 복잡한 환경에서 생활한 쥐의 기억력이 훨씬 우수하다는 사실을 말해준다고 지적했다.

바로 이러한 이유 때문에 일본인들은 그토록 추위를 견디는 내한 훈련을 중시하고 있는지도 모르겠다. 기온이 영하 3도로 내려가고 적설량이 35센티미터 정도가 되면 50여 명의 초등학생이 상의를 벗고 운동장에서 분주히 달리기 시작한다. 더불어 정신을 무장한 채 큰 소리로 “힘내자, 힘내자” 하며 외친다. 훈련이 끝나면 아이들은 작은 새들처럼 옹기종기 모여 서로 재잘거리며 다시 즐겁게 논다. 반면에 이 모습을 구경하는 사람들은 패딩 점퍼를 걸치고 오들오들 떨고 있어 내한 훈련을 한 아이들과 대조를 이룬다.

힘들고 어려운 환경에서 훈련하는 것 외에 식견을 넓히는 것도 사고 훈련을 위한 필수 과정이다.

홍콩의 최대 부호 리카싱은 자녀 교육에 매우 엄격한 편이었고 상당한 성과를 이루었다. 그는 아이들이 어릴 때부터 붐비는 전차를 함께 타고 등하교를 시켰다. 리카싱은 아이들의 불평을 이렇게 해소시켰다. “전차나 버스를 타면 다양한 직업을 가진 다양한 계층의 사람들을 볼 수 있단다. 평범한 생활을 하는 가장 일반적인 사람들을 볼 수 있지. 그게 바로 진짜 삶이고 진짜 사회야. 하지만 자가용을 타면 아무것도 볼 수 없고 이해할 수 없어.” 그는 또한 중요한 회의가 열릴 때마다 아이들이 청강을 통해 비즈니스의 생리를 이해하도록 했고, 어린 나이에 유학을 보내 생존의 어려움을 체험하도록 했다.

과학자들이 성인을 대상으로 한 가지 실험을 했다. 그들은 피실험자들에게 수개월 동안 농구공을 주고받는 훈련을 시켰고 이후 핵자기 공명으로 피실험자들의 뇌를 스캔했다. 그 결과 시각과 운동을 담당하는 피실험자들의 뇌 영역의 회백질 부피가 훈련을 받기 전보다 훨씬 커졌다는 사실을 발견했다. 이러한 실험 결과는 후천적인 훈련이 인간의 뇌 구조를 바꿀 수 있다는 사실을 뒷받침한다. 마침내 과학자들은 후천적인 학습과 훈련이 대뇌 신경 네트워크를 바꾸어 새로운 연결을 생성하고 인간을 더욱 똑똑하게 만들 수 있다는 결론을 얻었다.

또 다른 연구에서는 열심히 일할 때 대뇌 시냅스 연결이 더욱 활발해진다는 사실을 발견했다! 사람들은 비로소 후천적 요인이 이렇게 뇌 기능을 제어하고 있다는 사실에 크게 놀랐다. 음식, 운동, 생활방식, 간단한 훈련 등을 통해 훨씬 똑똑해질 수 있는 것이다!

사실 일상생활의 모든 것이 뇌의 형태를 실질적으로 변화시킨다. 다시 말해 인간이 하는 모든 행동이 뇌를 새롭게 만든다.

인간의 뇌 발전은 흡사 집을 한 채 짓는 것과 같다. 누구든 막 태어났을 때의 뇌는 벽돌과 기와에 불과하다. 그러나 후천적인 행동에 따라 이러한 벽돌과 기와의 위치, 집의 형태가 달라진다.

영유아기가 뇌 발달의 절정기라는 것은 부인할 수 없는 사실이다. 이 시기의 뇌는 외부 입력에 매우 민감하고 시냅스는 지능이라는 다리를 빠르게 건설하고 있다. 유아의 행동(듣기, 말하기, 보기, 읽기, 쓰기)은 관련 뇌 영역의 시냅스 연결을 직접적으로 형성한다. 가령 '듣기'는 청각신경의 시냅스 연결을 강화하고, '읽기'는 사고를 담당하는 신경의 시냅스 구축을 촉진한다. 일상적으로 사용하는 일부 뇌 영역의 시냅스 연결은 심지어 2~3배의 속도로 성장한다. 8세에 이르러서야 뇌의 각종 연결 변화 속도가 느려지기 시작한다. 따라서 영유아기 때부터 종합적인 뇌 훈련을 시작하는 것이 최적화된 전략임이 틀림없다!

인간이 무언가를 학습하면 뇌 안의 경로에서 변화가 일어난다. 노벨 생리의학상 수상자이자 학습 과정에서의 세포적 기반을 최초로 발견한 과학자 에릭 캔들은 **'가장 단순한 정보를 학습하더라도 이 학습 과정에 참여**

하는 뉴런 구조의 물리적 변화에 영향을 미칠 수 있다'라고 말했다.

우리가 한 입 한 입 섭취하는 음식물은 전부 우리 몸에 기록을 남긴다. 우리가 매일 학습하는 것들, 우리가 만나는 사람들, 우리가 매번 가는 여행은 뇌를 새롭게 만드는 기회가 된다. 날마다 하는 행동에 따라 이 세상을 이해하는 방법이 달라진다. 우리가 얼마나 멀리 갈 수 있는지는 얼마나 많은 식견을 쌓았는지에 달려 있다. 그러므로 그 누구도 나이가 많든 적든 사고를 넓히는 과정을 통해 뇌 발전이 이루어질 수 있다.

뇌는 끊임없이 새로운 것을 학습하고 끊임없이 자기 자신을 새롭게 만들어 나간다. 우리가 평소에 하는 모든 행동이 뇌의 형태를 바꾸고 있다. 지혜로우면서 똑똑한지 아니면 어리석으면서 미련한지, 욕심이 없고 마음이 깨끗한지 아니면 광적으로 집착하는지를 결정하는 것은 대개 자기 자신에게 달렸다.

'젊었을 때 노력하지 않으면 늙어서 후회해도 소용이 없다'라는 말은 뇌 발달에 가장 적합한 말이 아닐 수 없다.

똑똑한 뇌는 고생하는 것을 즐긴다. 당신도 얼마든지 가장 똑똑한 사람이 될 수 있다.

최장수 여성이 들려주는 뇌의 노화를 막는 새로운 방법

지금까지 기네스북에 기록된 '세계 최장수' 여성은 잔 루이즈 칼망 할머니이다. 122세 164일을 살았던 잔 칼망은 1875년 2월 21일 프랑스에서 태어나 1997년 8월 4일 프랑스 남부의 한 양로원에서 세상을 떠났다. 그녀의 삶을 다룬 다큐멘터리 영화 〈잔 칼망과 함께 120년을 넘어서다(Beyond 120 Years with Jeanne Calment)〉에는 그녀의 일생이 고스란히 담겨 있다. 나이가 들면서 나타나는 뇌의 노화를 막기 위해 그녀는 항상 새로운 것에 도전했다. 85세에 펜싱을 시작했고 110세까지 자전거를 탔다. 114세에는 〈빈센트와 나(Vincent and Me)〉라는 영화에 출연해 사상 최연장 여배우로도 기록되었다.

잔 칼망 할머니는 자신의 장수 비결로 올리브유를 꼽았다. 그녀는 모든 음식에 올리브유를 듬뿍 뿌려 먹었고 올리브유를 피부에 바르기도 했다.

이러한 생활방식이 어쩌면 그녀가 알츠하이머병, 파킨슨병, 뇌졸중 등의 질병에 걸리지 않을 수 있었던 일등 공신인지도 모른다.

기억에 관하여

기억이란 뭘까요? 쉽게 말하면 기억은 곧 신경세포 간의 연결 형태예요. 기억은 인류에게 광범위한 영향을 미쳤어요. 기억이 있기에 또렷한 의식이 생기는 것이랍니다. 진심으로 사랑하는 사람의 이름과 얼굴, 자신이 좋아하는 것들, 세계에 대한 인식은 전부 기억으로 유지돼요.

인류의 정신 활동 가운데 하나인 기억은 과거의 활동, 감상, 체험에 대한 인상이 축적되고 사용됨을 나타낸다. 기억은 '기록記'과 '생각憶'으로 이루어진다. '기록'은 텍스트, 이미지, 이야기, 감상 등의 정보를 저장하는 과정이며 모종의 형식으로 뇌에 저장된다. '생각'은 뇌에 저장된 텍스트, 이미지, 이야기, 감상 등의 정보 자료를 사용하는 과정이며 이러한 정보를 표현해 내는 것이다.

기억이 지속되는 시간의 길이에 따라 기억은 감각기억, 단기기억, 장기기억 등의 유형으로 나눌 수 있다. (그림7-1 참조)

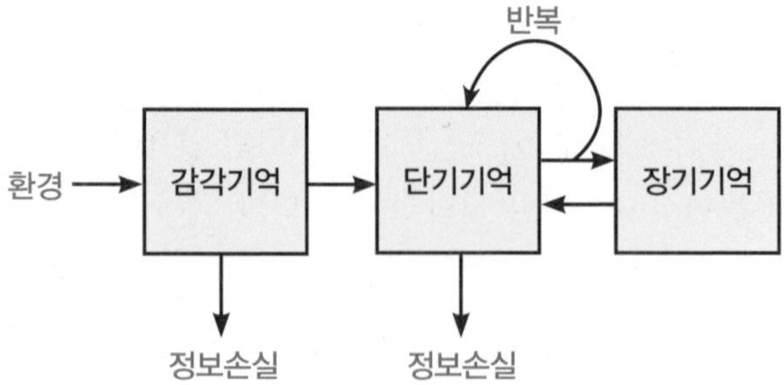

[그림7-1] 기억의 유형

순간적 기억이라고도 불리는 감각기억은 대체로 머릿속을 번뜩 스치고 지나가듯이 아주 짧은 시간 동안 저장되는 기억을 말한다. 즉, 외부의 환경 정보가 신경계의 감각 경로를 통해 대뇌로 전달되어 인지되는 순간적인 인상이다.

단기기억은 1분 이내의 기억을 말한다. 예를 들어, 급하게 짧은 시간 안에 어떤 전화번호를 외워두었다가 그 번호로 전화를 한 경우 통화가 끝나고 1분이 지나면 상대방의 전화번호는 까맣게 잊어버리고 만다. 그래서 단기기억은 전화번호 기억이라고도 불린다. 단기기억이 기억할 수 있는 정보량은 매우 제한적이다. 보통 여러 개의 전화번호가 아닌 하나의 전화번호만, 한 구절의 말이 아닌 한마디의 말만 기억할 수 있다.

감각기억과 단기기억은 민첩성, 즉 무언가를 매우 빨리 기억할 수 있다는 특징이 있다. 그러나 이러한 기억은 지속적이지 않기 때문에 기억을 강화하지 않으면 금세 잊어버릴 수 있다. 평소에 차량 번호나 전화번호를 잘 기억해 두었다가도 하루 전후의 시간이 지나면 기억하지 못하는 이유가 바로 이 때문이다.

1분보다 긴 중단기 기억은 최근 며칠 사이의 기억을 말한다. 가령 그저께나 그끄저께 학교나 회사에서 있었던 일을 기억하는 것이다.

장기기억은 수일 또는 수년간 지속되는 기억을 말한다. 예를 들어, 반년 전에 여행을 갔던 일을 기억하는 것이다. 단기기억과 중단기 기억은 장기기억과 달리 몇 초에서 며칠 동안만 유지된다. 생물학적으로 보면 단기기억은 신경 연결의 일시성이 강화되는 것이고, 장기기억은 뉴런의 연결이 영구적으로 변화하는 것이다. 이렇게 안정적인 기억 회로가 형성되고 저장되기 때문에 장기기억은 쉽게 잊히지 않는다.

장기기억은 지속적인 특징이 있다. 즉, 어떤 것에 대한 기억이 유지되는 시간이 긴 편이다. 좋은 기억은 민첩성이 있어야 하고 더더욱이 지속성도 필요하다. 말하자면 빠르면서도 확실히 기억해내는 것이다. 인간의 장기기억은 지속적인 면에서 큰 차이를 보인다. 수십 년 정도 아주 오랫동안 기억을 유지하는 사람이 있는가 하면, 기억이 지속되는 시간이 상대적으로 짧아 몇 년이 지나면 잊어버리는 사람도 있다.

장기기억의 정보 저장량은 거의 무한대에 가까울 정도로 크다. 예를 들면 세계에서 가장 큰 도서관인 미국의회도서관은 약 2천만 권의 책을 보유하고 있는데, 장기기억은 미국의회도서관 서너 개 정도의 장서에 해당할 만큼의 정보량을 수용할 수 있다.

유용한 단기기억을 장기기억으로 바꿀 수 있다면 얼마나 좋을까! 방법이 없는 것은 아니다. 그 비결은 '반복'에 있다!

단기기억은 규칙적인 반복을 통해 장기기억으로 전환될 수 있다. 단기기억과 중단기 기억을 장기기억으로 바꾸는 핵심적인 뇌 영역은 바로 해마이다. 해마가 기억 형성에 중요한 작용을 한다는 것은 이미 잘 알려진 사실이다. 기억력이 뛰어난 사람들은 공간인식, 정서체험 등 해마와 관련된 뇌 기능이 보통 사람보다 훨씬 뛰어난 편이다. 반면 뇌졸중이나 외상 등 다양한 원인으로 해마 영역이 손상된 사람들은 1~2년 전의 일은 비교적 정확히 기억해낼 수 있지만 어제나 그저께 있었던 일은 분명하게 기억하지 못한다.

이러한 사실은 해마 영역이 파괴되면 과거의 기억을 영원히 떠올릴 수 없음을 의미한다.

슈퍼 기억력을 갖고 싶은가? 그렇다면 우선 해마 영역을 자극해 보자!

낮잠은 기억력 강화에 도움이 된다

연구자들은 낮잠이 인류가 진화하면서 생긴 자연적인 수면 주기라고 여긴다. 처음에 점심 식사 후 휴식을 취하는 것은 한낮에 강하게 내리쬐는 태양을 피하기 위해 생긴 습관에 불과했을 것이다. 그러나 이제 낮잠은 인간이 스스로를 보호하는 하나의 방식이 되었다.

놀라운 사실은 낮잠이 장기기억을 강화하는 데 도움이 된다는 것이다! 최근 연구에 따르면 낮잠을 1시간 정도 자는 사람은 그렇지 않은 사람보다 새로운 운동 기능을 훨씬 빨리 습득할 수 있다. 수면이 기억을 강화하는 원리에 대해서는 아직 명확히 밝혀지지 않았지만 시간적 여유가 있다면 낮잠을 청해 보자.

낮잠을 최고의 '건강 충전'이라고 비유하는 사람도 있다. 이 말은 어느 정도 일리가 있다. 독일에서 실시한 수면에 관한 최근 연구에서는 낮잠이 가장 효율적인 수면 방법이라는 사실이 발견되었다. 연구에 따르면 30분 정도 낮잠을 자는 것은 밤에 1시간 정도 잠을 자는 것과 같으며 낮잠을 통해 에너지를 충전하는 효율은 밤잠의 거의 두 배에 달한다.

미국의 36대 대통령 린든 존슨은 항상 잠옷을 가지고 집무실로 출근하는 대통령이었다. 그는 종종 30분 정도 낮잠을 자곤 했다.

린든 존슨은 비서실장에게 '이렇게 낮잠을 자고 나면 훨씬 맑은 정신으로 장시간 업무를 볼 수 있어요'라고 말했다.

미국항공우주국의 한 연구에 따르면 항공조종사가 26분 동안 낮잠을 잔 결과 조종 능력이 34퍼센트 향상되었다. 더불어 하버드대학은 연구를 통해 45분 동안 낮잠을 자면 인지능력을 크게 향상시킬 수 있다는 사실을 증명해냈다.

많은 사람이 점심시간에 잠시 눈을 붙이는 이유가 바로 이 때문이다. 완전히 잠들지 않더라도 잠시나마 휴식을 취하거나 눈을 감고 15분 정도 마음을 편안히 가다듬기만 해도 휴식 효과를 극대화시킬 수 있다. 낮잠은 많이 자는 것보다 적게 자는 것이 좋다. 낮잠 시간은 30분 정도가 가장 적당하지만 1시간 정도 자는 것도 괜찮다.

자전거 타기와 첫사랑은 서로 다른 유형의 기억이다

차량에 수동변속기와 자동변속기가 있는 것처럼 장기기억에도 두 종류의 기억 유형이 있어요. 서술 기억(수동변속기)과 비서술 기억(자동변속기)이 바로 그것이죠. 첫사랑에 대한 기억은 의식적으로 떠올려야 하는 서술 기억에 해당해요. 반면에 자전거 타는 법을 기억해내는 것은 전혀 의식할 필요 없이 자동적으로 진행되는 비서술 기억에 속해요.

누구나 자신의 첫사랑을 영원히 잊지 못한다. 자전거 타는 법(비서술 기억)도 마찬가지이다. 그러나 자전거 타는 법을 언제 배웠는지는(서술 기억) 정확히 기억하지 못할 수 있다.

서술 기억은 일정한 시간, 장소, 구체적 상황과 관련된 사실과 사건에 대한 기억이다. 의식적으로 떠올려야 하는 서술 기억은 쉽게 형성되고 쉽게 기억되는 장기기억에 속한다. 서술 기억의 전형적인 특징은 이야기처럼 말할 수 있는 일화성이 있다는 것이다. 이러한 일화성은 개인의 경험에 대한 기억을 유지하는 데 중요한 작용을 한다. 일화적 기억은 보통 변화 상태이기 때문에 기억과 관련된 정보도 이에 따라 바뀌게 된다. 서술 기억의 일화성은 하나의 사건에 대한 기억을 전체적인 형식으로 회상해 나가는 것을 말한다.

'중국의 수도는 베이징이다, 미국은 대통령제 나라이다' 등과 같은 모든 객관적 사실에 대한 기억은 서술 기억에 해당한다. 또는 '어제 들었던 재미있는 이야기'나 '오늘 먹은 저녁이 너무 맛있었어' 등 개인의 생활 속 경험도 서술 기억에 포함된다. 이러한 일화적 기억을 저장하려면 대체로 변연계와 일부 대뇌피질(예: 전전두엽)에 의존해야 한다.

비서술 기억은 대부분 무의식적으로 끄집어낼 수 있는 기억을 말한다. 비서술 기억은 여러 차례 반복적인 테스트를 거쳐야만 점차 형성될 수 있다. 지각, 운동기술, 습관, 순서, 규칙을 기억하는 비서술 기억은 언어로 표현하기 어려운 기억이다. 자전거 타기, 피아노 치기, 신발 끈 묶기, 수영 등과 같이 한번만 학습해도 더 이상 생각할 필요 없이 툭 하면 저절로 떠오르는 정보를 말한다. 이러한 비서술 기억은 일단 학습하면 그다지 반복할 필요 없이 영원히 저장되는 기억이다. 예를 들어, 자전거 타는 법을 익혔다면 이제는 자전거 안장에 앉기만 해도 여유 있게 앞으로 나아갈 수 있다. 페달을 어떻게 밟아야 할지, 균형을 어떻게 잡아야 할지 더 이상 고민할 필요 없이 나의 몸이 저절로 자전거를 탈 수 있게 된다.

비서술 기억은 조건적 반사 행동을 통해 형성되며 주로 대뇌피질, 변연계, 기저신경절, 운동계 관련 뇌 구조에 저장된다. 그중 기저신경절은 비서술 기억 활동에 상당히 큰 영향을 미친다. 기저신경절이 손상되면 비서술 기억에 심각한 장애가 나타날 수 있다. 그러나 서술 기억에는 아무런 영향을 미치지 않는다.

만일 서술 기억과 비서술 기억의 비밀 통로를 완벽히 이해할 수 있다면 기억력에서만큼은 아무도 당해낼 자가 없을 것이다. 어쩌면 이것이 불가능한 소리라고 생각할지도 모르겠다.

영어 학습을 예로 들어 보자. 날마다 같은 시간에 영어를 듣는 습관이 있다고 하자. 가령 아침 일곱 시 정도에 꾸준히 영어를 듣는다고 하면 매일 아침 일곱 시에 일어났을 때 자기도 모르게 영어가 듣고 싶어진다. 듣기와 영어와 관련된 뉴런이 매일 아침 일곱 시만 되면 자동으로 흥분되어 영어 단어에 대한 뇌신경이 민감해지기 때문이다.

마찬가지로 6월 첫째 주 토요일에 실시하는 영어 시험에 응시할 계획이라면 3월부터 매주 토요일 같은 시간에 모의고사 문제를 풀어 보자. 정식 시험처럼 정해진 시간 안에 모든 문제를 풀어 보며 꾸준히 연습하다 보면 시험 당일 그 시간이 되었을 때 왠지 흥분되고 모든 문제가 익숙하게 느껴지면서 문제를 술술 풀어나갈 수 있게 된다.

생활 속의 서술 기억을 비서술 기억으로 신속하게 전환시키는 방법을 천천히 깨닫고 이해해 보자. 그럼 기억이 당신에게 복종하게 될 것이다!

당신이 본 것은 이미지이다. 영상적 기억법의 효과

"나는 언어가 아닌 역동적인 이미지로 문제를 생각한다. 이렇게 생각이 정리되고 나면 최대한 노력을 기울여 머릿속의 생각을 언어로 전환시킨다."(아인슈타인)

천재들은 대부분 영상적 기억 능력을 타고난다. 청나라 말기 중화민국 초기의 지식인 구훙밍은 예순이 넘은 나이에도 장장 6천1백여 행에 달하는 존 밀턴의 대서사시 《실락원》을 한 글자도 틀리지 않고 외울 수 있었다. 이것이 바로 영상적 기억의 신비하고 기이한 힘이다. 이미지 방식으로 머릿속에 각인시키는 영상적 기억법은 기존의 기억법보다 훨씬 효율적이다.

영상적으로 기억하려면 우선 이미지로 전환해야 한다. 학습했거나 눈으로 본 문자, 숫자 등의 정보를 전부 구체적이고 형상적인 이미지로 전환시키는 것이다. 가령 '사과'라는 단어를 보면 머릿속으로 사과의 이미지를 떠올린다. 만일 이미지를 떠올릴 수 없다면 영상적 기억은 불가능해진다.

머릿속에 전환된 이미지가 생기면 개인의 습관과 창의성에 따라 상호 독립적인 많은 이미지를 연계시키는 작업이 필요하다. 이렇게 이미지들이 연계되어야만 기억이 오래 지속될 수 있다. 이미지를 연계시키면서 이미지 정리 작업도 함께 이루어져야 한다. 복잡한 이미지를 일정한 순서나 논리에 따라 연결시켜 정리하면 비교적 쉽게 기억할 수 있는 연속적인 이미지가 된다. 이렇게 하면 이미지들을 보다 확실하게 기억해 둘 수 있다.

영상적 기억은 빨리 기억하고 잘 기억하는 비법임이 확실하다. 기존의 소리 자극 기억보다 효율이 3~10배나 높기 때문이다. 역사상 슈퍼 기억력을 가졌던 사람들은 대부분 '영상적 기억'을 활용했다.

러시아의 심리학자 알렉산드르 루리아는 1920년부터 1950년까지 장장 30년에 걸쳐 뛰어난 기억력을 지닌 한 신문사 기자를 관찰 연구했다. 그 중 한 실험에서 루리아는 기자에게 수백 개의 반복적으로 나타나는 무의미한 음절표를 기억해 두라고 했다. 그리고 8년 후 아무런 사전 통보도 없이 그 기자에게 음절표 테스트를 했다. 그는 정확하고 확실하게 모든 음절표를 기억해냈다. 최종적으로 루리아는 그의 기억이 완벽했던 이유가 '이미지'를 활용해 기억했기 때문이라는 사실을 발견했다!

슈퍼 기억력을 지닌 기자는 음절표를 보면서 자발적으로 기억해야 할 음절을 하나의 이미지라고 상상했고 이러한 이미지들을 그가 잘 알고 있는 사물과 연계시켰다. 그는 '어휘'를 기억한 것이 아니라 '영상'을 기억한 것이다.

2001년 30세였던 중국의 뇌 잠재력 개발 전문가 한성쥔은 업계에서 화제가 되었다. 그는 《신화자전新華字典》을 머릿속에 새겨 넣었고 모든 글자의 출처를 거침없이 대답할 정도로 전부 기억해냈다! 기자가 그에게 기억 비법을 물어보자 그는 텍스트를 이미지로 전환하는 과정을 끝냈을 뿐이라고 말했다. 한성쥔은 666페이지에 담긴 《신화자전》의 텍스트를 666개의 이미지로 변환시켰고 하나의 이미지를 다시 하나의 이야기로 만들었다! 모든 글자가 이미지 안에서 이야기로 바뀐 것이다!

영상적 기억의 최고 경지는 바로 사진적 기억이다. 이는 글자 그대로 책을 볼 때 마치 사진을 찍듯이 모든 페이지를 상세히 기억해 두는 것이다. 사진적 기억을 활성화시키는 최고의 방법은 바로 규칙적으로 영상적 기억을 훈련하는 것이다. 규칙적이고 장기적인 훈련을 하면 영상적 기억을 담당하는 뇌 영역이 활성화되고 상상력과 연상능력이 촉진되어 책 읽는 속도가 매우 빨라지고, 한번 보면 잊어버리지 않을 정도로 기억력이 좋아진다. 어떤 학자들은 0~6세 아동의 절반가량이 이러한 능력이 있다고 주장한다. 그러나 이러한 능력은 꾸준한 훈련을 통해 강화되어야 한다. 그렇지 않으면 12세 이후 사진적 기억 능력이 퇴화될 수 있다.

사실 아동의 사진적 기억은 충분히 활성화시킬 수 있다. 영상적 기억 훈련이 바로 사진적 기억을 가장 활성화시킬 수 있는 방법이다. 성인이 된 이후에는 관련 능력이 이미 완전히 퇴화되었기 때문에 사진적 기억에 숙달되기 매우 어렵다.

대다수 아이가 사진적 기억 본능을 지니고 있다. 그러나 안타까운 사실은 사진적 기억 훈련을 받는 아이가 극히 드문 탓에 시간이 지날수록 아이들의 사진적 기억 능력이 서서히 퇴화된다는 점이다. 이 때문에 성인이 된 후에도 영상적 기억 능력이 있는 사람은 극히 드물다. 성인이 된 후 기억력이 떨어졌다고 느끼거나 점점 건망증이 심해지는 사람이 많다. 이것은 대뇌 발달 초기에 일정한 영상적 기억 훈련을 받지 않아 기억력을 가장 강화시키는 뉴런이 활성화되지 않은 것과 어느 정도 관련이 있다.

누구나 기억력이 좋아지기를 바란다. 그렇다면 단연 영상적 기억이 가장 선진적이면서도 가장 효과적인 기억법이다. 영상적 기억의 어려운 점은 기억해야 할 내용을 인상적이면서도 쉽게 기억할 수 있는 이미지로 전환하는 데 있다. 흡사 기억 습관을 새로 들이는 것과 마찬가지이다. 영상적 기억 훈련을 이제 막 시작한 사람은 이미지로 전환해 기억하는 과정을 제대로 습득해야 한다. 꾸준히 계속 훈련해야만 상상력과 연상능력이 빨라지고 영상적 기억이 훨씬 쉽게 이루어진다.

한마디로 영상적 기억을 학습해야만 최강 두뇌를 가질 수 있다.

레인맨 이야기

영화 〈레인맨〉의 주인공인 형 레이몬드는 자폐증에 걸렸지만 보통 사람은 도저히 상상할 수 없는 비범한 기억력을 지니고 있다. 그는 결코 가상의 인물이 아니다. 실제로 현실 세계에는 이러한 '레이몬드'가 매우 많이 존재한다. 1951년에 태어난 킴 픽이 바로 그러하다.

킴 픽은 태어났을 때에는 다른 아이들과 별반 다르지 않았다. 그러나 커가면서 그의 독특함이 점점 드러나기 시작했다. 그는 4세가 되었는데도 걷지 못했고 성격이 괴팍했으며 지적장애로 진단받아 하마터면 정신병원에 입원할 뻔했다.

다행히 그의 곁에는 강한 정신력을 지닌 아버지가 있었다. 어떠한 면에서 보면 자신의 아이가 지능적으로 특별한 재능이 있다고 굳게 믿은 킴 픽의 아버지는 아들의 기억력을 훈련시켰다. 나중에 킴 픽은 펼쳐놓은 책의 두 페이지를 동시에 읽을 수 있게 되었다. 양쪽 눈으로 각각 다른 페이지를 보면서 책에 적힌 모든 내용을 완벽하게 이해하고 기억했다. 그리고 그는 그것을 영원히 기억해냈다.

신은 언제나 한쪽 문을 닫으면서도 다른 한쪽 문은 열어놓는 법이다.

음악 듣기를 통한 지능 향상

지능은 타고나는 것이라고 여기는 사람이 많아요. 그런가 하면 갖가지 음식이나 영양 보조 식품을 섭취하거나 수수께끼 또는 지능 훈련으로 지능을 향상시킬 수 있다고 생각하는 사람도 있죠. 그런데 듣는 것도 지능을 향상시킬 수 있다는 사실을 아나요? 방법은 정말 간단해요. 바로 음악을 듣는 것이랍니다.

음악이 학생의 성적과 어느 정도 연관이 있다는 재미있는 조사 결과가 나왔다. 들으면 똑똑해지는 음악이 있는가 하면 '머리가 나빠질 수도 있는' 음악이 있다는 것이다. 조사에 따르면 베토벤과 모차르트의 음악을 즐겨 들은 학생은 성적이 매우 좋았던 반면, 단조롭고 무미건조한 음악을 즐겨 들은 학생은 성적이 다소 낮은 편이었다. 해당 조사에서는 클래식 음악은 대뇌 발달을 자극해 학생의 지능을 향상시키고 헤비메탈을 즐겨듣는 학생은 수학과 컴퓨터 방면에서 뛰어난 실력을 보인다는 최종 결론을 도출했다. 클래식 음악 가운데 모차르트의 음악을 들으면 머리가 좋아진다는 사실은 이미 널리 알려져 있다.

위스콘신대학의 프란세스 라우셔 교수는 모차르트 음악이 인간의 정서, 수학적 능력, 공간 감각에 미치는 영향을 전문적으로 연구했다. 그는 연구를 통해 모차르트의 클래식 음악을 자주 들으면 논리와 공간 인지 능력이 효과적으로 향상되고 자기 통제 능력이 강화된다는 사실을 발견했다. 라우셔 교수는 이것을 '모차르트 효과'라고 일컬었다. 심지어 쥐를 대상으로 실시한 연구에서도 모차르트의 음악을 들은 쥐는 미로를 빠져나오는 속도가 빨라졌다!

모차르트 효과는 많은 사람의 관심을 불러일으켰다. 그중 이와 관련된 정보를 수집해 전문 웹사이트를 구축한 사람이 있었다. 그는 모차르트 효과가 대다수 사람들의 지능을 개선시키고 거의 모든 사람의 긴장된 정서를 완화시킬 수 있다는 결론을 얻었다. 특히 그는 긴장감이 매우 높은 현대 사회에서 모차르트 음악은 편안하고 상쾌하면서 매우 효율적인 긴장 완화제가 되었다고 지적했다.

모차르트 효과는 특히 아이들에게서 뚜렷하게 나타난다.

미국 캘리포니아대학의 고든 쇼 교수는 한 가지 실험을 했다. 그는 지능 수준이 비슷한 3~4세 유아 78명을 세 그룹으로 나누었다. 첫 번째 그룹은 모차르트와 베토벤 음악을 학습했고, 두 번째 그룹은 컴퓨터를 학습했으며, 세 번째 그룹은 아무런 훈련을 받지 않았다. 9개월 후 그는 퍼즐 조각 맞추기 게임을 통해 세 그룹을 대상으로 지능 테스트를 했다. 그 결과 음악을 학습한 그룹의 점수는 평균 35퍼센트 향상된 반면 나머지 두 그룹은 향상되지 않은 것으로 나타났다.

이 같은 결과는 음악이 우뇌의 사용과 발달을 촉진하는 것과 관련이 있다. 심리학자 로렌스는 '뇌의 우반구, 즉 음악을 담당하는 뇌가 충분히 활용되어야만 창의력을 가장 크게 키울 수 있다'라고 말했다.

유아기는 음악을 담당하는 뇌의 추리 능력과 공간 상상력이 형성되는 시기이다. 이 시기에 음악을 많이 들으면 유아의 '음악적 뇌' 안의 뉴런들 사이에 더 많은 시냅스 연결이 구축되도록 자극할 수 있다. 시냅스 연결이 많아질수록 정보량도 많아지고 뇌도 더욱 발달한다. 어릴 때부터 음악을 배운 아이들이 훨씬 똑똑한 이유가 바로 이 때문이다.

성인의 경우 음악을 들으면 교양을 넓힐 수 있고 심신이 평온해지면서 안정되고 뇌의 긴장이 풀리면서 매우 편안해진다. 이렇게 편안하고 침착한 상태에서 학습하고 사고하면 뇌 안의 여러 가지 정보를 효과적으로 조화시킬 수 있다. 이 정보들은 합리적이고 조직적으로 활용되어 궁극적으로 학습 효과를 높인다.

현재 '음악'은 치료방식의 하나로 임상에서 활용되고 있다. 점차 대중에게 가까이 다가가고 있는 '음악치료'는 불안장애와 우울증을 앓는 환자의 정서 상태를 완화시키고, 알츠하이머병 환자의 공간 추리 능력과 사교 능력을 개선하며, 뇌전증 환자의 발작 증상을 경감시키는 효과가 있다. 이것은 달리 보면 역동적인 음악이 인간의 공간 인지 능력과 신경에 도움이 된다는 사실을 증명하며 음악의 지능 향상 효과를 뒷받침하는 증거가 된다. 아동이든 성인이든 음악을 들을 때 지켜야 할 원칙은 편안하고 즐겁고 기분이 좋아지는 느낌이 들어야 한다는 것이다. 이러한 느낌이 들려면 음량을 조절하는 것이 매우 중요하다. 마음을 가라앉히는 진정 효과가 있는 음악을 듣는다면 40데시벨 정도로 음량을 조절하는 것이 가장 좋다. 부드럽고 상쾌하면서 맑은 클래식 음악은 50데시벨 정도, 우렁차면서 낭랑한 클래식 음악은 60데시벨 정도로 음량을 조절하는 것이 좋다. 음량이 소음 수준에 가까운 80데시벨 이상이면 어떤 음악을 듣더라도 초조하고 불안한 심리 상태를 유발할 가능성이 크다.

단순히 음악만 듣는 것 외에 '음악을 들으면서 이야기를 만드는' 방법으로 좌뇌와 우뇌를 동시에 발달시킬 수도 있다. 이 방법은 '듣기'와 '말하기'를 동시에 사용해 좌뇌(언어적 뇌)와 우뇌(음악적 뇌)를 함께 훈련하는 효과가 있다. 구체적인 방법은 다음과 같다.

아이에게 음악을 들려준 후 음악의 리듬과 분위기에서 느낀 점을 감정에 따라 스스로 이야기를 만들어 보도록 한다. 또는 아이가 음악을 다 듣고 나면 누구나 잘 아는 이야기 형식으로 말해 보라고 한다. 이러한 훈련을 통해 아이들은 우뇌의 상상력과 기억력을 활용해 음악을 들을 뿐 아니라 좌뇌의 언어 기능으로 그것을 묘사해낼 수 있기 때문에 양쪽 뇌를 동시에 사용하면서 조화롭게 발달시킬 수 있다.

십 년 정도 이렇게 꾸준히 훈련하면 틀림없이 놀라운 효과를 얻게 될 것이다!

생각의 혁명

좋은 쪽으로 생각하면 뇌에서는 좋은 호르몬이 분비되고 일도 잘 풀려요. 하지만 나쁜 쪽으로 생각하면 뇌에서는 나쁜 호르몬이 분비되고 일도 잘못되고 말아요.

'사유思惟가 성패를 결정한다'라는 말은 아리스토텔레스의 《형이상학》 가운데 파르메니데스의 시에서 이미 분명히 언급되었다.

인간은 누구나 자유자재로 굽혔다 폈다 할 수 있는 신체 구조 혹은 형상으로 이루어져 있다. 여기서 신체 구조 또는 형상에 영향을 미치는 것이 곧 인간의 내적 영혼이다.

정신과 신체 구조는 누구에게나 똑같이 있지만 사람에 따라 결정적인 역할을 하게 되는 것은 사유를 하기 때문이다.

인간이 사고할 수 있다는 것 자체가 바로 기적이다. 기계에 단순한 자극을 지나치게 많이 가하면 기계가 멈추게 되지만 인간의 뇌는 전혀 다르다. 인간의 뇌는 어떤 식으로든 깜박거리는 혼돈 신호 속에서도 사물의 의미를 판단해낸다.

그러나 당신의 사고 습관에 따라 '어떠한 사물, 어떠한 일, 어떠한 사람'에 대한 견해는 크게 달라진다. 사고 습관은 당신의 현실 세계를 형상화하고 당신의 건강, 인간관계, 업무성과, 삶의 질에 영향을 미친다.

'사유'는 출생 후 갖게 되는 생리적 기능이며 뇌를 바탕으로 형성된 인류 고유의 지능 활동이다. 뇌가 사유하려면 우선 눈, 귀, 손, 피부 등의 감각 기관을 통해 정보를 수집한 후 뇌에 기록해야 한다. 뇌에 기록된 정보들을 종합하여 분석하고 나면 마지막으로 유용하면서도 스스로 이해하고 조작할 수 있는 새로운 정보를 형성한다.

인간이 사고하면 뇌는 이러한 방법으로 수집한 정보를 하나의 유형으로 구성한다. 일단 이러한 사고 유형이 형성되면 바꾸기가 매우 어렵다. 가령 테이블 위에 물이 한 잔 놓여 있다고 하자. 컵 안의 물을 완전히 비우려면 어떻게 해야 할까? 방법은 매우 다양하다. 물을 전부 마셔버리거나 물을 가열해 증발시켜버리면 된다. 그냥 바로 물을 버려버릴 수도 있다. 그러나 대부분의 인간은 보통 물을 버리는 방법을 택한다. 이것이 바로 인간의 사고 유형이다. 뇌에는 이와 유사한 사고 유형이 많이 저장되어 있다. 예를 들어 '성적이 좋은 아이는 자질 수준도 높다', '돈이 많으면 좋다' 등 누구나 다 인정하는 평가 기준이 쌓여 있는 것이다.

같은 시대, 같은 사회에 사는 사람들의 사고 유형은 서로 같다. 그러나 가장 큰 개별적인 차이는 바로 '심리 상태가 모든 것을 결정한다'라는 사고 유형에서 비롯된다. 하지만 이 말의 깊은 의미를 이해할 수 있는 사람은 극히 드물다.

사고 습관은 한 사람의 성패에 영향을 미치며 한 사람의 삶의 궤적을 좌우한다. 사고 습관에 따라 문제를 바라보는 시각도 다르고 문제를 해결하는 방법도 다르다. 기회에 직면했을 때 어떤 선택을 하느냐에 따라 결국 인생의 성과도 큰 차이가 난다. 성공한 사람들은 올바른 사고 습관을 지녔기 때문에 성공을 거둘 수 있었다.

장기적인 관점에서 보면 긍정적인 사고와 부정적인 사고는 건강 상태에 영향을 미치며 나아가 인생 전반에 작용하면서 큰 차이를 만든다.

중국의 알리바바그룹 회장 마윈은 창업자는 반드시 낙관주의자여야 하며 비관적인 사람은 창업에 성공할 수 없다고 말했다.

비관주의자는 왜 성공하기 어려운 걸까? 항상 나쁜 쪽으로만 생각하는 것은 일종의 '병약한' 사고 유형에 불과하다. '나쁜 쪽으로 생각하는' 습관이 오래 지속되면 신체가 각종 '악성' 호르몬(코티솔 등)의 공격을 받아 무너지기 쉽고 정서 상태도 쉽게 억눌리며 '걱정이 많아 머리가 하얗게 세고' 대인 관계도 나빠진다.

반면에 낙관주의자는 항상 좋은 쪽으로 생각하는 것이 습관화된 사람들이다. '정말 다행이다', '기분이 너무 좋아', '그녀/그는 정말 친절해', '이 일은 분명 잘 될 거야', 이렇게 생각하면 뇌에서는 엔도르핀, 도파민, 세로토닌 등 유익한 호르몬이 분비된다. 이러한 호르몬은 기분을 즐겁게 하고 의욕을 넘치게 할 뿐만 아니라 영감을 불러일으키고 일의 효율을 높인다!

'웃는 얼굴에 침 못 뱉는다'라고 했다. 심리 상태는 주변 사람들에게까지 영향을 미치고 나중에는 일의 결과에도 영향을 미친다. '일이 잘될 것이라고 생각하는 것'과 '일을 잘되게 하는 것' 사이에는 보다 심층적인 방향 전환과 상호작용이 있다. 이러한 좋은 쪽으로의 방향 전환은 사람들이 거의 느끼지 못할 정도로 매우 미묘하게 이루어진다.

그 이론적 기초를 깊이 따지자면 만물은 상호작용한다는 만유인력의 법칙을 이야기하지 않을 수 없다. 빛이 반사되기 때문에 거울 속에 비친 자신의 모습을 볼 수 있고, 소리의 반향 때문에 산골짜기에서 메아리를 들을 수 있다. 그렇다면 이 세상에 대한 생각도 어느 정도 피드백과 상호작용이 있을 것이다. 이러한 미묘한 상호작용은 단순하게 언어로 설명할 수 있는 것이 아니다.

대부분의 성공은 생각의 힘을 통한 성공이며 실패는 결국 심리적 측면에 따른 실패라고 할 수 있다.

'세상의 모든 일은 상대적이며 절대적인 것은 없다.' 절대적인 것이 없다는 것은 절대적으로 좋은 것도 절대적으로 나쁜 것도 없다는 뜻이다. 모든 일에는 절대적인 좋고 나쁨이 없듯이 인간에게도 절대적으로 좋고 나쁜 일이 거의 없으며 절대적으로 좋고 나쁜 운이란 것도 없다. 모든 것은 당신이 어떤 쪽으로 생각하느냐에 달려 있다!

이 세계는 우리의 마음속에 있다.

명상의 효능

《스티브 잡스》 전기에는 그가 어릴 때부터 명상하는 습관이 있었다는 내용이 나와요. 홍콩의 최대 부호 리카싱도 명상을 즐긴다고 해요. 자, 이번에는 신비한 명상의 세계로 안내할게요.

애플의 창업자 스티브 잡스, 파나소닉의 창업주 마쓰시타 고노스케, 대만의 광바오[光寶] 그룹의 회장 쑹궁위안부터 홍콩의 최대 부호 리카싱까지 동서양을 막론하고 명상은 이미 많은 리더의 생활 습관이 되었다.

그들은 왜 명상을 좋아하는 걸까?

사실 명상은 정좌靜坐보다 훨씬 간단한 뇌 훈련법이다. 명상의 원리는 알파파를 불러일으키는 데 있다. 4장에서 언급한 것처럼 먹고, 마시고, 생각하고, 잠자는 등 하루 동안의 상태에 따라 뇌에는 각기 다른 리듬이 생성된다. 주파수에 따라 총 네 가지의 기본 뇌파가 있으며 그중 초당 8~13회로 진동하는 뇌파가 알파파이다.

알파파가 생성되면 편안한 각성 상태가 되어 자유롭게 잠재의식의 깊은 측면, 즉 영감, 상상, 창작의 세계로 들어갈 수 있다.

알파파는 장기기억을 향상시키는 데 가장 좋은 상태이기도 하다. 또한 알파파가 생성되면 '최고의 실력과 기량'을 보다 수월하게 발휘할 수 있다. 알파파가 생성된다는 것은 뇌내 모르핀 등의 쾌감 물질이 분비되어 즐거움과 기쁨이 동반됨을 의미한다.

알파파를 자극 · 생성하는 가장 효과적인 방법은 바로 명상이다. 훈련을 통해 명상법을 터득하면 사유의 공간에서 상상의 폭을 자유자재로 넓힐 수 있다.

명상을 한다고 해서 반드시 폭포 앞이나 계곡에 가거나 산꼭대기까지 오를 필요는 없다. 시끄러운 도시에 있거나 떠들썩한 소리로 가득 찬 곳에 있더라도 마음을 가라앉히기만 하면 머릿속에 자기 자신만의 평온하고 오염되지 않은 깨끗한 공간을 만들어낼 수 있다. 단, '하다 말다 하지 말고' 매일 30분씩 꾸준히 지속적으로 하는 것이 중요하다. 일본의 의학박사 하루야마 시게오의 명상법을 추천한다.

조용하고 편안한 곳에서 온몸의 긴장을 완전히 푼다. 꽃이 피어나듯 마음속으로 활짝 미소 지으며 이러한 편안한 느낌을 달콤한 상상 속의 공간으로 떠올린다. 고요하고 아름다운 음악이나 은은한 향기와 함께 하면 더더욱 좋다. 깊은 감동을 주는 것들, 마음이 탁 트이면서 기분이 상쾌해지는 풍경, 졸졸 흐르는 시냇물 소리, 감미롭게 지저귀는 새소리, 잔잔한 파도 소리를 생각한다. 인생의 아름다운 장면들을 하나하나 머릿속에 떠올려보는 것도 괜찮다. 이렇게 편안하고 아름다운 '백일몽' 속에서 뇌파는 부지불식간에 '알파파' 상태로 된다. 이때 당신의 마음은 더 이상 좁은 터널이 아닌 주변의 환경, 이 우주와 서로 통하게 된다. 마음속의 혼탁함은 사방팔방으로 훤하게 뚫린 가운데 흩어져 사라지고 인간은 다시 평온하고 안정된 힘을 얻게 된다.

그밖에 명상을 통해 병을 치료할 수도 있다. 최근 발표된 임상 연구 결과에 의하면 명상은 우울증, 기억력 감퇴, 환각, 환청, 불면증 등 감정, 정신, 인지 관련 질병을 효과적으로 치료하였다고 한다. 많은 음악치료사와 최면술사도 환자의 뇌를 알파파 상태에 이르게 해 보다 심층적으로 심신의 질병을 치료하고 있다.

하루야마 시게오 박사는 심지어 그의 병원을 찾은 모든 환자에게 명상 치료를 실시하고 있다. 환자가 어떤 병을 앓고 있든, 나이가 많든 적든 간에 명상 치료를 실시하면 관련 증상을 어느 정도 완화시킬 수 있었다고 한다. 다년간의 임상 연구 결과 그는 명상을 하면 긴장되어 있거나 우울한 환자의 정서를 효과적으로 완화시키고 비만을 억제하며 고혈압을 낮추고 당뇨병 증상을 완화시킨다는 사실을 발견했다.

불교에서는 '색즉시공, 공즉시색'이라고 한다. 비어 있는 상태가 곧 명상의 최고 경지이다. 오랫동안 수련하고 끊임없이 갈고 닦아야만 결국 '피안의 세계'에 이를 수 있다.

간단한 명상법

1970년대 중반에 하버드대학교 의과대학의 허버트 벤슨 박사는 좌선 명상을 간소화했다. 혹시 이러한 '전문적인' 명상에 흥미가 있다면 아래의 방법대로 시도해보는 것도 괜찮다.

[주요 사항]

1. 안팎의 환경이 조용하고 안정되어야 한다.
2. 하나에 집중한다. 글자를 보거나 소리를 들으며 '하나'라고 반복해서 읽어도 좋다.
3. 모든 잡념을 버리고 아무것도 생각하지 않고 아무것도 바라지 않는다.
4. 몸과 마음을 편안하고 홀가분하게, 안정되고 자연스럽게 한다.

(그림7-2 참조)

[명상법]

1. 조용한 공간에서 불빛을 은은하고 부드럽게 조절한 후 책상다리로 앉는다.
2. 눈을 감는다.
3. 다리부터 시작해 아래에서 위까지 온몸의 근육을 이완시킨다.
4. 코로 숨을 내쉬면서 호흡이 드나듦을 느낀다. 호흡할 때마다 마음속으로 숫자를 센다. 20분 정도 지났다고 생각되면 멈추었다가 눈을 뜨고 잠시 휴식한다.

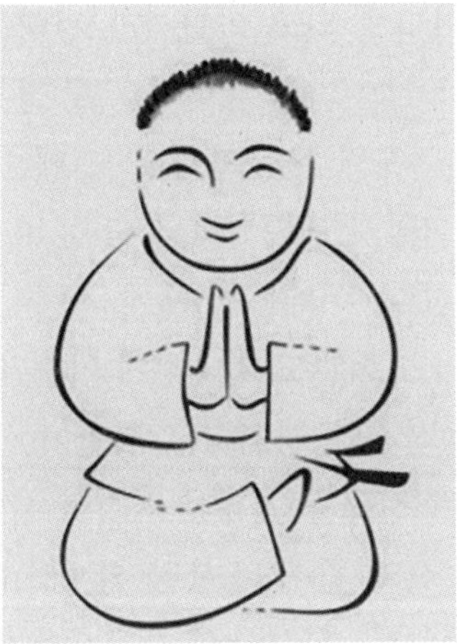

[그림7-2] 명상법 예시 그림

5. 하루에 1~2회 식후 2시간에 연습한다.

올바른 운동

25세가 넘으면 격렬한 운동을 줄여야 한다는 사실을 자각해야 해요.

모든 음식이 유익한 것이 아니듯 모든 운동이 건강에 도움이 되는 것은 아니다.

운동에는 다양한 방식이 있다. 간단히 말해 가볍고 느린 운동과 격렬한 운동으로 나뉜다. 가볍고 느린 운동은 태극권처럼 부드러우면서도 강하고 지속적이다. 반면에 복싱처럼 격렬하면서 충격이 강한 운동도 있다. 격렬한 운동은 씩씩하면서도 비장한 느낌으로 가슴이 벅차오르게 하고 감동을 주지만 오래 지속하기가 쉽지 않다.

격렬한 운동이 상쾌함과 시원함을 가져다주는 동시에 몸을 해칠 수도 있다고 생각하는 사람은 극히 드물다. 예를 들어, 천 미터 달리기를 하면

숨이 가빠지면서 식식거리게 되고 막판까지 전력을 다하게 된다. 이때 혈액 안의 산소는 짧은 시간 동안 '대대적으로' 철수하고 교체되면서 많은 활성산소를 생성한다. 또한 온몸의 혈관도 빠른 속도로 이완되어 결승점에 도착하고 나면 이미 기진맥진하고 땀을 비 오듯 흘리며 말도 할 수 없을 정도로 힘들어한다. 이때는 신체에 축적된 많은 활성산소 물질이 완전히 대사되지 못하고 혈관도 지나치게 이완된 상태이다.

이런 상태에서는 활성산소가 정체되고 혈관이 급작스럽게 수축될 수 있다. 여기서 활성산소란 산소를 함유한 화학적 활성 분자를 말한다. 산소이온, 과산화수소, 수산기 등이 포함된 활성산소는 생화학 과정에서 생성되는 일종의 부산물이다. 활성산소 수치가 지나치게 높으면 세포와 유전자 구조를 손상시킬 수 있다. 산소가 인체에 흡수되면 분자 단계에서 이러한 활성화 물질이 생성된다.

아직 젊은 나이라면 이런 것들은 아무 상관없다. 체내의 자아 조절 능력이 강해 장거리 달리기로 무너진 신체 상태를 매우 신속하게 되돌릴 수 있기 때문이다. 인체는 균형 잡힌 체계이다. 활성산소의 증가를 억제하기 위해 인체는 스스로 SOD(과산화물 제거효소)를 생성해 활성산소를 중화시킨다.

젊을 때는 인체의 SOD 생성 능력이 매우 강해 활성산소가 결코 두렵지 않다. 그러나 중년에 접어들면 인체에서 생성되는 SOD가 감소하여 활성산소의 위험성이 날로 커지고 신체의 어떤 부위라도 쉽게 공격받을 수 있게 된다.

활성산소가 직접적으로 공격하는 주요 목표물은 바로 심뇌혈관이다. 현재까지 밝혀진 연구에 따르면 활성산소가 어느 정도 축적되면 혈관 내벽이 손상되어 뇌혈관질환, 고혈압, 동맥경화 등 치유하기 어려운 질병을 쉽게 유발한다. 이밖에 관련 연구에서는 활성산소가 세포핵 안의 유전인자를 공격하면 질적 변화를 일으켜 암을 유발할 수도 있다는 사실이 발견되었다. 활성산소가 체지방과 결합하면 피부를 늘어지게 하여 피부 노화를 촉진시킬 수도 있다.

과격한 운동은 많은 활성산소를 만들어내는 것 외에 골관절을 지나치게 늘리거나 마찰시킬 수도 있다. 이러한 손상은 무릎, 복사뼈, 팔꿈치 관절 등 대관절에서 비교적 뚜렷하게 나타난다. 이처럼 '과유불급'이라는 말은 운동에도 마찬가지로 적용된다.

따라서 운동을 좋아하는 사람은 태극권, 스트레칭, 요가, 파워워킹, 천천히 달리기, 맨손체조, 탁구 등 최대한 조용하고 부드러운 운동을 선택할 것을 권한다. 현재 의학계에서는 '운동요법'이 고혈압이나 당뇨병 치료와 초로기 치매, 파킨슨병, 우울증 예방에 매우 효과적이라는 인식이 보편화되었다. 아울러 조용하고 부드러운 운동은 뇌내 모르핀(쾌락물질) 분비를 촉진해 기분을 한층 끌어 올려줄 수도 있다.

"운동을 안 좋아해"라는 핑계는 이제 그만!

'근육이 한 마디 붙으면 수명이 십 년 길어진다'는 말이 있다.

그녀는 똑바로 서서 두 발로 바닥에 정확하게 '一' 자를 그린다. 상반신은 '一' 자 위에 꼿꼿이 세우고 두 손은 가지런히 양옆에 늘어뜨린다. 그녀의 몸은 바닥과 완전한 '직각'을 이루고 있다. 주변에서는 우렁찬 박수 소리가 터져 나왔다.

그녀의 나이는 벌써 여든하나이다. 그러나 아직 정정하고 깨끗한 모습이며 약간 검은 피부에 생기가 가득하다.

이것은 어떤 공연이 아니라 한 운동 수업에서 보인 모습이다. 그녀는 30여 년 동안 매일 꾸준히 연습해온 다리 벌리기 동작을 선보였다.

그녀는 젊은 시절에 방직공장에서 일했다. 요즘 세대 사람들은 방직공장에 대해서 잘 모르겠지만 그 당시로서는 방직공장 직원이 되었다고 하면 매우 영광스러우면서도 자랑할 만한 일이었다. 근면하고 소박한 다른 직원들과 마찬가지로 그녀도 자신의 일을 매우 소중히 여겼다. 그리고 수십 년을 하루같이 날마다 방직기계에서 나오는 연기와 먼지를 마시며 같은 일을 반복했다.

당시 방직공장의 근무 환경은 지금 같지 않았다. 무겁고 투박하면서 원초적인 방직기계는 와르르 소리를 내며 연기를 내뿜었다. 생각해 보라.

수십 년 동안 그녀가 얼마나 많은 연기와 먼지를 마셨겠는가? 아마도 초미세먼지 농도보다 심한 먼지들을 더 가까운 곳에서 더 직접적으로 흡입했을 것이다.

퇴사할 무렵 그녀의 폐는 이미 상당히 망가져 있었다. 잦은 기침, 간헐적인 가슴 통증, 각혈 증상은 좀처럼 잠잠해지지 않았다. 더 이상 버틸 힘이 없었던 그녀는 병원으로 가서 검사를 받고 난 후에야 '중증 진폐증과 폐섬유증'에 걸렸다는 사실을 알게 되었다. 입원한 후 치료를 받는 수밖에 없었다. 그러나 항생제로는 결코 그녀의 증상을 치료할 수 없었으며, 그렇다고 약을 중단하면 도로 그녀의 병이 재발하였다.

이후 그녀는 한 스포츠의학자의 강의를 듣게 되었고 곧바로 운동 그룹에 참여해 전문가의 지도를 받으면서 파워워킹, 천천히 달리기, 스트레칭 등의 운동을 시작하게 되었다. 단 한 번도 운동을 좋아한 적이 없던 그녀였지만 꾸준히 운동을 해나갔다. 나중에는 그녀가 가장 좋아하는 다리 벌리기 운동을 오랫동안 계속 연습하기로 했다.

이러한 운동 과정에서 그녀의 진폐증은 서서히 사라졌고 폐섬유증도 점차 호전되었다. 오랫동안 그녀를 따라다녔던 피부의 건조함도 말끔히 제거되었다.

"태어나서 이제까지 이렇게 좋은 기분을 느껴본 적이 없어요." 그녀는 이렇게 말했다.

이 모든 것은 '운동을 좋아하지 않는다'라는 마음의 짐을 떨쳐내는 것으로부터 시작된다.

알아봅시다

기억을 유지하는 최고의 방법, 망각 곡선 학습법

기억과 망각은 서로 앙숙이에요. 이전에 배웠던 지식을 기억해내면 기억이 망각을 이겼다고 볼 수 있어요. 만일 기억해내지 못하거나 기억이 틀렸다면 망각이 승리한 거예요. 인간은 항상 시소처럼 왔다 갔다 하는 기억과 망각 사이에서 괴로워하고 있어요. 그러면서도 기억과 망각 사이에 어떤 법칙이 존재하는 것은 아닌지 계속 찾고 있답니다.

19세기 독일의 한 학자는 최초로 과학을 바탕으로 인류의 기억에 대한 실질적인 연구를 착수했다. 그는 자신의 뇌를 이용해 다양한 방면에서 연구를 진행했다. 이 연구자는 바로 헤르만 에빙하우스이다.

1850년에 태어난 에빙하우스는 망각 곡선 발견으로 세계적으로 유명해졌다. 그는 교육 과정에서 나타나는 가장 절망적인 사실에 흥미를 느끼고 기억력 연구를 시작하게 되었다. 에빙하우스의 흥미를 불러일으킨 사실은 바로 교사가 몇 번이나 가르쳐도 아이들이 제대로 기억하지 못한다는 것이었다!

수업이 끝나고 20분이 지나면 학생들은 대체로 수업 시간에 배운 내용의 60퍼센트만 기억한다. 하루가 지나면 배운 내용의 30퍼센트만 기억할 뿐이다. 그러나 이후부터는 잊어버리는 속도가 비교적 완만해지고 한 달 후에는 그래도 20퍼센트 정도는 기억해낼 수 있다. 에빙하우스는 기억의 신비함을 발견하기 위해 16년에 걸쳐 인간의 기억과 망각을 연구하면서 그 결과를 꾸준히 기록했다.

이 과정에서 그는 인류의 학습에 관한 중요한 사실을 많이 발견했고 기억의 각기 다른 생명 주기를 밝혀냈다. 어떤 기억은 몇 분 동안만 존재한 후 사라져버리기도 하고, 수일 또는 수개월, 심지어 평생 지속되는 기억들도 있다.

에빙하우스는 이를 바탕으로 망각 곡선 이론을 제시했다. 에빙하우스의 망각 곡선은 인류의 기억력과 인지능력 향상에 부인할 수 없는 커다란 공을 세웠다.

기억의 천적인 망각은 학습 후 곧바로 시작된다. 에빙하우스는 망각의 흐름에 결코 통일성이 없다는 사실을 발견했다. 새로운 정보가 최초로 입력되면 인간의 망각 속도가 매우 빠르고, 이후 서서히 완만해지다가 상당히 긴 시간이 지나면 더 이상 망각하지 않게 된다. 이것이 바로 망각의 발전 법칙이다. 즉, 망각은 '처음에는 빠르고 나중에는 느린' 순서에 따라 진행된다. 그렇다면 반복 효과가 가장 좋은 때는 언제일까?

에빙하우스는 엄격한 검사를 통해 계량화하여 기억을 측정했다. '시간이 경과됨에 따라 기억량과 망각 정도가 달라진다'라는 원칙에 따라 실험 결과를 '에빙하우스의 망각 곡선'으로 그려낸 것이다. 자세한 내용은 아래의 그림과 같다.

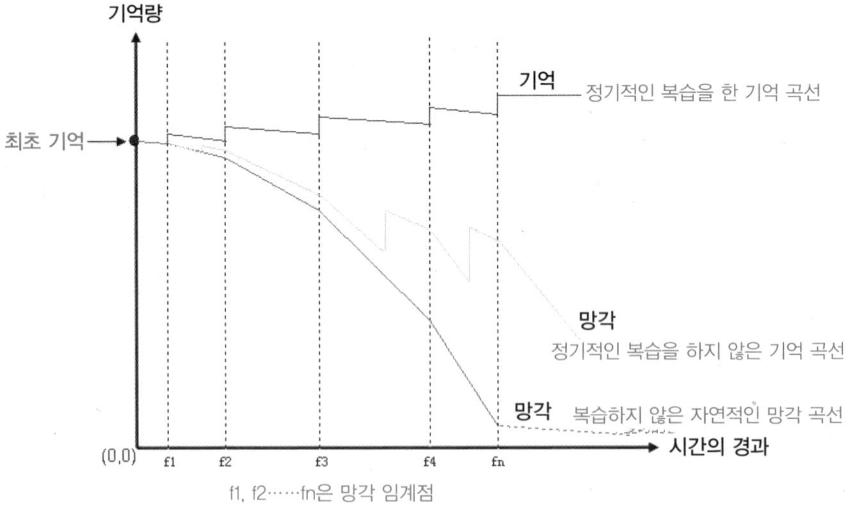

[그림7-3] 에빙하우스의 망각 곡선(에빙하우스의 망각 곡선은 망각과 기억이 규칙적으로 발생함을 말해준다. 기억의 최초 단계에서 인간의 망각 속도는 매우 빠르고 이후 서서히 느려지다가 어느 정도 시간이 지나면 더 이상 잊어버리지 않게 된다)

이후 연구자들은 학습 1일 후 복습하지 않으면 약 70퍼센트의 내용을 잊어버리게 되고, 일주일이 지나면 13퍼센트만 기억하게 된다는 사실을 발견했다. 그러나 에빙하우스의 망각 곡선에 따라 학습을 반복하면 일주일 후에도 86퍼센트 정도의 내용을 그대로 기억할 수 있다. 학습 내용을 잊어버리지 않고 장기기억으로 옮기는 데 가장 결정적인 복습 시점은 순서대로 1일, 3일, 5일, 7일, 15일이다.

복습 시점에 간격을 두는 것은 '단기기억을 장기기억으로 전환'시키는 중요한 일환이다. 규칙적인 반복 학습 방식으로 복습하기만 하면 기억력을 최대한도로 향상시킬 수 있다. 이제 사람들은 망각 곡선을 통해 망각의 법칙을 이해하고 이를 활용해 자신의 기억력을 향상시킬 수 있게 되었다.

교사라면 분명 이 점에 대해 깊이 이해할 것이다. 제자들 중에서 망각 곡선 이론에 기반한 반복 학습을 통해 수많은 난관을 극복하고 종횡무진 다른 학생들을 제치며 명실상부하게 최고의 대학에 들어간 우등생들을 직접 눈으로 봐왔을 테니 말이다.

여기서 반드시 알아야 할 점은 인간의 망각 속도는 시간뿐만 아니라 흥미 등에 의해서도 영향을 받는다는 사실이다. 인간은 보통 관심이 없는 것부터 잊기 마련이다. 중요한 의미가 없거나 익숙하지 않은 것도 빨리 잊어버린다. 무의미한 단어가 스토리가 있는 문장보다 빨리 잊힌다. 그러므로 학습 과정에서 80퍼센트 정도가 쉽게 이해되는 내용이라면 20퍼센트만 노력을 기울이면 된다. 그러나 놓치기 쉬운 나머지 20퍼센트의 내용은 80퍼센트의 시간과 노력을 들여야만 한다. 여기서 이 20퍼센트는 성적의 우열을 가리는 중요한 변수이기도 하다.

영어 학습을 예로 들면 '단어'는 영어 능력의 기초이고 '단어 암기량'은 개인의 영어 실력을 좌우할 만큼 중요한 요소이다. 교사가 수업 시간에 설명한 새로운 단어와 문법 내용을 수업이 끝나면 잊어버릴까봐 서둘러 복습하는 학생이 많다. 이렇게 복습을 하면 확실히 도움이 되기는 한다. 그러나 집으로 돌아와 밥을 먹거나 게임을 하고 나면 새로 배운 단어와 문법 내용이 잘 기억나지 않는다.

배우자마자 잊기 시작해 나중에 망각하는 동안 장기기억의 흔적이 나타난다. 새로 배운 단어와 문법을 확실하게 기억하려면 이 장기기억의 흔적을 활용할 줄 알아야 한다. 장기기억의 흔적을 나타내는 포물선의 정점이 바로 기억력이 가장 강한 지점이다. 이 정점에 도달하는 시간에 복습하는 것이 가장 효과적이다.

중국의 최대 교육업체인 신둥팡[新東方] 그룹의 위민훙 회장이 이 방법으로 단어왕이 되었는지는 모르겠지만, 에빙하우스의 망각 곡선을 활용해 영어 단어를 외우면 언젠가 위민훙 회장과 어깨를 나란히 하게 될 날이 올 것이다!

기억력을 향상시키는 전략은 비슷비슷하다. 관건은 기억력을 강화시키는 전술이다. 규칙적인 반복만이 기억에 생명력을 불어넣을 수 있다. 사실 에빙하우스의 망각 곡선 이론에 따른 학습 방법을 한 달만이라도 꾸준히 실천한다면 평생 살아가는 데 도움이 될 것이다.

당신은 오늘도 이러한 학습 방법을 반복하였는가?

얼굴만 기억하지 못하는 안면실인증

지능지수도 정상이고 감성지수도 별문제 없다. 일도 잘하고 행복한 가정을 꾸려가며 잘 산다. 거의 대부분의 색과 풍경을 눈으로 볼 수도 있다. 이렇게 남들처럼 건강하고 즐겁게 살아가지만 사람의 얼굴을 잘 기억하지 못하는 사람들이 있다. 그들의 눈에는 모든 사람의 얼굴이 전부 똑같아 보인다. 다만 체형이나 헤어스타일을 보고 타인을 식별할 수 있을 뿐이다.

사실 어떤 사람을 볼 때 가장 주목하게 되는 부분은 바로 그 사람의 얼굴이다. 잘 생겼는지 아닌지, 예쁜지 아닌지, 유쾌한 사람인지 아닌지, 지금 속으로 무슨 생각을 하고 있는지 등등 우리는 보통 그 사람의 얼굴을 보고 최대한 많은 정보를 읽어내려고 한다.

그런데 안면실인증이 있는 사람은 이와 같은 정보를 읽어낼 수 없다. 그들은 그 사람의 머리가 긴지 아닌지, 특이한 헤어스타일을 하고 있는지 아닌지, 뚱뚱한지 아닌지, 몸매를 잘 유지하고 있는지 아닌지에 주목하는 편이다. 이러한 정보들은 미미한 것이기 때문에 그들은 여기에서 특징적인 정보를 선별해 한 사람을 식별해내기가 매우 어렵다. 심한 경우에는 평소 생활이나 업무 중에 대하는 사람도 기억하기 어렵다.

신경학자들은 이러한 사람들의 특징에 근거하여 뇌 안에 특수한 유형의 인식 기억 뉴런이 있다는 사실을 발견했다. **측두엽 피질 영역에 분포하는 인식 기억 뉴런은 얼굴을 기억하는 특수 시스템을 형성한다. 우리는 바로 이 시스템을 통해 타인의 얼굴을 식별하고 기억한다.**

한번 본 것은 잊어버리지 않는 기억력의 고수들은 이 부분의 신경 기능이 매우 발달한 덕분에 안면 인식 기계라고 불릴 만큼 한번 본 얼굴을 절대 잊어버리지 않는다! 사실 이러한 능력은 훈련을 통해 충분히 만들어질 수 있다. 기억력 강화 훈련을 자주 하여 '안면 인식'과 관련된 뉴런의 연결성을 더욱 긴밀히 할 수 있다면 '사람을 기억하는' 능력이 날로 향상될 것이다!

최강 두뇌
-사용 설명서-

초판 1쇄 인쇄 2018년 11월 5일
초판 1쇄 발행 2018년 11월 10일

펴낸이 박해성
펴낸곳 정진라이프
지은이 왕훙차이(王宏才)·장하오린(張浩琳)·탕춘화(唐春花) 공저
옮긴이 이은정
출판등록 2016년 5월 11일
주소 02752 서울특별시 성북구 화랑로 119-8, 3층(하월곡동)
전화 02-917-9900
팩스 02-917-9907
홈페이지 www.jeongjinpub.co.kr

편집 김양섭·조윤수
기획마케팅 이훈·박상훈·이민희

ISBN 979-11-961632-9-7 *13510

• 이 도서의 국립중앙도서관 출판예정도서목록(CIP)은 서지정보유통지원시스템 홈페이지(http://seoji.nl.go.kr)와 국가자료공동목록시스템(http://www.nl.go.kr/kolisnet)에서 이용하실 수 있습니다. (CIP제어번호 : CIP2018032537)
• 파본은 교환해 드립니다. 책값은 뒤표지에 있습니다.